检验与临床
思维案例

心血管疾病

主审

王传新　王成彬　潘世扬

主编

周　洲　张真路　方　琪

重庆大学出版社

图书在版编目（CIP）数据

检验与临床思维案例. 心血管疾病 / 周洲，张真路，
方琪主编. --重庆：重庆大学出版社，2025.7.
（检验与临床思维系列）. --ISBN 978-7-5689-5212-5

Ⅰ.R446.1

中国国家版本馆CIP数据核字第202538ZR23号

检验与临床思维案例：心血管疾病

JIANYAN YU LINCHUANG SIWEI ANLI：XINXUEGUAN JIBING

主　审　王传新　王成彬　潘世扬
主　编　周　洲　张真路　方　琪
策划编辑：胡　斌

责任编辑：胡　斌　　版式设计：王　杭
责任校对：刘志刚　　责任印制：张　策

*

重庆大学出版社出版发行
社址：重庆市沙坪坝区大学城西路21号
邮编：401331
电话：（023）88617190　88617185（中小学）
传真：（023）88617186　88617166
网址：http://www.cqup.com.cn
邮箱：fxk@cqup.com.cn（营销中心）
全国新华书店经销
重庆升光电力印务有限公司印刷

*

开本：787mm×1092mm　1/16　印张：23.75　字数：460千
2025年7月第1版　　2025年7月第1次印刷
ISBN 978-7-5689-5212-5　　定价：150.00元

屠　苏　　万　楠　　汪　汀　　王　浩　　王　娟　　王科勇　　王利新　　王　琼
王瑞峰　　王舒淇　　王晓琴　　王莹莹　　王雨妃　　王子凡　　魏茂强　　魏启美
巫雅丽　　吴　昊　　夏志敬　　肖少涛　　谢华斌　　谢璐鸿　　徐殿琴　　徐少卿
徐银海　　许　记　　许　娜　　闫　荔　　闫　正　　杨芳芳　　杨剑敏　　杨志宁
于晓洁　　玉萧鹏　　袁　慧　　曾晶晶　　张　黎　　张利改　　张　玫　　张式鸿
周厚清　　周宇捷　　朱立强　　朱小雨　　朱叶飞　　庄晓亮　　庄学伟

点评专家：（排名不分先后）

并发红　　陈　磊　　程树强　　传良敏　　邓予晖　　都　渝　　高月亭　　胡雪桦
黄　晓　　黄晓辉　　家俊青　　贾克刚　　雷　燕　　李世宝　　李　维　　厉　倩
刘　静　　刘宁宁　　刘玉梅　　罗春华　　宁　乐　　彭秀娟　　曲林琳　　孙丽芳
万　楠　　王晓玲　　王晓琴　　谢华斌　　杨文秀　　杨晓东　　袁　慧　　袁育林
张红胜　　张　颖　　张真路　　周广玉　　周厚清

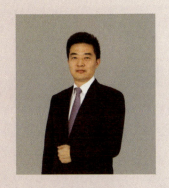

周　洲

博士，研究员，博士生导师，国家杰出青年基金项目和国家高层次人才（青年项目）获得者。现任国家心血管病中心／中国医学科学院阜外医院实验诊断中心主任，心血管疾病预警及诊断北京市重点实验室主任。中国研究型医院学会血栓与止血专业委员会主任委员，中国医师协会检验医师分会常委，中华医学会检验医学分会青年学组副组长，中国医师协会医学遗传医师分会常委兼副总干事长，中华医学会医学遗传学分会青年学组副组长。从事遗传性心血管疾病的分子机制研究及基因诊断方法开发，主持国家重点研发计划和国家自然基金委等 20 余个基金项目。作为第一或通讯作者在 *Circulation*、*Circulation Research* 等权威期刊发表 SCI 论文 80 余篇，获得第 23 届国际血栓与止血会议青年科学家主席奖。

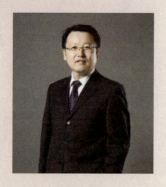

张真路

教授，医学博士，主任技师。任武汉亚洲心脏病医院检验中心主任、武汉亚洲心脏病总医院检验医学中心主任、新疆心脑血管病医院检验科主任。中国生物化学与分子生物学会脂质与脂蛋白专业委员会委员、中国心胸血管麻醉学会临床与检验分会副主任委员、中国研究型医院学会血栓与止血专业委员会副主任委员、中国医师协会检验医师分会心脑血管疾病专业委员会副主任委员、中华医学会病理分会心血管病专业委员会副主任委员、《中华检验医学杂志》编审专家。

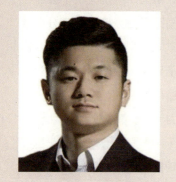

方　琪

副编审，西部数智医疗研究院／数智检验医学创新中心主任，《检验医学》杂志新媒体部执行主任，检验医学新媒体平台执行主编。重庆市科技期刊编辑学会融合出版工作委员会主任委员。主持省部级课题 4 项，发表及编辑出版医学类论文 20 余篇，主策划、主编或副主编医学专著 10 部。

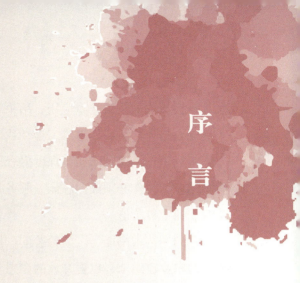

序 言

　　我国的检验医学领域，历经四十余载的蓬勃发展历程，已在实验室建设、人才梯队培养、技术设备革新以及质量管理体系健全等多个维度取得了斐然成就。然而，面对日益复杂的临床诊疗需求，如何进一步推动检验医学的纵深发展，提升其在疾病诊疗中的核心价值，尤其是促进检验与临床的深度融合，仍是当前学科发展的关键命题。心血管疾病，作为威胁人类健康的"头号杀手"，因其发病机制复杂、诊疗路径多元，更加需要检验医学与临床医学的协同创新，以精准检测驱动科学决策，进而改善患者预后。

　　检验医生需不断提升临床沟通能力、结果解读能力及多学科协作素养，这要求他们积累扎实的临床知识和实践经验。只有深入了解疾病的诊疗逻辑，检验医生才能为临床提供更有价值的检测方案和数据解读。同时，临床医生也需要依靠检验技术的进步来优化诊疗策略。这个过程需要检验医学不断进步，更要以患者为中心，打破学科之间的隔阂，建立"检验-临床"之间常态化的双向沟通机制。当下，检验医学必须要从"数据提供者"向"诊断决策者"转变。

　　鉴于此，自 2021 年起，由检验医学新媒体主办的"检验与临床思维案例展示"系列活动，通过全国范围内的案例征集、多轮严格评审及线上线下相结合的广泛传播，为跨学科协作树立了典范。本书《检验与临床思维案例：心血管疾病》即源于第四届检验与临床（心血管疾病）思维案例展示活动的优秀成果，所有案例均由检验医生与临床医生共同撰写，并历经了严谨的学术审核。书中每个案例均以"检验-临床"双线模式展开，不仅展示了检验数据如何用于临床，还体现了多学科思维在病例诊疗中的重要作用。

　　本书旨在供各级医疗机构的临床医生和检验医生阅读与参考，助力检验工作者掌握心血管疾病相关的检验技术应用、结果解读与临床决策的融合方法，提升心血管疾病诊疗的实战能力与跨学科协作思维，推动我国心血管疾病诊疗水平的持续提升。检验医生需秉持"临床意识"，与临床实现深度融合，这就需要一代代检验人主动拥抱临床、扎根实践，所做的一切工作必须面向临床、服务临床，充分落实检验专业的"初心与使命"，彰显检验专业的学科价值。

我们期待本书能为广大检验同仁提供跨学科协作的思维范本，激励年轻检验工作者在未来的职业道路上，以更开放的姿态与临床医生携手探索；同时也为临床医生提供检验技术的全景视角，助力其优化诊疗路径。我们将矢志不渝地搭建交流平台，借助案例大赛、学术出版等多种形式，推动检验与临床的"双向奔赴"，为提升我国心血管疾病诊疗水平注入不竭动力。

周 洲 张真路

2025 年 3 月

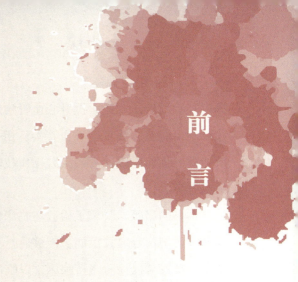

在医学领域中，心血管疾病的诊断与治疗始终是临床实践的核心挑战之一。这类疾病不仅具有发病率高、致残率高、致死率高的特点，且发病机制复杂，常与多种危险因素相关。心血管疾病的早期筛查、诊断和治疗至关重要，医学工作者需不断更新知识、提升技能，并加强多学科协作以应对其中的挑战。同时，精准的诊断与高效的临床决策是改善患者预后的关键，而这一过程离不开检验医学与临床医学的深度协作。因此，将检验技术与临床思维进行深度融合，构建高效的风险预警体系与个体化诊疗路径，已成为现代心血管医学亟需突破的命题。

检验医学，作为连接基础医学与临床医学的重要桥梁，通过运用生物、化学、分子生物学等基础学科的理论与方法，为疾病的诊断、治疗、预防和预后评估提供了坚实的客观依据。近年来，多学科协作诊疗（MDT）模式的发展，进一步凸显了检验与临床对话的重要性。为推进这一协作，在中华医学会检验医学分会青年学组指导下，检验医学新媒体举办了"第四届检验与临床（心血管疾病）思维案例展示活动"，通过真实案例的征集与解析，探索检验与临床协同创新的路径。活动自启动以来，收到了来自全国各地的百余篇精彩投稿。每一份案例均由检验医生与临床医生共同完成，历经初审、专家复审及现场评审三轮严格筛选，最终遴选出兼具代表性与实践价值的优秀案例，为行业树立了跨学科协作的标杆。

《检验与临床思维案例：心血管疾病》一书的编写，正是基于此次活动的丰硕成果，旨在通过多维视角解析心血管疾病的诊疗逻辑。全书案例以"检验 - 临床"双线并行模式展开，从真实案例出发，通过临床医生与检验医生的双重视角剖析决策依据，为检验同仁提供经验与启示，助力提升心血管疾病的诊疗水平与跨学科协作能力。通过本书的引导，读者不仅能够全面掌握心血管疾病相关检验技术的临床应用，更能通过真实案例的深度剖析，提升临床思维能力与实践操作技能，为复杂心血管疾病的诊断与治疗提供科学依据与解决方案。

本书的出版，凝聚了检验与临床领域专家的智慧与经验。我们衷心期望，《检验与临床思维案例：心血管疾病》能够通过真实案例的深度剖析，帮助一线医务工作者突破专业壁垒，掌握"以检验支持临床，以临床优化检验"的思维方法，提升对复杂心血管疾病的应对能力。同时，我们也诚挚邀请广大读者在实践中不断反馈宝贵意见，共同推动医学知识的迭代更新与广泛共享。

检验医学新媒体

2025 年 3 月

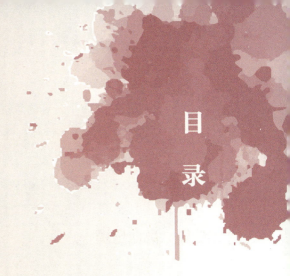

目 录

第七篇　其他

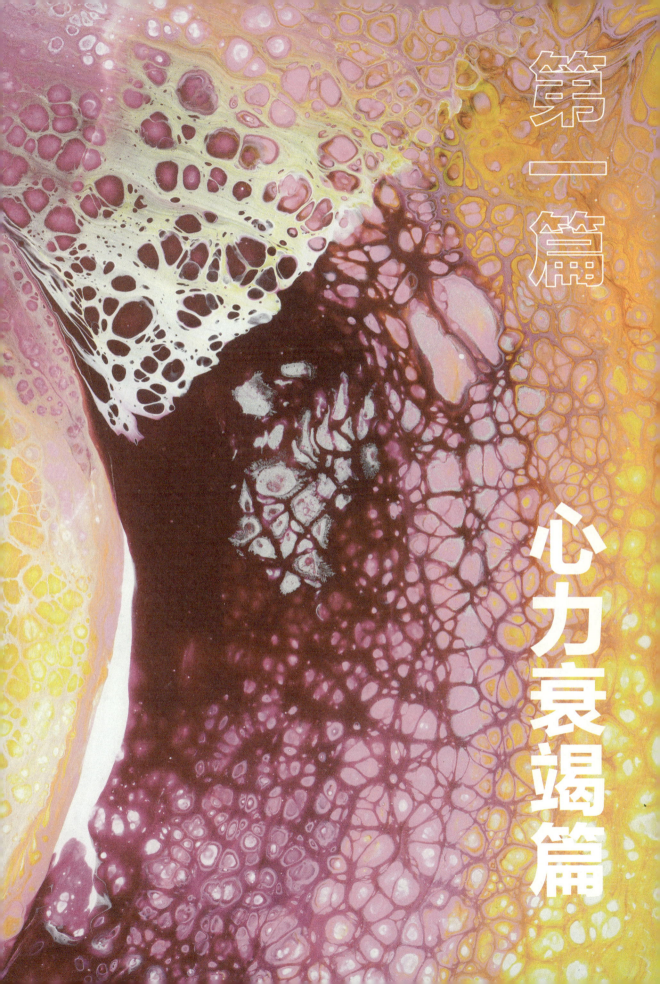

第一篇

心力衰竭篇

NT-proBNP 异常升高的心力衰竭　**1**

作　　者：马媛[1]，沈玉萍[1]，朱忠帅[2]，祖力乎马尔·牙生[1]（新疆医科大学第四附属医院，1 临
　　　　　床检验中心；2 心内科）

点评专家：刘玉梅（新疆医科大学第四附属医院）

前　言

　　心力衰竭是各种心脏疾病的严重表现或晚期阶段，累及全身各个系统，发病率有不断增高的趋势，是 21 世纪主要的心血管疾病之一。心力衰竭涉及的病理生理机制众多，大到脏器的结构，小到心肌细胞内的某个信号通路，在疾病发展的各个阶段都发生着各种各样的变化，与之相伴的是众多分子进入体液，成为用于评估病情的生物标志物。越来越多的分子被筛选出来探索作为心力衰竭生物标志物的价值，脑钠肽（BNP）及氨基末端脑钠肽前体（NT-proBNP）是心脏功能生物标志物，同时，也是心力衰竭诊断与鉴别诊断、病情严重程度及预后评估的首选生物标志物。

案例经过

　　患者，男，46 岁，汉族，自诉于半年前开始出现活动后胸闷、气短，尤其以快步行走、爬坡时明显，有少许咳嗽，咳少量白色黏痰，起初未在意，未予以特殊处理。1 周

前，因受凉后再次出现胸闷、气短加重，喉中喘鸣有声，平路缓慢行走 5~10 m 即感觉气短明显，夜间不能平卧，咳嗽、咳痰，痰为白色泡沫样痰，量少，不易咳出，活动耐力下降，无尿少、浮肿，无发热，无低热、盗汗、咯血。该患者于一天前就诊于我院门诊，完善肺部 CT，结果显示：双肺慢性纤维空洞型结核，右侧胸膜肥厚伴钙化，请结合相关检查；左肺下叶渗出实变影，请治疗后复查；主动脉、冠状动脉局部钙斑。完善肺功能检查，结果显示：极重度混合性肺通气功能障碍。完善一氧化氮呼气测定，结果显示：9 ppb。予以氟替美维吸入剂吸入治疗，为求进一步系统诊治，门诊以"慢性阻塞性肺疾病伴有急性加重"收住心内科。

入院后，患者症状表现如下：神志清晰，精神不振，伴有胸闷、气短，喉中可闻及喘鸣声，平路缓慢行走 5~10 m 即感气短明显，夜间平卧，咳嗽、咳痰，痰为白色泡沫样痰，量少，不易咳出，活动耐力下降，无发热，无咯血，食纳可，但夜寐欠安，二便调畅，近期体重无明显增减。

既往史及主要危险因素：平素身体健康，否认高血压、糖尿病、心脏病等慢性病史。2017 年确诊"肺结核"，服用抗结核药 1 年（具体药物不详），定期复查，已愈。否认"肝炎""伤寒"等其他急慢性传染病史；否认外伤、重大手术、中毒及输血史；新冠疫苗接种 3 针，其他预防接种史不详；否认药物及食物过敏史。

体格检查：体温 36.4 ℃，脉搏 109 次 / 分，呼吸 17 次 / 分，血压 124/97 mmHg。专科查体显示，该患者心前区无隆起，心尖搏动正常，位置在左第 5 肋间锁骨中线内0.5 cm，无震颤，无心包摩擦感，相对浊音界正常，心率 109 次 / 分，心音正常，心律齐，心脏各瓣膜听诊区未闻及心脏杂音，无心包摩擦音。

实验室检查：2023 年 4 月 20 日入院初步检查见图 1.1；患者加用维立西呱后 NT-proBNP、肾功能和血钾的变化情况见图 1.2 和图 1.3。

其余检验指标，如尿常规、便常规、凝血指标、传染病指标、免疫功能全项等，未见明显异常。

影像学检查结果如下。心电图检查结果（2023 年 4 月 20 日）：窦性心动过速，ST-T

指标，单位	结果	指标，单位	结果
NT-proBNP，pg/mL	5030	ALT/AST	1.40
K，mmol/L	4.35	总蛋白 g/L	77.34
Na，mmol/L	133.30	肌酐 μmol/L	66.20

图 1.1　入院初步检查

指标，单位	2023 年 4 月 20 日	2023 年 4 月 28 日	2023 年 8 月 2 日
NT-proBNP，pg/mL	5030	1057	524

图 1.2　NT-proBNP 变化

时间	2023 年 4 月 20 日	2023 年 8 月 2 日	2023 年 10 月 12 日	2024 年 2 月 2 日
eGFR，mL/(min · 1.73 m²)	118.34	116.21	117.10	115.32
K，mmol/L	4.35	4.25	4.53	4.43

图 1.3　肾功能、血钾的变化

异常改变。2023 年 4 月 20 日、2023 年 8 月 2 日以及 2024 年 2 月 5 日，三次超声心动图均显示左心房增大，左心功能减低。具体见表 1.1。

表 1.1　心功能变化

时间	2023 年 4 月 20 日	2023 年 8 月 2 日	2024 年 2 月 5 日
LVEF	32%	39%	44%
LVIDd	61 mm	60 mm	57 mm

诊断：①冠状动脉性心脏病；②心功能 Ⅱ ～ Ⅲ级（NYHA 分级）；③心脏瓣膜疾病；④二尖瓣关闭不全（中—重度）；⑤三尖瓣关闭不全（中度）；⑥慢性心功能不全急性加重。

治疗方案：达格列净片（10 mg，qd）+ 螺内酯片（20 mg，qd）+ 沙库巴曲缬沙坦（100 mg，qd）+ 富马酸比索洛尔片（5 mg，qd）。

2023 年 4 月 20 日加用维立西呱（2.5 mg，qd）。

2023 年 5 月 10 日，调整治疗药物：维立西呱（5 mg，qd）。

2023 年 5 月 28 日，调整治疗药物：维立西呱（10 mg，qd）。

案例分析

1. 检验案例分析

NT-proBNP 是心脏功能生物标志物，在心力衰竭预测、诊断 / 排除诊断，危险分层、治疗决策、评价治疗效果，预后判断等方面均发挥着重要作用。该患者刚入院时 NT-proBNP 水平较高，随后通过加用维立西呱治疗，并根据患者病情不断调整剂量。在此期间，持续监测患者的 NT-proBNP、肾功能和血钾水平，结果显示患者的 NT-proBNP 由刚入院时的 5030 pg/mL 逐渐降到 524 pg/mL，肾功能和血钾水平较前变化不大。本案例动态监测患者用药期间 NT-proBNP 以评估病情的变化。经标准药物治疗后，该心衰患者的 NT-proBNP 水平降低。

2. 临床案例分析

结合患者的病史、症状、体征及实验室检查结果，明确诊断为心力衰竭。针对患者诊断，实施了标准四联治疗，但疗效未达预期，对原有治疗方案进一步调整，治疗方案加用维立西呱，并且根据病情调整药物剂量，首次加用维立西呱（2.5 mg，qd）。此时，患者血压为 115/75 mmHg，日常症状缓解（如不能快走，缓慢步行能走 500 m，能慢速上楼 2 层，生活可自理）。随后，我们调整了维立西呱的剂量（5 mg，qd）。此时，患者血压平稳（113/73 mmHg），日常症状进一步缓解（活动耐力稍增加，日常生活无喘憋症状，无疲乏症状）。进一步调整维立西呱剂量（10 mg，qd）后，患者血压依然平稳，无低血压事件发生。同时，患者的日常症状有所缓解，活动耐力继续增加。在 4 周随访过程中，患者整体症状明显改善，心功能从Ⅲ级逐渐改善至Ⅱ级。

在治疗期间，我们动态监测了该患者的 NT-proBNP 及超声心动图，以评估用药效果。用药 3 个月后，根据 NT-proBNP 及超声心动图的结果，患者的心功能得到了明显改善。

知识拓展

心力衰竭（简称"心衰"）是指心肌收缩力减弱，外周静脉血过度充盈，心脏血输出量减少而不能满足组织器官的需要，呈现全身血液循环障碍的一种综合征。心衰可分为左心衰、右心衰和全心衰。心衰的诊断主要基于患者的症状、体征以及相关的辅助检查结果。常用的检查手段包括心电图、超声心动图、X 线胸片、核素心血池显像、磁共振成像等。结合患者的病史和体检结果，医生可以作出准确的诊断。

1. 心衰的评估

心衰评估主要涉及心功能分级和心衰严重程度判断，常用的评估方法有纽约心脏协会

（NYHA）心功能分级和六分钟步行试验等。心衰的监测则需要定期监测患者的体重、尿量、血压等指标，以及心电图、超声心动图等辅助检查结果。

对于心衰风险期（A 期）和心衰前期（B 期）人群，NT-proBNP 是早期筛查的重要指标，一级预防在此阶段尤为重要。NT-proBNP 不仅是心室功能障碍的筛查指标，也是新发心衰的独立预测因子。心衰 A 期和 B 期人群通过筛查 NT-proBNP（NT-proBNP>125 ng/L）并进行相应干预，如改变危险因素、干预生活方式（A 期），并在此基础上治疗结构性心脏病（B 期），可预防或延缓心衰的发生。

心房利钠肽（ANP）和脑钠肽（BNP）是反映心脏负荷 / 室壁张力的主要生物标志物。临床常见的利钠肽种类包括 BNP、NT-proBNP 和 MR-proANP（心房利钠肽原中间片段）。应用参考如下。

①心衰高危人群应考虑筛查利钠肽，并对 BNP>50 pg/mL 或 NT-proBNP>125 pg/mL 的人群进行相应干预。

②疑似心衰患者，可考虑使用 BNP/NT-proBNP 水平进行诊断和鉴别诊断。

③急性心衰患者，基线 BNP/NT-proBNP 水平检测可用于评估心衰严重程度及预后，以及用于指导急性心衰的治疗。出院前检测 BNP/NT-proBNP 水平同样有助于评估心衰严重程度及出院后预后。

④慢性心衰患者可考虑动态监测 BNP/NT-proBNP 水平，以进行危险分层及预后评估，同样还能用于指导慢性心衰的治疗。

⑤ MR-proANP 是具有心衰预测、诊断及预后评估潜力功能的生物标志物。

利钠肽在临床应用中需注意以下几个问题。

①多种因素影响利钠肽水平，如诊断急性心力衰竭时 NT-proBNP 水平应根据年龄和肾功能情况进行分层。

②当利钠肽检测结果高于排除诊断界值而低于诊断界值时（即位于灰区），患者有心力衰竭可能。同时，还需考虑引起利钠肽升高的其他疾病和激素。

③使用含有脑啡肽酶抑制剂的药物治疗心力衰竭时，脑啡肽酶抑制剂使 BNP 降解减少，BNP 水平随之升高。检测的 BNP 水平反映的是药物的代谢活动和心功能的双重结果，而 NT-proBNP 并不受此影响，可以真实反映患者的心力衰竭严重程度并辅助预后评估。

④BNP/NT-proBNP 升高不显著的原因包括乳头肌断裂引起急性二尖瓣脱垂和心包压塞；急性心力衰竭临床症状出现的超早期，短时间内达不到最高水平；慢性稳定性心力衰

竭患者 BNP 可 <100 pg/mL；利钠肽与体质指数成反比，尤其 BMI>30 kg/m² 时。

⑤ BNP 和 NT-proBNP 二者之间也不具有转换关系，不同实验室化验结果相互之间不具可比性。

2. 心衰的治疗

（1）心衰的急性期治疗。

①减轻心脏负荷：通过限制钠盐摄入、使用利尿剂等方法减轻心脏前负荷和后负荷。

②改善心脏收缩功能：使用洋地黄类药物等增强心肌收缩力。

③控制心律失常：对于伴有心律失常的心衰患者，需要使用抗心律失常药物进行治疗。

④控制其他危险因素：如高血压、糖尿病等，需要进行相应的治疗和控制。

（2）心衰的慢性期治疗。

①药物治疗：使用血管紧张素转化酶抑制剂/血管紧张素 Ⅱ 受体阻滞剂、β 受体拮抗剂、醛固酮受体拮抗剂等药物改善心肌重构，降低死亡率。

②非药物治疗：如心脏再同步化治疗（CRT）、心脏移植等。

（3）心衰患者的康复与护理。

①健康教育：向患者和家属普及心衰的相关知识，提高患者自我管理能力。

②康复锻炼：根据患者的具体情况制订个性化的康复锻炼计划，提高患者的运动耐量。

③心理支持：关注患者的心理状态，提供心理支持和疏导。

④营养支持：合理安排饮食，保证营养均衡，控制体重。

（4）心衰的预防与健康教育。心衰的预防主要侧重于控制心衰的诱发因素，如控制高血压、糖尿病等慢性疾病，避免过度劳累、情绪波动等。同时，加强健康教育，提高公众对心衰的认识和防范意识，也是预防心衰的重要手段。

案例总结

患者，男，46 岁，汉族，自诉于半年前开始出现活动后胸闷、气短，尤其以快步行走、爬坡时明显，有少许咳嗽，咳少量白色黏痰，起初未在意，未予以特殊处理。1 周前因受凉后再次出现胸闷、气短加重，喉中喘鸣有声，平路缓慢行走 5~10 m 即感气短明显，夜间不能平卧，咳嗽、咳痰，痰为白色泡沫样痰，量少，不易咳出，活动耐力下降，无尿少、浮肿，无发热，无低热、盗汗、咯血，入院后完善各项检查。结合患者病史、症状、体征及实验室检查结果，患者诊断明确为心力衰竭，根据患者诊断给予对症治疗，标准四联治疗，达不到预期疗效，加用维立西呱，并且根据病情调整药物剂量。经治疗，患者活动耐力增加，整体随访的症状和心功能均有显著改善。

值得一提的是，NT-proBNP 是重要的心脏功能生物标志物，用于心力衰竭的预测、诊断、治疗决策和预后判断。患者入院时 NT-proBNP 水平高，经维立西呱治疗并多次调整剂量后，NT-proBNP 水平显著下降，而肾功能和血钾水平变化不大。动态监测 NT-proBNP 有助于评估心衰治疗效果，其降低与心室逆重构和预后不良相关。

专家点评

心力衰竭是目前主要的心血管疾病之一。临床上，NT-proBNP 是心衰的首选生物标志物。随着临床研究不断深入和新型心力衰竭治疗药物的广泛应用，NT-proBNP 的实验室检测和临床应用也亟需进一步形成共识。本案例展示了在使用新型心力衰竭药物维立西呱时，通过动态监测 NT-proBNP 来进行药物的疗效评价及预后评估的过程。NT-proBNP 不仅能指导心衰治疗的治疗和预后评估，它还能用于肺动脉高压、冠心病等患者的预后评估，并且还可以作为心血管疾病的一级预防。因此，检验工作者除了要做好实验室工作，更应及时学习最新的临床诊疗指南及专家共识。临床指南的学习能帮助检验工作者更科学地分析检测结果。

参考文献

［1］ 中华医学会急诊医学分会，中国医疗保健国际交流促进会胸痛分会. 急性胸痛急诊诊疗专家共识［J］. 中华急诊医学杂志，2019，28（4）：413-420.

［2］ NT-proBNP 临床应用中国专家共识小组. NT-proBNP 临床应用中国专家共识［J］. 中国心血管病研究，2011，9（6）：401-408.

［3］ 中华医学会心血管病学分会心力衰竭学组，中国医师协会心力衰竭专业委员会，中华心血管病杂志编辑委员会.中国心力衰竭诊断和治疗指南2018［J］.中华心力衰竭和心肌病杂志（中英文），2018，2（4）：196-225.

［4］ Konstantinides SV，Meyer G，Becattini C，et al. 2019 ESC Guidelines for the diagnosis and management of acute pulmonary embolism developed in collaboration with the European Respiratory Society（ERS）：The task force for the diagnosis and management of acute pulmonary embolism of the European Society of Cardiology（ESC）［J］. Eur Respir J，2019，54（3）：1901647.

［5］ Collet JP，Thiele H，Barbato E，et al. 2020 ESC Guidelines for the management of acute coronary syndromes in patients presenting without persistent ST-segment elevation［J］. Eur Heart J，2021，42（14）：1289-1367.

NT-proBNP 在心脏移植患者他克莫司精准用药中的作用

2

作　　者：王子凡[1]，王浩[2]（泰达国际心血管病医院，1 检验科；2 重症监护室）

点评专家：贾克刚（泰达国际心血管病医院）

前　言

血清氨基末端脑钠肽前体（NT-proBNP）在心力衰竭诊断中展现出高灵敏度和高特异度，其浓度随心力衰竭程度加重而升高，是目前诊断心力衰竭的重要血浆标志物之一。本文旨在分析一例心脏移植术后 20 天内患者 NT-proBNP 变化情况，并深入探讨 NT-proBNP 突然变化的原因，以期为临床治疗提供有益的指导。

案例经过

患者，中年男性，因"间断胸闷气促 8 年，加重 1 月"入院。临床诊断为：①全心衰竭；②扩张性心肌病；③心脏扩大；④二尖瓣中度关闭不全；⑤三尖瓣中度关闭不全；⑥心功能Ⅳ级（NYHA 分级）；⑦ INTERMACS 3 级；⑧高血压病 2 级（很高危）；⑨ 2 型糖尿病；⑩心律失常；⑪房性早搏；⑫房性心动过速；⑬室性早搏；⑭室性心动过速；⑮心室颤动。入院后行心脏移植手术，术后该患者情况稳定，并按我院要求规律使用免疫抑制剂。根据参考指南，该患者应用的免疫抑制剂为现用一线药物他克莫司。

案例分析

1. 检验案例分析

本案例患者在术后 NT-proBNP 升高后（图 2.1），首先表现为急性排斥反应的特征，但除肾功能改变外无其他检查异常。经与临床团队沟通，我们怀疑肾功能改变是因为免疫抑制剂他克莫司的肾毒性。回顾该患者的他克莫司代谢酶基因型（图 2.2），其为 *CYP3A5* 慢代谢型。考虑到该患者体重 60 kg，根据药量建议 0.075 mg/（kg·d），计算出的建议剂量为 4.5 mg/d。如图 2.3 所示，由术后第 2 天（术 2）开始，初始剂量为 3 mg/d（早晚各 1.5 mg）；术后第 3 天早上（术 3 早）他克莫司浓度达到 10.5 ng/mL，此后肌酐、尿素逐渐增高，尿量逐渐降低。降低他克莫司给药浓度为 1 mg/d（术 5 至术 7 早晚各 0.5 mg），他克莫司血药浓度维持在 8~10 ng/mL 范围内，但该患者的肾功能持续恶化。最终，在停用他克莫司并改用西罗莫司后，患者的肾功能、NT-proBNP 等指标均恢复正常，从而证实了他克莫司导致的肾毒性确实影响了 NT-proBNP 的变化。

此外，根据 X 线胸片（图 2.4）、心电图（图 2.5）和超声心动图（表 2.1）的检查结果，患者的恢复较好。

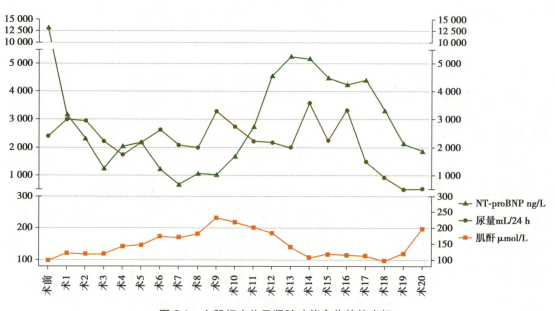

图 2.1　心肌标志物及肾脏功能变化趋势坐标

检测结果

基因	检测位点	证据等级	检测结果
CYP3A5	rs776746（T>C）	1A	C/C
CYP3A4	rs2740574（T>C）	2A	T/C
	rs2242480（C>T）	2A	C/C

结果说明

	CYP3A5		
代谢类型	慢代谢	中间代谢	正常代谢
	CYP3A4		
代谢类型	超级代谢	快代谢	正常代谢
用药建议	正常剂量，起始参考剂量为0.075 mg/（kg·d）		

图 2.2 代谢酶检测结果

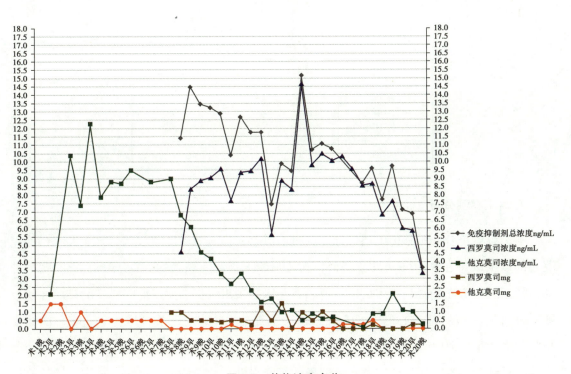

图 2.3 药物浓度变化

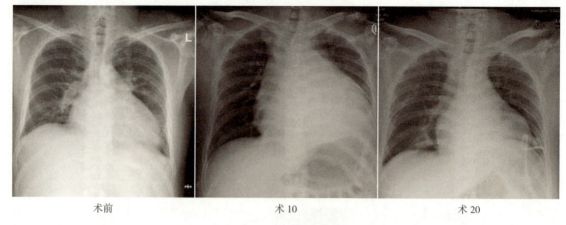

| 术前 | 术 10 | 术 20 |

图 2.4　胸片的变化

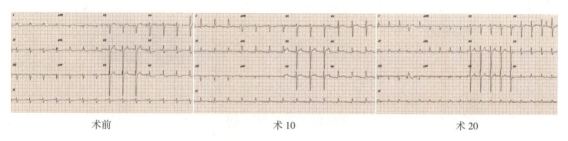

| 术前 | 术 10 | 术 20 |

图 2.5　心电图变化

表 2.1　超声心动图的变化

	EF（%）	LVDD（mm）
术前	25	66
术 10	64	50
术 20	62	46

2. 临床案例分析

本例患者符合心脏移植的适应证，经过心脏移植后，效果满意。术后第 4 天起，他克莫司的浓度维持在 8~10 ng/mL。然而，自术后第 8 天起，患者的 NT-proBNP 较前明显升高，临床医生首先怀疑是排斥反应，但患者并未表现出气促、血压低等典型的排斥症状。随后进行的 X 线胸片、心电图及心脏彩超等检查结果均未见明显排斥迹象。唯一的异常是肾功能指标中肌酐升高、尿量减少，且这些变化与他克莫司的浓度呈正相关关系。经院级多学科会诊讨论，认为他克莫司可能导致了肾毒性，故停用他克莫司，加用二线抗排异药物西罗莫司。自术后 15 天起 NT-proBNP 逐渐下降。

知识拓展

血浆中的利钠肽是评估患者的心功能重要指标之一。当左心室容积扩张或压力负荷过重时，心室肌内 NT-proBNP 的分泌可增加。由于 NT-proBNP 的半衰期比 BNP 长 5 倍，且分子量更大，因此在定量分析时，其测定值比 BNP 高出 10 倍以上，这使得测定更为简便。研究表明，NT-proBNP 主要通过肾脏排泄。肾功能异常可导致 NT-proBNP 在血浆中被动蓄积，使血浆中 NT-proBNP 浓度异常升高，从而影响其评价心功能的有效性。

CYP3A 是 CYP450 超家族中表达最为丰富的酶，在肝脏中占整个 CYP 酶系的 30%，在肠道中占 70%，参与 40%~60% 临床常用药物的代谢。不同药物基因型的患者术后他克莫司血药浓度不同。CYP3A4、CYP3A5 基因存在许多单核苷酸多态性位点，如果这些单核苷酸多态性位点为突变型，它们所调控生成的酶及随后的药物代谢反应即发生变化，因此，患者个体基因差异对他克莫司的代谢过程和疗效具有重要影响。

CYP3A4 酶在人肝脏中含量也极为丰富，大约 34% 的临床重要药物是它的底物。CYP3A4 酶在肝脏中含量及其酶活性存在明显的个体差异。在肝微粒体中可相差 40 倍，在体内也有 5 倍的个体差异。曾有研究表明 CYP3A4 的 B 基因多态性会影响 CYP3A4 酶的表达。CYP3A4 的 B 等位基因频率的分布呈现明显的种族差异：非洲黑人为 46%~66%，高加索人为 4%，而亚洲人群为 0。正是由于中国人群的 CYP3A4 等位基因突变频率普遍较低。因此，CYP3A4 酶对他克莫司的影响在国内的研究很少。

文献报道，CYP3A5*3/*3（CC）基因型肾移植患者术后 2 周内的他克莫司血药浓度低于 CYP3A5*1/*1（TT）、CYP3A5*1/*3（CT）基因型的患者，但 2 周后及长期的血药浓度则高于 CYP3A5*1/*1、CYP3A5*1/*3 基因型的患者，发生肾毒性的概率也更高。CYP3A5*3/*3 基因型肾移植患者为慢代谢型，早期血药浓度升高较慢，如果为达到目标浓度给予更高剂量药物，更容易出现 2 周后血药浓度蓄积，导致血药浓度更高，发生更严重的肾毒性反应。但也有国外研究表明，表达 CYP3A5 酶的快代谢受者肾毒性等不良反应的发生率高于慢代谢受者，原因可能是快代谢组受者他克莫司代谢产物在组织内的沉积更多。

很多专家认为，他克莫司谷浓度超过 15 ng/mL 时，患者易发生他克莫司中毒，急性他克莫司中毒常见的症状有胃肠道功能紊乱和肾毒性，其中肾毒性主要表现为血肌酐水平升高、肾小管损伤、肾小球系膜增生以及肾小球系膜基质的增加等。本案例中，患者因携带慢代谢基因型，易于导致药物蓄积。因此，不能一概而论地将 15 ng/mL 作为所有患者判断是否中毒的标准。

案例总结

基于本例患者 NT-proBNP 水平出现的异常波动，我们经系统梳理与深入剖析发现，其核心诱因在于肾功能受损引发的 NT-proBNP 体内蓄积。进一步溯源肾功能异常的致病因素，最终锁定关键病因——他克莫司。基于此案例，检验科建议临床结合基因组学的结果来指导患者个体化用药。这样做不仅能为患者制订合理的初始用药剂量及术后维持用药剂量方案，还能降低药物中毒等不良事件的发生率。将现阶段常规不变的用药方案转变为更适合不同患者的个体化用药方案，防止他克莫司药物中毒对于肾脏的损害。

专家点评

本例案例由检验科与临床医生配合，参与讨论 NT-proBNP 异常变化的原因，综合考虑全部检验指标，找出了根本的原因：他克莫司基因型慢代谢，导致药物蓄积→他克莫司中毒→肾毒性→肾功能异常→无法排出 NT-proBNP → NT-proBNP 升高。这一异常变化并非由心衰引起。他克莫司基因型的检测对于指导临床如何针对性地进行个体化用药具有重要价值。

参考文献

［1］ 中华医学会器官移植学分会. 器官移植免疫抑制剂临床应用技术规范（2019 版）［J］. 器官移植，2019，10（3）：213-226.

［2］张广慧，张玲，张力，等.肾功能不全对应用 NT-proBNP 评估心功能的影响［J］.中国实验诊断学，2010，14（8）：1225-1227.

［3］李岗峰，李刘文，刘璐.慢性心力衰竭患者血清内源性 Apela，NT-proBNP 及 Cys C 水平与并发肾功能不全的相关性分析［J］.现代检验医学杂志，2022，37（3）：167-171.

［4］蔡辽，周钰君，何功浩，等.*CYP3A5* 基因多态性对心脏移植患者体内他克莫司代谢影响的 meta 分析［J］.中国药物应用与监测，2024，21（1）：82-86.

［5］郭琳，王真珍，张向立，等.心脏移植术后早期他克莫司浓度及代谢率与预后的关系［J］.实用医学杂志，2023，39（17）：2215-2220.

［6］杜雯雯，王晓星，张丹，等.肺移植患者术后使用他克莫司 1 年 *CYP3A5*、*CYP3A4*、*ABCB1*、*POR**28 基因多态性与他克莫司个体化用药的关系研究［J］.中国药房，2020，31（1）：80-85.

［7］Warzyszyńska K，Zawistowski M，Karpeta E，et al. Renal *CYP3A5*-expressing genotype decreases tacrolimus-to-dose ratio in small cohort of renal transplant recipients-preliminary report［J］. Transplant Proc，2022，54（4）：960-967.

［8］李月霞，王小硕，张弋，等.*CYP3A5* 基因多态性对儿童亲属活体肝移植后早期他克莫司浓度 / 剂量比及临床疗效的影响［J］.中华器官移植杂志，2017，38（7）：414-418.

［9］邹志宇，陈松，昌盛，等.他克莫司缓释胶囊在肾移植术后的早期应用［J］.器官移植，2023，14（2）：257-264.

［10］Shuker N，Shuker L，van Rosmalen J，et al. A high intrapatient variability in tacrolimus exposure is associated with poor longterm outcome of kidney transplantation［J］. Transpl Int，2016，29（11）：1158-1167.

［11］许雪茵，傅茜，吴成林，等.苯妥英钠救治肾移植术后奈玛特韦 / 利托那韦致他克莫司中毒 2 例报道［J］.中华器官移植杂志，2023，44（8）：496-498.

TM 和 tPAI-C 时高时低的心力衰竭

3

作　　者：王莹莹[1]，黄珊[2]（厦门大学附属心血管病医院，1 检验科；2 心内科）

点评专家：谢华斌（厦门大学附属心血管病医院）

前　言

150 多年前，德国医生 Rudolf Virchow 就指出血管壁的损伤、血液流动的变化、血液性质的改变是形成血栓的三要素。目前，内皮损伤标志物在临床上虽有应用，但受重视程度明显不足。止血、凝血和抗凝系统的动态失衡，是一个瞬息万变的病理过程，而血管内皮损伤作为血栓前状态的关键预警信号，往往能为临床诊疗中的诸多疑难问题提供关键线索，本文特报告一例本院收治患者的典型病例：在疾病演进过程中，该患者两种内皮损伤标志物呈现截然相反的动态变化，现就其临床特征及潜在机制展开分析。

案例经过

患者，男，68 岁，因反复气促、心悸 3 年余，近一周症状加重入住我院。入院的主要诊断为：慢性左心功能不全（心功能 IV 级）、主动脉瓣关闭不全、高血压、冠状动脉粥样硬化、高血压病、肺部感染、乳酸酸中毒、高钾血症和消化道出血。患者自起病以来即有解红色大便情况，尿少。并且自入院开始便接受连续肾脏替代疗法（CRRT）治疗。

便血症状于入院两日后停止，同时该患者开始营养治疗。但因患者病情危重，身体管路较多，入院后第 12 天双下肢静脉超声可见右下肢股总静脉附壁血栓形成。同时，炎性指标均有所上升，呈现出向脓毒血症发展的趋势。在此情况下，临床医生面临双重挑战：既要进行抗栓治疗，又因患者有消化道出血病史而严格监控其再出血风险。

此外，在患者的病程中，医生发现血管内皮损伤标志物——血栓调节蛋白（TM）和组织型纤溶酶原激活物—纤溶酶原激活物抑制剂 -1 复合物（tPAI-C）的变化呈现一种罕见的情形：先是仅 tPAI-C 单一升高，而后二者同时升高，随后转为 TM 单一升高。近年来的研究指出，内皮细胞损伤是冠状动脉粥样硬化性心脏病术后闭塞、再狭窄发生的始动因素之一。因此，对于这两项标志物的前后变化和高低不一致，不只为临床医生拉响警报，更带来不小的困惑。

该患者相关检测指标动态变化具体结果见表 3.1~ 表 3.4。

表 3.1　患者内皮损伤与出凝血标志物的动态变化

时间	内皮损伤指标		出凝血指标				出血表现
	TM（TU/mL）3.82~13.35	tPAI-C（ng/mL）0~17.13	TAT（ng/mL）0~4.08	PIC（μg/mL）0~0.85	PT（s）9~13	APTT（s）25~31.2	
2023-07-05 早	12.61	89.31↑	>120↑	2.00↑	21.2↑	30.8	消化道出血、血便
2023-07-05 晚	30.36↑	46.15↑	>120↑	7.55↑	28.6↑	32.2↑	
2023-07-06					24.3↑	35.5↑	未见活动性出血表现
2023-07-07					17.4↑	35.1↑	
2023-07-08	34.76↑	16.76	15.96↑	3.88↑	15.2↑	75.5↑	
2023-07-09					14.8↑	47.2↑	
2023-07-10	39.44↑	12.93	8.79↑	3.12↑	14.2↑	38.6↑	
2023-07-11					16.4↑	>180↑	
2023-07-12	33.64↑	12.75	6.75↑	0.88↑	15.9↑	36.3↑	

表 3.2　患者出凝血标志物的动态变化

时间	出凝血指标						临床操作
	FIB（g/L）2~4	TT（s）14~21	AT Ⅲ（%）75~125	D-D（mg/L）0~0.55	FDP（μg/mL）0~5	PLT（×10⁹/L）125~350	
2023-07-05 早	2.22	18.5	49.6↓	7.21↑	27.9↑	254	行 CRRT
2023-07-05 晚	1.88↓	21.9↑		35.17↑	122.49↑	188	行 CRRT
2023-07-06	1.47↓	21.5↑		54.49↑	183.74↑	167	18：00 结束 CRRT，输血浆 400 mL
2023-07-07	2.03	19.9		56.24↑	185.37↑	128	输血浆 400 mL
2023-07-08	1.85↓	37.3↑		23.11↑	42.38↑	100↓	输血浆 400 mL
2023-07-09	2.42	19.7		13.44↑	30.36↑	101↓	
2023-07-10	2.65	17.8		14.05↑	32.24↑	100↓	
2023-07-11	2.92	>240↑		12.05↑	31.8↑	99↓	
2023-07-12	3.53	16.9		7.02↑	19.78↑	122↓	行 CRRT

表 3.3　患者凝血因子检测结果

时间	出凝血指标							
	因子Ⅱ（%）70~120	因子Ⅴ（%）70~120	因子Ⅶ（%）70~120	因子Ⅷ（%）70~120	因子Ⅸ（%）70~120	因子Ⅹ（%）70~120	因子Ⅺ（%）70~120	因子Ⅻ（%）70~150
2023-07-06	43.8↓	27.6↓	14.3↓	265.1↑	47.4↓	40.8↓	63.7↓	66.7↓

表 3.4　患者炎症指标与肝、肾功能指标的变化

时间	炎症指标			肝功能指标			肾功能指标	
	hs-CRP（mg/L）0~3	PCT（ng/mL）0~0.05	IL-6（pg/mL）0~6.4	PA（mg/L）200~430	ALT（U/L）9~50	AST（U/L）15~40	Cr（μmol/L）57~111	UA（μmol/L）208~428
2023-07-05 早	12.39↑	0.12↑		152↓	608.3↑	1223.8↑	195.9↑	930.1↑
2023-07-06	71.2↑	27.8↑	144.37↑	155↓	3046.5↑	7038.5↑	196.3↑	208.2↑
2023-07-07		20.2↑		108.0↓	1581↑	1273.8↑	316.4↑	208.4↑

右上角：续表

时间	炎症指标			肝功能指标			肾功能指标	
	hs-CRP（mg/L）0~3	PCT（ng/mL）0~0.05	IL-6（pg/mL）0~6.4	PA（mg/L）200~430	ALT（U/L）9~50	AST（U/L）15~40	Cr（μmol/L）57~111	UA（μmol/L）208~428
2023-07-08	35.1↑	10.3↑	39.26↑	110↓	967.1↑	518.7↑	468.4↑	289.3↑
2023-07-09	37.2↑	6.97↑	115.84↑	115↓	680.9↑	275.8↑	584↑	414↑
2023-07-10		4.71↑		110↓	516.2↑	150.4↑	688.5↑	503.5↑
2023-07-11	105.9↑	2.76↑	48.18↑	112↓	367.5↑	69.4↑	757.7↑	534.1↑
2023-07-12	86.3↑	1.95↑	113.56↑	124↓	254.6↑	41.1↑	806.1↑	557.6↑

案例分析

1. 检验案例分析

针对临床医生提出的相关困惑，检验科首先就标本检测干扰进行了自查，排查了仪器与近一个月质控状况，并检查标本状态，排除了一系列可能存在的干扰因素，最终认为此患者的标本检测结果并无干扰现象存在。

其次，检验科联合有关专家共同分析此患者凝血变化情况，最终分析了该患者整个病程变化情况。具体而言，TM 和 tPAI-C 虽皆可作为内皮损伤的指示，但 tPAI-C 则更多指示局部的内皮损伤，而 TM 往往代表更严重和广泛的损伤。

那么，针对二者特性，我们结合患者的病程变化，患者于 7 月 5 日上午入院时，即表现为肝肾功能不全，营养流失，存在凝血因子缺乏及可能维生素 K 缺乏，导致凝血酶原时间（PT）延长，并呈现消化道出血表现，患者在此时即有内皮损伤，但损伤集中在消化道局部，故而患者表现为 tPAI-C 明显升高，但 TM 保持正常。

然而，至 7 月 5 日下午，随着出血加剧，机体的凝血和纤溶系统被逐步激活，这从当日凝血酶—抗凝血酶复合物（TAT）和纤溶酶 - α2 纤溶酶抑制物复合物（PIC）同时显著升高中可见一斑。与此同时，患者的全身感染及全身广泛性内皮损伤开始加剧，于是 TM 也开始随之升高。表现为 TM 和 tPAI-C 双高。

7 月 6 日，患者消化道出血停止，也未见其他活动性出血表现。但患者的全身感染仍持续存在，并逐步发展为脓毒血症。7 月 8 日，该患者的 TM 仍旧维持在较高水平，但 tPAI-C 已经随着消化道出血的治愈而降至正常水平。同时，患者的凝血和纤溶系统的激活程度较 7 月 5 日均有所下降，TAT 和 PIC 也在缓步下降。然而，由于感染持续存在以及患者全身侵入性管路较多，TAT 和 PIC 未能降至正常水平，仍旧维持在一个轻度升高状态。

综上所述，与出血风险相比，临床医生此时更应注意患者可能因感染和体内管路增多而导致的高凝血栓风险。

2. 临床案例分析

本例为典型多脏器功能衰竭患者，合并心力衰竭、主动脉瓣关闭不全、冠状动脉粥样硬化合并肺部感染、肾功能不全、肝功能不全，且有消化道出血表现的患者。该患者病情危重复杂，根据其自述，其入院前即有便血表现，一直至入院首日（2023-07-05），便血情况持续存在。且自入院首日开始，患者接受 CRRT，体内留置中心静脉导管、血滤管路、尿管等多条侵入性装置，且需同步预防深静脉血栓形成，所以始终处于让人担心的出凝血微妙平衡状态。

患者入院首日上午，检测了 TM 与 tPAI-C 两项指标，结果显示为 tPAI-C 明显升高，但 TM 正常，两个项目均为内皮损伤标志物，但升高不符常规，考虑到该患者临床表现消化道出血明显，内皮损伤理应存在，这就给医生带来困惑。同日下午，复查 TM、tPAI-C，二者均升高。然而，两日后再复查，却又表现为 TM 升高明显，tPAI-C 正常，与入院首次检测结果截然相反。因此，这一系列变化有待进一步深入分析。鉴于该患者存在较高的出血风险和凝血风险，我们希望能够通过对这些出凝血指标的细致分析，明确其病程变化，从而确保后续治疗的准确性。

知识拓展

TM 是由 575 个氨基酸组成的单链糖蛋白，由中性粒细胞、单核细胞、血小板等合成并释放，广泛分布于人体内的动脉、静脉、毛细血管和淋巴管的内皮细胞上。TM 也是内皮细胞表面的凝血酶受体，能够抑制凝血酶的活性，增强蛋白 C 的活化性能，因此被视作内皮细胞活化的标志物。在内皮细胞发生炎症或处于缺氧状态下，其可溶形式会被水解并释放入血。

当内皮细胞受损时，会释放组织纤溶酶原激活物（t-PA）至血液中。随后，肝脏释放的纤溶酶原在 t-PA 的作用下转化为纤溶酶。值得注意的是，血液中的 t-PA 会迅速与生理性抑制因子血浆纤溶酶原激活抑制剂（PAI-1）以 1 ∶ 1 的比例结合，形成复合物 tPAI-C。而 PAI-1 是由 379 个氨基酸残基组成的单链糖蛋白，它主要由内皮细胞、肝细胞、平滑肌细胞等合成和分泌，这一特性使其成为指示局部内皮损伤的关键指标。有研究表明，TM 和 tPAI-C 的升高可以在早期反映脓毒症致弥散性血管性凝血（DIC）发生时内皮细胞损伤的情况。

案例总结

血栓前状态是很多因素引起的止血、凝血和抗凝系统失调的一种病理过程，表现为多种易导致血栓形成的血液学变化，是血栓形成的前期阶段。其特征包括：①血管内皮细胞受损或受刺激；②血小板和白细胞被激活或功能亢进；③凝血蛋白（凝血因子）含量增高或被活化；④抗凝蛋白（抗凝因子）含量减少或结构异常；⑤纤溶因子含量减少或活性减弱；⑥血液黏度增高和血流减慢。目前，在血栓与止血检验中，血栓前标志物的发展方兴未艾。在本病例中，我们能通过 TM 和 tPAI-C 来检测患者内皮损伤的病程变化，并通过 TAT 和 PIC 较早地了解患者凝血及纤溶的启动激活状态。当患者同时存在出血风险和血栓隐患时，新标志物的使用有助于我们在这两者之间掌握平衡。对于类似本病例这种复杂病情的患者，单一出凝血标志物检测难以全面反映其病程变化，只有通过全面监测，才能有效掌控患者的出凝血风险。

专家点评

对于复杂及危重患者的出凝血管理，只有从其出现异常的源头着手，不断梳理，按图索骥，抽丝剥茧，将整个病程自初始阶段起的出凝血变化分析透彻，才能在患者已处于危重期，身体叠加了诸多其他症状和干扰时，精准把握其出凝血变化核心的发展趋势，并争取预测其未来可能出现的出血风险或血栓风险，并选择准确的治疗方案。在日常检验工作中，时常会遇到具有相同指示意义的项目出现互相矛盾的现象，但究其根本原因却各有不同。面对这种矛盾现象，检验工作者应该像本案例中一样认真寻找线索，找到干扰因素或是分析患者可能产生矛盾现象的原因，这一实践过程对日常检验工作具有较强指导意义。

参考文献

［1］ 陈安，傅国胜，应淑琴，等.经皮腔内冠状动脉成形术对冠心病患者血、尿 TM 的影响［J］.浙江医学，2000，22（9）：513-515.

［2］ 林静，孙志鹏，李娟，等.联合检测 TM、TAT、PIC、t-PAIC 水平对 DIC 的诊断价值［J］.国际检验医学杂志，2019，40（12）：1413-1416.

［3］ 温春光，罗绍凯，何晓顺，等.内皮细胞因子 TM、vWF、凝血因子Ⅶ、Ⅷ和 D- 二聚体在肝移植排斥反应变化的研究［J］.肝胆外科杂志，2004，12（1）：47-50.

［4］ 马宏，张七一.原发性高血压血管内皮损伤与 TM、VWF、PAI-1 的研究［J］.中原医刊，2005，32（19）：3-5.

［5］ Ding BS，Hong N，Christofidou-Solomidou M，et al. Anchoring fusion thrombomodulin to the endothelial lumen protects against injury-induced lung thrombosis and inflammation［J］. Am J Respir Crit Care Med，2009，180（3）：247-256.

［6］ 王淑娟.关于选择血栓前状态实验诊断指标的建议［J］.中华医学检验杂志，1998，21（5）：305-307.

［7］ 王鸿利，王学锋.血栓病临床新技术［M］.北京：人民军医出版社，2003.

［8］ Califano F，G iovanniello T，Pantone P，et al. Clinical importance of thrombomodulin serum levels［J］. Eur Rev Med Phamacol Sci，2000，4（3）：59-66.

急性单核细胞白血病合并心力衰竭

4

作　　者：周宇捷[1]，刘勇[1]，贾谷[2]（山西省中医院，1 检验科；2 血液科）

点评专家：王晓玲（山西省中医院）

前　言

　　急性单核细胞性白血病，简称"AML-M5"，约占急性髓系白血病的 10%，以成人多见，男性高于女性，是造血系统的一类恶性肿瘤。心力衰竭是造成白血病死亡的第四大原因，白血病细胞受心脏浸润、毒性化疗药物的影响，重度贫血等因素是造成患者心衰的常见诱因。因此，在治疗白血病的过程中，应密切监测心肌标志物，防止心肌损伤。

案例经过

　　患者，女，81 岁，6 个月前右眼眶出现瘀斑，就诊于本院，血细胞分析提示白细胞升高，遂行骨髓穿刺术、免疫分型（原始细胞比例约为 32.5%）、融合基因、染色体等综合检查，确诊为 AML-M5。患者接受了地西他滨方案化疗（30 mg×10 d），病情好转后出院。近期，患者皮肤再次出现出血点、瘀点、瘀斑，为治疗再次入院。患者精神差、食欲差。舌质淡、苔白，脉细。既往病史中，患者梅毒特异性抗体呈阳性，有消化道出血、高血压、肺部感染及甲状腺功能减退（甲减）记录，否认患有冠心病、脑血管病、糖尿病等慢性疾病，且无手术、外伤、药物过敏史。

体格检查：体温 36.5 ℃，脉搏 84 次 / 分，血压 110/65 mmHg。发育正常，自主体位、贫血面容、意识清楚，语言流利，查体合作。全身浅表淋巴结未触及肿大。全身皮肤巩膜无黄染，皮肤弹性良好，无皮下结节，全身皮下可见出血点、瘀点、瘀斑。咽充血（-），双侧扁桃体无肿大。双肺呼吸音清，未闻及干湿啰音。心脏各瓣膜听诊区未闻及病理性杂音。腹平软，上腹部压痛，无反跳痛，肝脾肋下未触及。

血常规检查：白细胞计数（WBC）114.9×10^9/L，红细胞计数（RBC）2.2×10^{12}/L，血红蛋白（Hb）70 g/L，红细胞压积（HCT）0.227，血小板（PLT）27×10^9/L；异常白细胞结果显示：幼稚细胞 76%。凝血功能：活化部分凝血活酶时间（APTT）35.5 s，D- 二聚体（D-D）491 ng/mL，尿常规隐血（BLD）弱阳性，生化检查白蛋白（ALB）33.0 g/L，总蛋白（TP）55 g/L，钾（K）3.08 mmol/L。

考虑到患者白细胞高，予阿糖胞苷小剂量预处理以降低白细胞。同时，鉴于患者皮肤有瘀斑，血小板计数低，为防止重要器官出血，静脉输注单采血小板。治疗期间，患者出现发热，体温 39 ℃，不伴寒战。体格检查发现患者为贫血貌，患者皮肤仍有出血点，血常规检查白细胞计数（WBC）100.51×10^9/L，红细胞计数（RBC）2.2×10^{12}/L，血红蛋白（Hb）71 g/L，红细胞压积（HCT）0.229，血小板（PLT）15×10^9/L；超敏 C 反应蛋白（hs-CRP）16.84 mg/L，D- 二聚体（D-D）857 ng/mL，降钙素原（PCT）0.26 ng/mL，钾（K）3.24 mmol/L，尿素（UREA）3.1 mmol/L，肌酐（Cr）48.9 μmol/L。心肌酶检查肌酸激酶同工酶（CK-MB）0.5 ng/mL，高敏肌钙蛋白 I（hs-TnI）11.7 pg/mL，肌红蛋白（Mb）12.5 ng/mL，氨基末端脑钠肽前体（NT-proBNP）1116.0 pg/mL。因此，考虑患者合并感染，遂进行抗感染治疗。

随后，因患者白细胞下降缓慢，临床医生增加阿糖胞苷治疗剂量，同时使用地西他滨治疗。白细胞下降明显，达到预期效果。血常规检查结果显示：白细胞计数（WBC）1.8×10^9/L，红细胞计数（RBC）2.34×10^{12}/L，血红蛋白（Hb）68 g/L，红细胞压积（HCT）0.207，血小板（PLT）19×10^9/L；超敏 C 反应蛋白（hs-CRP）12.1 mg/L。同样，由于患者血小板计数低，为防止器官出血，继续输注单采血小板，同时进行抗感染治疗，患者既往消化道出血，予抑酸治疗防止再出血。

在治疗过程中，患者突然恶心呕吐，且 3 天未排便，检查发现患者心肌酶变化，肌酸激酶同工酶（CK-MB）0.8 ng/mL，高敏肌钙蛋白 I（hs-TnI）27.3 pg/mL，肌红蛋白（Mb）53.1 ng/mL，氨基末端脑钠肽前体（NT-proBNP）>25000 pg/mL。以上检查结果均提示患者心功能不全。当天下午，患者突感气紧，咳嗽，咳粉红色泡沫样痰，而后突然昏迷，心电图显示其心率 180~200 次/分，房颤，血压 180/120 mmHg，考虑患者出现急性心衰、房颤，临床医生立即给予呋塞米注射液以利尿，注射硝酸甘油与重组人脑利钠肽以扩血管，并同时注射盐酸胺碘酮注射液进行复律治疗。经治疗，患者体征逐渐恢复平稳，随后继续进行对症治疗。

患者病情恶化，无法进食，出现电解质紊乱。心肌标志物及电解质的变化分别见表4.1、表4.2。此时患者血容量不足，且处于高渗状态，因此临床医生严密监测该患者的心功能指标和电解质，详细记录 24 小时液体出入量；同步给予患者伊伐布雷定和胺碘酮以减缓心率并控制心律失常；并行沙库巴曲口服与重组人脑利钠肽微量泵持续输注以纠正心衰。

表 4.1　连续监测血心肌标志物的变化

检测项目	1	2	3	4	5
肌酸激酶同工酶（CK-MB, ng/mL）	0.8	1.0	0.8	0.7	1.8
高敏肌钙蛋白 I（hs-TnI, pg/mL）	27.30	75.30	52.90	43.1	23.4
肌红蛋白（Mb, ng/mL）	53.1	94.7	95.6	107.5	178.1
氨基末端脑钠肽前体（NT-proBNP, pg/mL）	>25000	>25000	>25000	>25000	1382

表 4.2　连续监测血清电解质的变化

检测项目	1	2	3	4	5	6	7	8	9	10
钾（K, mmol/L）	4.25	3.01	3.31	4.38	4.57	4.47	5.07	4.61	4.5	4.07
钠（Na, mmol/L）	143.7	137.5	140.5	165.3	179.6	167.6	162.4	153.7	145.9	132.3
氯（Cl, mmol/L）	106.3	102.9	103.5	126.9	142.0	135.4	131.3	125.5	119.2	105.1

案例分析

1. 检验案例分析

患者血常规检查提示白细胞计数显著升高并触发复检阈值，外周血涂片镜检见幼稚细胞，遂完善骨髓穿刺、免疫分型、融合基因及染色体检查，最终确诊为急性单核细胞白血病（AML-M5）。治疗过程中患者出现端坐呼吸等症状，临床即刻启动心肌标志物动态监测，鉴于急性白血病化疗药物毒性及肿瘤细胞直接浸润可致心肌细胞损伤，治疗全程需密切追踪心肌标志物的波动。由于患者出现心衰的症状，需使用利尿剂，因此在治疗过程中还应严密监测电解质变化，谨防利尿剂相关低钾血症、代谢性碱中毒等电解质紊乱并发症。

2. 临床案例分析

本例患者因眼周瘀斑入院接受检查，血常规结果显示白细胞异常升高。经骨髓细胞学、免疫分型、融合基因、染色体检查，最终确诊为急性髓系白血病（AML-M5）。在治疗期间，先后使用小剂量阿糖胞苷、地西他滨进行治疗，有效地降低了该患者的白细胞水平。然而，治疗过程中，患者突然出现呼吸困难、咳嗽、咳粉红色泡沫样痰等症状，且患者心肌标志物出现异常，提示心功能不全。对此，临床医生立即给予患者呋塞米利尿，同时注射硝酸甘油、重组人脑利钠肽以扩血管，并使用盐酸胺碘酮注射液以复律。受原发病及其他因素影响，患者呈恶病质状态，无法进食，导致血容量不足，加之使用了利尿剂，使得排水大于排钠，进一步加剧了电解质的紊乱。针对这一情况，临床医生随即采取了补液、补钾治疗，积极纠正电解质紊乱及低血容量，同时连续监测心脏功能相关指标。

知识拓展

急性髓系白血病严重危害人类健康，其发病率随年龄的增加而增高，随着肿瘤预后的改善，伴随疾病的影响，特别是心力衰竭在肿瘤生还者中显著增高。心力衰竭是造成白血病患者死亡的第四大原因，而白血病细胞的心脏浸润、毒性化疗药物的影响，重度贫血等因素是造成患者心力衰竭的常见诱因。

血清心肌标志物检测是临床上心力衰竭早期诊断和预后判断的重要手段之一，其中利钠肽（包括 BNP 和 NT-proBNP）是国内外心衰指南均推荐的首选血清标志物。cTnI 是临床诊断心肌损伤的重要参考指标，心肌损伤后 cTnI 在循环血中最早出现，且检测窗口期长，cTnI 仅在心肌细胞中存在，cTnI 无法进入血液循环，只有在心肌细胞膜受损时才会被释放到外周血中，且其在血液中释放浓度与心肌损伤的面积大小成正比，对心肌损伤的敏感性强。

可溶性生长刺激表达基因 2 蛋白（sST2）是临床上常见的心衰标志物，分泌过多的

sST2 会导致心肌纤维化，由于其表达对心脏功能衰竭的诊断具有高灵敏度和特异性，近年来成为研究的热点。

案例总结

患者因眼周瘀斑入院检查，血常规提示白细胞异常升高，遂行骨髓穿刺、免疫分型、融合基因检测、染色体检查，确诊为急性单核细胞白血病（AML-M5）。患者使用阿糖胞苷小剂量治疗白细胞下降不明显，更换药物为地西他滨后白细胞降低明显。但在治疗过程中，出现感染、心衰等症状，使用呋塞米利尿剂后，又导致患者出现电解质紊乱。鉴于急性单核细胞白血病化疗药物毒性、肿瘤细胞浸润及感染对心肌的多重损伤风险，需同步动态监测心肌标志物及电解质，并根据监测结果及时调整治疗方案。

专家点评

这是一例由急性白血病引发的心衰案例，患者以眼周出现瘀斑为首发症状就诊，根据MICM 分型，明确白血病的类型。MICM 分型，即细胞形态学（morphology）、免疫学（immunology）、细胞遗传学（cytogenetics）和分子生物学（molecular biology）分型。而后，患者进行常规治疗。在治疗过程中，患者因高龄及恶病质状况，出现了心力衰竭、血容量不足，以及血钠和血氯突然升高等临床症状。本案例从临床及检验角度出发，深入浅出地分析了上述并发症的产生原因。

参考文献

[1] Eschenhagen T，Force T，Ewer MS，et al. Cardiovascular side effects of cancer therapies：A position statement from the Heart Failure Association of the European Society of Cardiology［J］. Eur J heart Fail，2011，13（1）：1-10.

［2］ 陈虹，张巧玲. 心衰患者 BNP、NT-proBNP、sST2 的水平变化及临床意义比较分析［J］. 中国现代药物应用，2019，13（16）：32-33.

［3］ 马为，高梦琦，荆翠翠，等. NT-pro-BNP，cTnI 及 PCT 在心力衰竭合并重症肺炎患者中的表达及临床意义［J］. 分子诊断与治疗杂志，2022，14（5）：777-780.

［4］ 胡蝶，浦春. 可溶性 ST2 及其配体 IL-33 与疾病关系的研究进展［J］. 临床输血与检验，2021，23（1）：131-134.

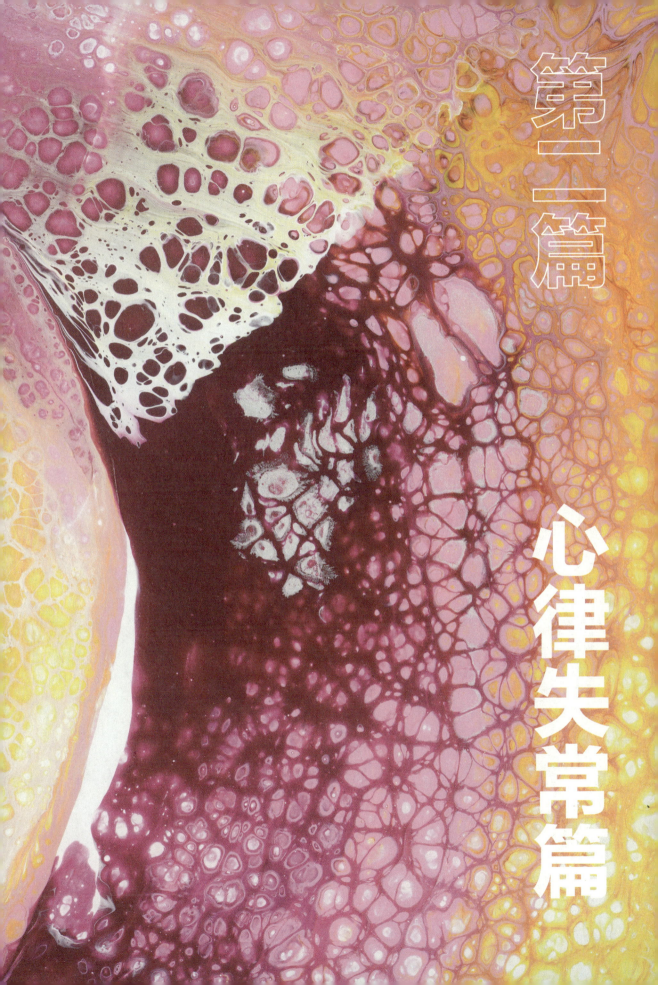

第二篇

心律失常篇

心律失常电风暴

5

作　　者：庞博文[1]，蒋再新[2]（北部战区总医院，1 检验科；2 心内科）
点评专家：万楠（北部战区总医院）

前　言

室性心律失常风暴是指 24 小时内发生至少 2~3 次的室性心动过速和 / 或心室颤动，引起严重血流动力学障碍而需要立即电复律或电除颤等治疗的急性危重性综合征，简称电风暴。由于其死亡率高、处理棘手和预后恶劣，在临床中需多加注意、及时治疗。

案例经过

患者，男，47 岁，主因"发作性心悸 2 年，加重伴头晕 5 小时"就诊。曾患致心律失常性右室心肌病，双腔植入型心律转复除颤器（implantable cardioverter defibrillator，ICD）植入术后状态，自述 20 分钟内 ICD 放电 6 次，为进一步抢救治疗收入心内科监护室。入院后完善心电图、化验等常规检查。初步怀疑为致心律失常性右室心肌病发生了心律失常电风暴，需进一步完善检查进行诊断、鉴别诊断及抢救。

既往史："高血压"病史 8 年，血压最高 170/100 mmHg，现口服苯磺酸氨氯地平片降压，平素血压控制可；否认脑血管病、肾脏疾病、消化道出血、支气管哮喘、青光眼等病史；否认肝炎、结核、疟疾等传染病史，否认外伤史，否认输血史，否认药物、食物过敏史，预防接种随当地进行。

体格检查：体温 36.5 ℃，脉搏 78 次 / 分，呼吸 18 次 / 分，血压 132/101 mmHg，平卧位，口唇及颜面无发绀，双肺呼吸音清，未闻及干湿啰音，无胸膜摩擦音。心前区无隆起及凹陷，心界大，心率 78 次 / 分，律齐，各瓣膜听诊区未闻及杂音，未闻及心包摩擦音。全腹无压痛、反跳痛及肌紧张，双下肢无浮肿，双股动脉搏动好，无血管杂音，双足背动脉搏动正常。

入院后进一步完善心电图、常规实验室检查，结果如下。入院心电图显示：窦性心律，完全右束支传导阻滞。入院化验回报示：pH 7.458↑；二氧化碳分压 31.9 mmHg↓；氧分压 126 mmHg↑；白细胞计数 6.2×10^9/L；中性粒细胞百分比 70.7%；红细胞计数 4.87×10^{12}/L；血红蛋白 149 g/L；红细胞压积 0.445；血小板计数 201×10^9/L；血清肌酐 117.00 μmol/L↑；血钾 4.25 mmol/L；肌酸激酶（CK）251 U/L↑；肌酸激酶同工酶 16.5 U/L；高敏肌钙蛋白 T 0.055 ng/mL；氨基末端脑钠肽前体（NT-proBNP）183.3 pg/mL↑。

结合患者临床表现和实验室及心电图结果，以及患者自述在 20 分钟内 ICD 放电 6 次，考虑诊断为致心律失常性右室心肌病发生的室性心律失常风暴，建议暂给予患者抑制交感神经、镇静等治疗，同时请射频组会诊判断行射频消融治疗的可行性。患者目前病情不稳定，随时可能出现恶性心律失常、休克、心脏骤停，甚至猝死等不可预见风险可能，应加强各项监护，并做好抢救准备。

案例分析

1. 检验案例分析

常规检查结果中，患者 NT-proBNP 指标异常，提示可能存在心衰；同时，CK 值升高，提示可能存在心肌损伤，因此怀疑是心脏方面疾病。为完善后续的诊断及治疗，建议进行心电图、心超等检查。

为明确诊断，继续完善复查，检查结果如下。游离三碘甲状腺原氨酸 3.32 pg/mL；游离甲状腺素 1.48 ng/dL；促甲状腺激素 0.950 μIU/mL；甲状腺球蛋白自身抗体 5.78 IU/mL；抗甲状腺过氧化物酶自身抗体 1.17 IU/mL；肌酸激酶（CK）354 U/L↑；肌酸激酶同工酶（CK-MB）13.6 U/L；高敏肌钙蛋白 T（hs-TnT）0.050 ng/mL；血清总胆固醇测定 5.78 mmol/L↑；血清甘油三酯测定 1.55 mmol/L；血清高密度脂蛋白 0.94 mmol/L；血清低密度脂蛋白 4.02 mmol/L↑；脂蛋白（a）143.0 mg/L；血清尿酸测定 531 μmol/L↑；血清肌酐测定 107.43 μmol/L↑；结果显示甲状腺功能指标正常，因此可排除甲亢危象的可能性。虽然 CK 升高，但 CK-MB、hs-TnT 均正常，这表明可能并非心肌梗死。与临床沟通是否存在其他影响 CK 指标的因素。

其他影响 CK 值的因素包括：①肌肉受到损伤或破坏：任何影响肌肉完整性的情况，如剧烈运动、外伤、手术等都可能导致肌肉细胞损伤，从而导致 CK 升高。②肌肉炎症或疾病：如多发性肌炎、肌萎缩侧索硬化症、肌肉病等会导致肌肉细胞破坏，从而导致 CK 升高。心肌受损：心肌组织的损伤也会导致 CK 升高，如心肌梗死、心肌炎症等。③药物影响：一些药物（如利福平、红霉素等）可以导致肌肉细胞损伤，从而导致 CK 升高。④饮食因素：饮食中缺乏维生素 D、E 等营养素或摄入过多的蛋白质也可能导致 CK 升高。

为了确认有无器质性损伤，还需结合影像学方面的证据。

2. 临床案例分析

经与检验科讨论后，补充该患者的影像学检查。心电图显示：窦性心律，完全右束支传导阻滞。心脏超声心动图示：左心室射血分数（LVEF）52%，左心室舒张末期内径（LVEDD）53 mm，左心房内径（LAD）36 mm，，室壁运动普遍略减弱。胸片显示：侧胸廓基本对称，气管略向右侧移位，各骨形态密度未见异常；双肺纹理增强；双肺门不大，纵隔无移位；心脏大，主动脉迂曲扩张；双腔心脏起搏器电极位于心影内；双膈光整，右侧肋膈角模糊。心胸比值约为 0.66。肾脏彩超示：双肾轮廓光滑，形态规则，回声未见异常，集合系统未见分离。

结合患者病史、症状、体征及实验室检测结果，患者头晕的原因可能是心律失常电风暴导致头部供血不足。患者本身患有心律失常性右室心肌病，目前处于双腔 ICD 植入术后状态。此外，患者已排除其他器质性疾病和内分泌疾病。入院后，患者未出现室速及室颤。患者自述 ICD 在 20 分钟发电 6 次，因此诊断为心律失常电风暴。但心律失常电风暴的诱因很多，不能确定。临床医生怀疑患者近一个月自行减服盐酸胺碘酮片频次，经询问，患者表示心律失常电风暴发生时间与减药时间一致，建议患者暂时恢复原有盐酸胺碘酮片频次。

知识拓展

1. 心律失常电风暴的概述

（1）心律失常电风暴是指在某些心律失常的基础上，各种原因导致的心电信号异常放电，引起心电图异常改变，并产生电生理效应，诱发心脏电生理紊乱，产生心律失常，严重时可导致心脏骤停的疾病。

（2）心律失常电风暴的病理生理机制主要涉及心电信号异常放电、心电信号传导异常、心电信号处理异常等方面。

（3）心律失常电风暴的临床表现主要包括心律失常、心电图异常、心脏骤停等。

（4）心律失常电风暴的诊断方法主要包括病史采集、体格检查、心电图检查、心脏电生理检查、影像学检查等。

2. 心律失常电风暴的分类与分型

（1）心律失常电风暴的分类。心律失常电风暴可以根据心律失常的类型、电生理紊乱的类型、临床表现等特点进行分类。

（2）心律失常电风暴的分型。心律失常电风暴可以根据电生理紊乱的严重程度、心脏功能的影响、预后等因素进行分型。

3. 心律失常电风暴的诊断与评估

（1）病史采集与体格检查。通过病史采集和体格检查了解患者的病史、症状、体征等，为诊断提供重要依据。

（2）临床实验室检查。临床实验室检查包括血常规、电解质、肝肾功能等检查，为诊断和评估提供辅助信息。

（3）心电图检查。通过心电图检查观察患者的心电图特征，确定是否存在心律失常和电生理紊乱。

（4）心脏电生理检查。通过心脏电生理检查观察患者的心脏电生理特征，为诊断和评估提供重要依据。

（5）影像学检查。影像学检查包括 X 射线、CT、MRI 等检查，为诊断和评估提供辅助信息。

（6）诊断评估与鉴别诊断。根据患者的病史、症状、体征、心电图、心脏电生理检查、影像学检查等资料，进行诊断评估和鉴别诊断。

4. 心律失常电风暴的治疗原则与方法

（1）治疗原则：主要包括及时、准确、有效地控制心律失常，保护心脏功能，降低并发症发生的风险。

（2）药物治疗：包括抗心律失常药物、β受体阻滞剂、钙通道阻滞剂等药物的应用。

（3）非药物治疗：包括电复律、导管消融、心脏起搏器等非药物治疗方法的应用。

（4）综合治疗方案：根据患者的病情、病因、病史等因素，制订综合治疗方案。

5. 心律失常电风暴的预后与预防

（1）预后：心律失常电风暴的预后受多种因素影响，包括病因、病情严重程度、治疗措施等。

（2）预防措施：预防心律失常电风暴的关键是预防心律失常的发生，包括预防心脏病、控制高血压、预防感染、戒烟限酒等。

案例总结

本案例中，患者因头晕入院治疗。头晕的病因纷繁复杂，而常规检验项目在疾病的筛选与诊断中起到一定的作用。通过检验指标的分析，可初步确定疾病具体的诊疗方向，从而采取有针对性的处置措施。通过该患者的血生化检验发现其心衰指标异常、心肌酶谱异常；同时，查心电图显示心律失常，结合既往病史和自述病情，我们怀疑该患者发生心律失常电风暴。这是一种死亡率高、处理难度大且预后恶劣的疾病，及时进行抢救治疗至关重要。

本案例提醒我们，在诊断过程中，不能仅凭简单的惯性思维，而应拓宽思路，借助必要的检验、检查技术发挥其各自的优势，并基于客观事实和证据进行分析，为患者做出最合理的诊断和治疗。

参考文献

［1］ 严辉 . 电风暴的临床进展［D］. 重庆：重庆医科大学，2019.

［2］ 赵旭，李波，冯怡，等 . ICD 植入前后反复心室电风暴一例［J］. 海南医学，2015，26（5）：768-769.

［3］ 孟雷雷，马梅，王丽丽 . 1 例爆发性心肌炎伴心室电风暴合并横纹肌溶解患者的护理［J］. 实用临床医药杂志，2018，22（18）：127-129.

［4］ Jentzer JC, Noseworthy PA, Kashou AH, et al. Multidisciplinary critical care management of electrical storm：JACC State-of-the-Art review［J］. J Am Coll Cardiol，2023，81（22）：2189-2206.

［5］ Elsokkari I，Sapp JL. Electrical storm：Prognosis and management［J］. Prog Cardiovasc Dis，2021，66：70-79.

［6］ Dyer S，Mogni B，Gottlieb M. Electrical storm：A focused review for the emergency physician［J］. Am J Emerg Med，2020，38（7）：1481-1487.

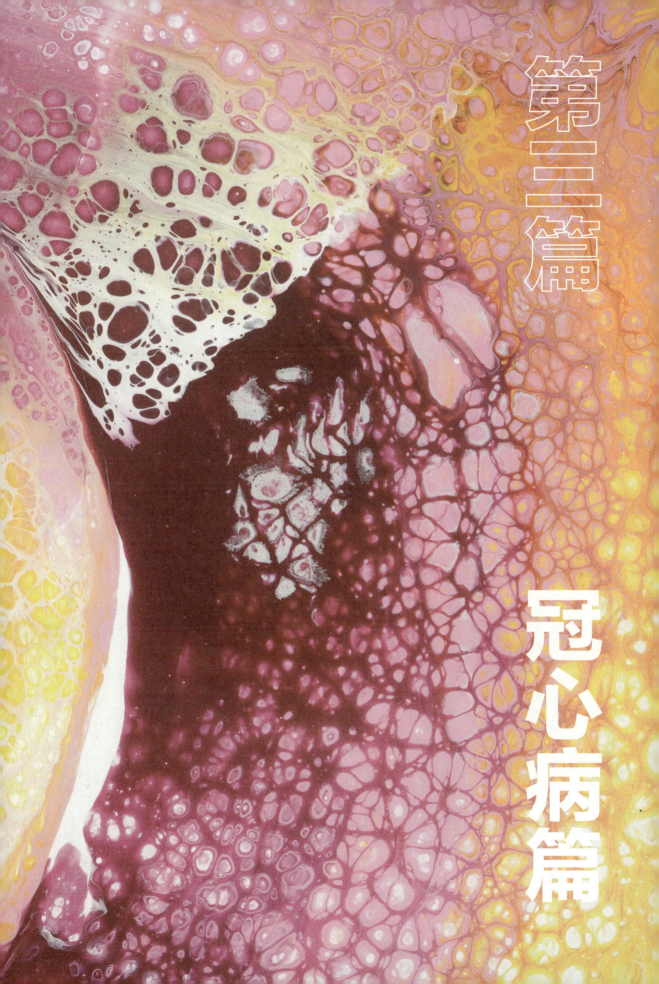

第三篇

冠心病篇

药物基因检测指导抗血小板药物选择1例

6

作　　者：巫雅丽[1]，钟德斌[1]，黄斯斯[2]（南宁市第一人民医院，1 医学检验科；2 老年综合病区）
点评专家：袁育林（广西壮族自治区人民医院）

前　言

　　患者，女性，89 岁，主因"胸痛 3 小时"入院。入院时考虑患者年纪较大，伴有心力衰竭症状，急诊 PCI 及溶栓风险性较大，且无行急诊 PCI 及溶栓的指征，以药物保守治疗为主，予抗血小板聚集、抗动脉粥样硬化稳定斑块、扩张冠脉营养心肌等治疗。病情稳定后，入院第 7 天该患者接受冠状动脉造影术（CAG 术），术中提示：左前降支中段狭窄 95%，术中于前降支中段植入 1 枚国产药物支架。术后予阿司匹林、氯吡格雷、替罗非班以抗血小板聚集。但是患者术后短期内出现 2 次冠脉血管支架内血栓。考虑阿司匹林或氯吡格雷抵抗的可能性，完善该患者的阿司匹林基因检测、人类 *CYP2C19* 基因检测等检查。结合患者药物基因检测结果及患者自身情况，调整治疗方案，既能发挥抗血小板的作用，又能有效降低胃肠道出血的风险。

　　药物基因检测是运用分子生物学技术，针对患者体内与药物反应相关的基因进行检测，具体包括药物代谢基因、药物应答（药效）基因、药物副反应相关基因。这一检测旨在揭示不同人群的基因差异，从而预测患者对不同药物的应答情况和不良反应程度。

案例经过

患者，女，89岁，因"胸痛3小时"入院。患者3小时前无明显诱因下出现心前区疼痛，疼痛为持续性，伴有胸闷、气促、心悸，休息后胸痛症状无明显缓解。体格检查：体温36.5℃，脉搏96次/分，呼吸20次/分，血压160/95 mmHg，神清，半卧位。大汗，无颈静脉怒张，双肺泡呼吸音粗，未闻及干湿性啰音。心音有力，律齐，心率96次/分，各瓣膜听诊区未闻及病理性杂音。腹软，无压痛及反跳痛，肝脾肋下未触及。双下肢无明显水肿。

既往史方面，患者患有2型糖尿病30余年，近期通过口服阿卡波糖片（50 mg，tid）+盐酸二甲双胍片（0.85 g，qd）控制血糖，自述血糖控制尚可。高血压病史，目前使用培他普利叔丁胺（4 mg，qd）进行降压治疗，血压控制尚可。

入院后，经完善相关检查，患者被诊断为冠心病，急性前间壁、高侧壁心肌梗死。但是鉴于患者年纪较大，合并有心衰症状，急诊PCI及溶栓风险性较大，且无行急诊PCI及溶栓的指征，治疗方案以药物保守治疗为主，予抗血小板聚集、抗动脉粥样硬化稳定斑块、扩张冠脉营养心肌等治疗。该患者的病情稳定后，在入院第7天接受了行冠状动脉造影术（CAG术），术中提示：左前降支中段狭窄95%，术中于前降支中段植入1枚国产支架。术后予阿司匹林、氯吡格雷、替罗非班抗血小板聚集。但术后1小时内出现急性胸痛，伴有大汗，送入介入室再次行冠脉造影术提示：前降支中段支架内急性血栓形成，可见血栓影，术中予用替罗非班（6 mL）溶栓后，予血栓抽吸及球囊扩张处理。术后在阿司匹林、氯吡格雷、替罗非班等抗血小板聚集治疗基础上，加用依诺肝素抗凝治疗。患者在使用依诺肝素第5天时出现血尿，复查血常规提示血红蛋白下降，需停用依诺肝素，故患者再次出现胸痛，心电图提示V1-V4导联ST段较术前明显抬高，予急诊行冠脉造影术，提示：前降支中段支架内急性血栓形成。再次行PTCA术。为查找患者两次支架内急性血栓形成的原因，予完善阿司匹林基因检测、人类 *CYP2C19* 基因检测等检查。药物基因检测结果提示：氯吡格雷基因代谢表型为慢代谢PM型；阿司匹林基因表现类型为阿司匹林中度抵抗，有中度出血风险。

案例分析

1. 检验案例分析

入院后经完善相关实验室检查，结果如下。

血常规：白细胞计数 5.33×10^9/L，血红蛋白 112 g/L，红细胞计数 3.49×10^{12}/L。血清电解质：钾 3.86 mmol/L，氯 115.0 mmol/L↑，镁 0.62 mmol/L↓。随机血糖：葡萄糖 8.00 mmol/L↑。肾功能：肌酐 107.0 μmol/L↑，尿素 9.30 mmol/L↑，尿酸 378 μmol/L↑，肌酐清除率 58.95 mL/min↓。CK-MB 44.2 U/L。肌钙蛋白 T 0.615 ng/mL↑。肌红蛋白：154.38 ng/mL。D- 二聚体 0.77 μg/mL↑。血脂四项：高密度脂蛋白胆固醇 1.23 mmol/L↓，低密度脂蛋白胆固醇 2.62 mmol/L。脑钠肽前体（pro-BNP）331.106 pg/mL↑。糖化血红蛋白（HbA1c）8.90%↑。空腹血糖 8.83 mmol/L↑。

血糖及糖化血红蛋白升高提示患者血糖控制欠佳，pro-BNP 升高提示患者可能存在心力衰竭，肌钙蛋白 T 升高提示患者心肌损伤或坏死，实验室检查结果与患者临床症状及病情相符。患者合并冠心病、2 型糖尿病及高血压，接受经皮冠状动脉介入治疗（PCI）并植入支架后，持续接受阿司匹林联合氯吡格雷双联抗血小板治疗。其间两次发生支架内急性血栓形成事件。鉴于该患者为 PCI 术后高血栓风险人群，需重点评估抗血小板药物疗效，不排除存在阿司匹林或氯吡格雷等药物抵抗的可能。完善阿司匹林基因检测（图6.1）、人类 *CYP2C19* 基因检测（表 6.1）。

基因信息

检测项目：阿司匹林基因检测   检测设备：ABI7500
检测方法：PCR- 荧光探针法   检测基因位点：GPⅢa, PTGS1, PEAR1, GSTP1
检测结果：

位点	检测结果	风险提示	临床提示
GPⅢa	PLA1/AI	无抵抗	正常使用
PEAR1	AG	中度抵抗	密切关注抗凝效果
PTGS1	AA	无抵抗	正常使用
GSTP1	AG	中度出血风险	密切关注抗凝效果

检测结果提示：患者基因型为 GPⅢa（PLA1/A1），PEAR1（AG），PTGS1（AA），GSTP1（AG），表现类型是阿司匹林中度抵抗，有中度出血风险，请结合临床实际选择治疗方案

图 6.1 阿司匹林基因检测结果

表 6.1　药物基因检测结果

基因位点	CYP2C19*2	CYP2C19*3	CYP2C19*17
检测结果	GA	GA	CC

氯吡格雷基因检测结果提示：患者基因型为 *2/*3 型，代谢表型为慢代谢 PM 型；阿司匹林基因检测结果提示：患者基因型为 GPIIIa（PLA1/A1），PEAR1（AG），PTGS1（AA），GSTP1（AG），表现类型是阿司匹林中度抵抗，有中度出血风险，请结合临床实际选择治疗方案。

2. 临床案例分析

患者影像学检查如下。入院时心电图显示窦性心律，急性前间壁、高侧壁心肌梗死。入院心脏彩超显示左心房内径（LA）42 mm，左心室射血分数（LVEF）54%，左心室舒张末期内径（LVEDD）55 mm，右心室舒张末期内径（RVEDD）15 mm。综合评估示左室收缩功能减弱（图 6.2）。

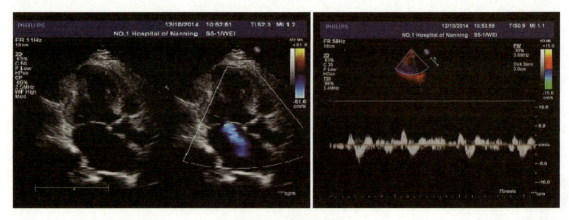

图 6.2　入院心脏彩超

根据患者病史及相关检查结果，患者可诊断为：①冠心病，急性前间壁、高侧壁心肌梗死，心功能Ⅳ级；②2 型糖尿病；③高血压病。

患者合并冠心病、2 型糖尿病及高血压，接受经皮冠状动脉介入治疗（PCI）并植入支架后，持续接受阿司匹林联合氯吡格雷双联抗血小板治疗。其间两次发生支架内急性血栓形成事件。患者短期内出现 2 次冠脉血管支架内血栓，结合患者药物基因检测结果，证实患者对阿司匹林、氯吡格雷抵抗。患者年纪较大，有冠状动脉支架植入术病史，在加用低分子肝素抗凝治疗后出现血尿的出血并发症，故此次住院期间需调整其抗血小板聚集的方案。新抗血小板聚集方案修改为：用替格瑞洛替换氯吡格雷，增加抗血小板聚集；用吲哚布芬替换阿司匹林，既可以有抗血小板的作用，又能降低胃肠道出血的风险。同时，由于患者年龄较大，在使用替格瑞洛和吲哚布芬后，需要警惕出血风险。

知识拓展

氯吡格雷是目前临床应用最广的抗血小板药物，但是其疗效存在明显的个体差异，4%~30% 的患者服用常规剂量的氯吡格雷不能有效抑制血小板聚集反应，称之为"氯吡格雷抵抗"。如图 6.3 所示，CYP2C19 酶是氯吡格雷的主要代谢酶，将氯吡格雷转化为活性代谢产物而发挥疗效。*CYP2C19* 基因的多态性是氯吡格雷疗效个体差异的重要原因之一（表 6.2）。临床试验表明，*CYP2C19**2 和 *CYP2C19**3 突变导致酶活性丧失，降低代谢速度，造成活性代谢产物不能生成，与氯吡格雷抵抗密切相关；*CYP2C19**17 突变可引起酶活性增强，加快代谢速度，但可能引起出血风险。

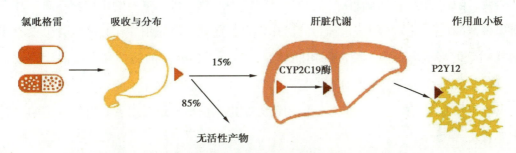

图 6.3　氯吡格雷经 CYP2C19 酶代谢后发挥抗血小板作用

表 6.2　氯吡格雷的代谢表型

表型	东亚突变频率	意义	治疗建议	推荐分级（ACS 和 / 或 PCI）	推荐分级（非 ACS、非 PCI 心血管指征）
超快代谢	0.03%	氯吡格雷活性代谢物增加；血小板反应性降低；与较高的出血风险无关联	氯吡格雷，使用标准剂量（75 mg/d）	强	无推荐
快代谢	2.00%	氯吡格雷活性代谢物正常或增加；血小板反应正常或降低；与较高的出血风险无关联	氯吡格雷，使用标准剂量（75 mg/d）	强	无推荐

续表

表型	东亚突变频率	意义	治疗建议	推荐分级（ACS和/或PCI）	推荐分级（非ACS、非PCI心血管指征）
正常代谢	35.60%	氯吡格雷活性代谢物正常	氯吡格雷，使用标准剂量（75 mg/d）	强	强
中间代谢	47.40%	氯吡格雷活性代谢物减少；血小板反应性增加；不良心脑血管事件风险增加	尽可能避免标准剂量（75 mg）氯吡格雷；如无禁忌证，使用普拉格雷或替格瑞洛	强	无推荐
慢代谢	15.00%	显著减少氯吡格雷活性代谢物；治疗时血小板反应性增加；不良心脑血管事件风险增加	避免使用氯吡格雷；如无禁忌证，标准剂量使用普拉格雷或替格瑞洛	强	中

注：基于 *CYP2C19* 表型的抗血小板治疗建议（心血管）《*CYP2C19* 基因型与氯吡格雷治疗 CPIC 指南（2022 年）》

　　阿司匹林是一种水杨酸类非甾体抗炎药物，具有解热镇痛消炎的作用，常用于心血管疾病的预防。阿司匹林被认为是世界上最为广泛使用的抗血小板聚集药物之一，大量循证医学表明，阿司匹林在心血管疾病的预防及治疗中发挥了极其重要的作用。然而，并不是所有患者都能从阿司匹林中获得理想的治疗效果。前期研究显示，在心脑血管患者或伴有心血管病变的高危患者中，使用阿司匹林后，约有 5%~45% 的病例会出现治疗失败。通过检测这些心血管疾病患者凝血相关基因的多态性，可以为临床预测患者发生阿司匹林抵抗的风险提供有力支持，并为推荐最优用药方案提供依据，这对患者心血管疾病的预后具有重要意义。

案例总结

　　氯吡格雷和阿司匹林是预防心血管事件的重要药物，也是目前临床应用广泛的抗血小板药物。然而，这两种药物的疗效存在显著的个体差异。通过药物基因的检测，能为患者量身定制其专属的"用药说明书"。基于个体基因差异的精准诊疗，医生能够为患者制订更为精准的治疗方案，这不仅能提高药物的疗效，还能最大程度地减少不良反应，对提升患者的治疗体验和生活质量具有重要意义。本案例中，通过氯吡格雷和阿司匹林基因的分型检测，成功为患者的急性血栓事件找出原因，有助于临床医生精准用药，可积极预防血栓形成，同时可降低血小板聚集率，也避免了不当用药给患者带来的额外经济负担和医疗资源浪费。

专家点评

抗血小板治疗是非心源性卒中二级预防的基石。《中国缺血性卒中和短暂性脑缺血发作二级预防指南 2022》指出，在卒中早期联合使用氯吡格雷和阿司匹林可以显著降低卒中复发风险，但氯吡格雷作为一种前体药物，需经肝脏 P450 酶代谢成活性产物，进而发挥其抗血小板聚集作用，其中主要由 CYP2C19 酶代谢。中国人群 *CYP2C19* 功能缺失等位基因发生率高达 58%，CHANCE 研究基因亚组分析结果显示携带 *CYP2C19* 功能缺失等位基因（*1/*2、*1/*3、*2/*2、*2/*3、*3/*3）的患者，双抗较单抗治疗并不能显著减少卒中复发，治疗分组与基因变异存在交互作用。由于 *CYP2C19* 功能缺失等位基因人群的存在，降低了氯吡格雷在整体人群的疗效，这种现象在基因突变频率较高的亚洲人群中尤为明显。

CHANCE - 2 试验是全球脑血管病领域第一个基于药物基因组指导抗血小板药物的临床试验，旨在探索携带 *CYP2C19* 功能缺失等位基因的轻型卒中或高危 TIA 患者，使用替格瑞洛替代氯吡格雷的双抗治疗能否降低 90 天的卒中复发风险。该研究结果显示对于轻型卒中或高危短暂性脑缺血发作且携带有 *CYP2C19* 功能缺失等位基因的患者，替格瑞洛联合阿司匹林预防卒中复发的疗效优于氯吡格雷联合阿司匹林。基于以上结果，指南指出：对于亚洲人群而言，进行药物基因组学的基因多态性检测对精准卒中二级预防治疗具有重要的价值。

参考文献

［1］ 赵志刚，雷梦杰，王胜楠，等 . 血小板功能检测或基因检测指导的双联抗血小板药物降阶治疗对行经皮冠状动脉介入治疗的急性冠脉综合征患者预后影响的 Meta 分析［J］. 实用心脑肺血管病杂志，2022，30（6）：75-83.

［2］ 刘苗苗，王勃，韩东建，等．*CYP2C19* 基因检测在冠心病患者 PCI 后抗血小板药物治疗中的指导价值［J］.实用心脑肺血管病杂志，2023，31（4）：14-19.

［3］ 刘丽萍，周宏宇，段婉莹，等．中国脑血管病临床管理指南（第 2 版）（节选）——第 4 章 缺血性脑血管病临床管理推荐意见［J］.中国卒中杂志，2023，18（8）：910-933.

［4］ 刘治军，胡欣，傅得兴．药物基因组学在个体化医疗中的应用进展和实例［J］.中国医院药学杂志，2010，30（24）：2107-2110.

［5］ 董结芬．药物基因检测指导氯吡格雷的临床用药价值研究［J］.深圳中西结合杂志，2020，30（15）：96-97.

［6］ 惠红岩，周祥，陈明．利用药物基因检测指导氯吡格雷个体化用药案例分析［J］.中国药师，2016，19（5）：902-903，913.

［7］ 朱宏旭，宋丽萍，耿学峰，等．氯吡格雷药物代谢基因 *CYP2C19* 多态性对冠心病 PCI 术后患者支架再狭窄的影响［J］.中国医药导刊，2017，19（12）：1344-1347.

［8］ 陈淑华，岳蕴华，马艳婷．阿司匹林代谢基因在心脑血管疾病治疗中的价值［J］.临床检验杂志（电子版），2018，7（1）：162-164.

［9］ 中华医学会神经病学分会，中华医学会神经病学分会脑血管病学组．中国缺血性卒中和短暂性脑缺血发作二级预防指南 2022［J］.中华神经科杂志，2022，55（10）：1071-1110.

［10］ Lee CR，Luzum JA，Sangkuhl K，et al. Clinical Pharmacogenetics Implementation Consortium Guideline for *CYP2C19* Genotype and Clopidogrel Therapy：2022 Update［J］. Clin Pharmacol Ther，2022，112（5）：959-967.

药物基因检测与血栓弹力图报告结果不符？抗血小板用药监测何去何从

7

作　　者：王莹莹[1]，何宗彬[2]（厦门大学附属心血管病医院，1检验科；2心内科）

点评专家：谢华斌（厦门大学附属心血管病医院）

前　言

目前，围手术期的出血与血栓风险管理，是临床冠状动脉粥样硬化性心脏病（coronary atherosclerotic heart disease，CAD）支架术后远期预后管理的重点与难点。其中，抗血小板药物药效的监测在临床和检验领域都是一大难关。鉴于血小板具有寿命短、更新迅速、状态不稳定、功能复杂等特点，尽管当前临床检验已拥有多种监测抗血小板药物药效的检验手段，但在面对检测结果相互矛盾时，如何精准地解析并识别该抗血小板药物的真正药效，对临床诊疗至关重要。本文报道了一例本院诊治的患者案例，该患者在疾病进展过程中出现了抗血小板药物基因检测报告与血栓弹力图药效检测报告结果不一致的情况。

案例经过

患者，男，70岁，近3年来因头晕反复入住我院。本次入院的主要诊断为：①冠状动脉粥样硬化性心脏病；②心律失常（间歇性高度房室传导阻滞）；③高脂血症；④高尿酸血症。该患者于 2021 年 5 月 14 日在我院接受了永久起搏器植入术，并自述术后规律进行起搏器随访。然而，近 3 个月内头晕症状再次发作，就诊于当地医院，经冠状动脉造影检查，提示三支血管病变伴严重狭窄，因此转入我院以求进一步治疗。

自 2024 年 5 月 11 日入院以来，该患者开始规律口服氯吡格雷和阿司匹林，每天一次。随后，于 2024 年 5 月 13 日接受药物洗脱冠状动脉支架植入 + 单根血管操作 + 经皮冠状动脉球囊扩张成形术 + 植入 1 根血管的支架 + 单根导管的冠状动脉造影术。2024 年 5 月 15 日，患者再次接受了药物洗脱冠状动脉支架植入术。

该患者于 2024 年 5 月 14 日进行氯吡格雷 2 项药物基因检测（图 7.1），结果显示为快代谢型（也称正常代谢型），故考虑使用常规剂量氯吡格雷进行，同时密切关注出血等不良反应。

页码：本次打印报告共 1 页，此为第 1 页　　　　　　　　　出生日期：1954-05-2800:00
姓名：　　　病历号：　　床号：45　　申请医生：　　申请时间：2024-05-1319:52
性别：男　　科　别：　　样本号：2024051491　　标本类型：全血　　采样时间：2024-05-1406:23
年龄：70 岁　诊　断：冠状动脉粥样硬化性心脏病　　标本状态：合格　　检验项目：基因检测（氯吡格雷 2 项基因）（新）
DNA 序列测定结果：（氯吡格雷用药相关基因）

序号	基因检测	检测位点	检测结果
1	CYP2C19*2	681G>A（rs4244285）	GG
2	CYP2C19*3	636G>A（rs4986893）	GG
3	PON1	rs662（T>C）	CC

检测结论：

CYP2C19 酶（*1/*1 野生纯合型）为正常代谢型。CYP2C19 酶活性正常：
PON1 为 CC 基因型的患者，与 CT 或 TT 基因型患者相比，氯吡格雷活性代谢物形成增加，导致血小板抑制率增加，应答增强。

个体化用药建议：

1. 该患者为快代谢型（也称正常代谢型），可考虑使用常规剂量（75 mg/d）的氯吡格雷，关注出血等不良反应；
2. 同时治疗期间应结合患者的临床背景、药物适应证、用药反应及其他检查结果(如, 血小板功能试验)等数据，以评估临床疗效。

图 7.1　该患者氯吡格雷药物基因检测报告

然而，该患者于 2024 年 5 月 16 日进行血栓弹力图药效检测（AA 和 ADP 途径药物抑制率检测），检测结果如图 7.2 所示，提示该患者体内 ADP 受体阻滞的抗血小板药物抑制率为 25.6%，提示药物起效低或不起效。

以上两份检测报告来源于同一位患者，采血时间仅相差两天，但得到的结论却是截然相反的，这给临床医生带来了不小的困惑。

页码：本次打印报告共 1 页，此为第 1 页

				出生日期：	
姓名：	病历号：672010	床号：45	申请医生：	申请时间：2024-05-1517:41	
性别：男	科　别：	样本号：26	标本类别：全血	采样时间：2024-05-1606:21	
年龄：70 岁	诊断：冠状动脉粥样硬化性心脏病		标本状态：合格	标本备注：	

编号	项目	代码	结果	复查	提示	参考区间	单位	实验方法
1	凝血因子反应时间	R 时间	5.2			4~8	min	
2	纤维蛋白反应时间	K 时间	1.7			1~3	min	
3	纤维蛋白反应速度	Angle	66.2			53~72	度	
4	血小板聚集功能	MA	63.1			50~70	mm	
5	血块消融速度	EPL	0			0~15	%	
6	30 min 血块消融速度	LT30	0			0~7.5	%	
7	血块最大切应力强度	G	8550.7			4500~11000	d/s	
8	最大血块形成时间	TMA	27.9				min	
9	综合凝血指数	CI	0.9			−3~3		
10	ADP 途径药物抑制率	ADP	25.6		↓	30~100	%	
11	ADP 类药物使用后血块强度	MA-ADP	53.9		↑	31~47	mm	
12	AA 途径药物抑制率	AA	70.6			50~100	%	

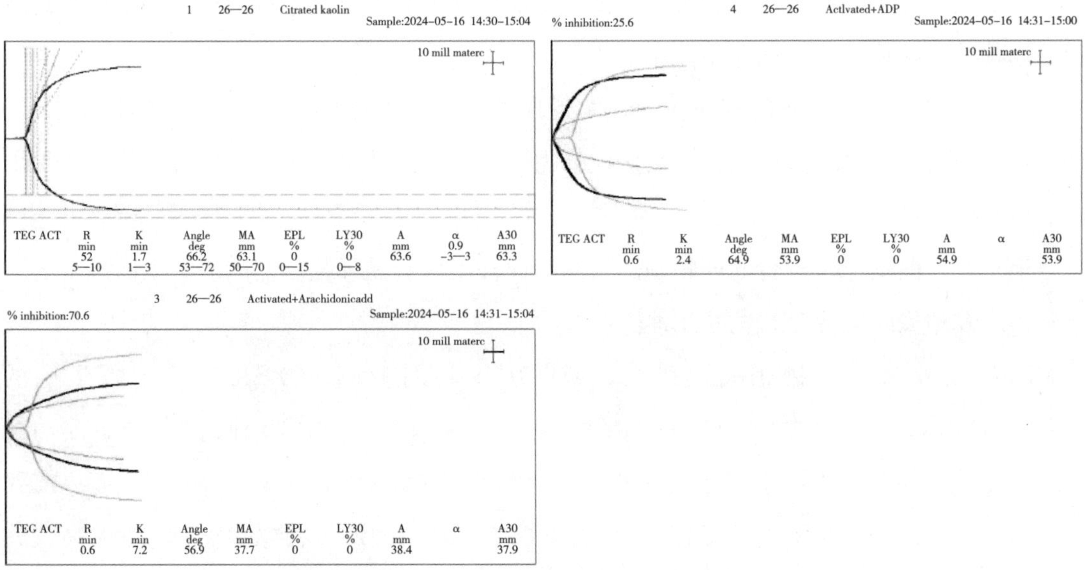

检验科参考结论：患者体内 ADP 受体阻滞药物的抗血小板作用【起效低】

图 7.2　血栓弹力图药效检测（AA 和 ADP 途径抗血小板药抑制率）检测报告

案例分析

1. 临床案例分析

本案例是一位患冠状动脉粥样硬化性心脏病并行支架植入术的患者。对于此类患者，围手术期服用抗血小板药物是必须要进行的治疗措施，且为确保该患者术后的远期预后效果，在出院后也要长期持续服用抗血小板药物。由此，当出现药物基因检测报告与血栓弹力图药物抑制率检测报告不符的情况时，这就给临床诊疗过程带来了一定程度的困扰。

支架植入术后，患者面临的出血与缺血风险均需高度重视，且此类患者并不罕见。在我院临床诊疗过程中，与此患者相似的药物基因检测报告与血栓弹力图、药物抑制率、药效检测报告结果不相符的情况偶有发生。希望检验科能够针对此类现象给出相应解释。

2. 检验案例分析

对于临床医生提出的相关困惑，首先，对于标本检测干扰方面，检验科自查仪器与近一个月质控状况，并检查标本状态等，排除了一系列可能存在的干扰情况，最终认为此患者的标本检测结果并无干扰现象存在。

其次，检验科针对此类现象自查我院近期发生的与之相似的病例，并查阅了相关文献，就氯吡格雷药物基因检测报告与血栓弹力图报告结论结果不符情况进行分析，并得出以下分析结果：

第一，目前临床常进行的药物基因检测，通常仅检测国际临床基因研究中已确定的、与药物疗效相关的且突变高发的几种位点。

以与氯吡格雷药物相关性最大的 CYP2C19 基因为例，CYP2C19 除了野生型的 CYP2C19*1 以外，还有 *2 至 *28 等 28 种突变体等位基因，其中 10 种突变已被证实与药物疗效有关。在中国人群中较常见的 CYP2C19*2、CYP2C19*3、CYP2C19*17，而目前我院药物基因检测报告检测的有 CYP2C19*2 和 CYP2C19*3。那么在此基础上，常见高发的基因突变未发生并不能够代表其所有位点未突变。因此，有一定概率会发生药物基因检测报告与临床实际监测药物起效性结果不一致的情况。

在 Li 等人的研究中，他们主要通过对比 CYP2C19*2、CYP2C19*3 基因位点的检测结果和氯吡格雷药物使用后的血小板反应性研究。研究发现，在 79 名基因快代谢患者中，有 5 名患者的血小板对氯吡格雷无反应。在 104 名中间代谢型患者中，同样有 5 名患者的抗血小板对氯吡格雷无反应，而在 27 名慢代谢患者中，有 21 名患者的血小板对氯吡格雷有反应，6 名患者无反应。

第二，虽然药物基因型在很大程度上决定人体对抗血小板药物的反应，但仍有很多种后天因素都有可能影响抗血小板药物的反应性，如吸烟、冠心病家族史、高血压、高血脂、糖尿病、肾病、既往心梗，以及同时服用其他药物，如 β 受体阻滞剂、ACE 抑制剂、钙通道阻滞剂、降脂药等等因素，都可能对后天血小板药物反应性产生影响。

第三，在进行血栓弹力图药物抑制率检测时，其标本采集及检测时间尤为重要。对于口服用药的患者，如果服药后过早进行检测，可能患者此时的抗血小板反应还并不稳定，因为血小板寿命是 7~14 天，常见 7 天更新，也就是至少 7 天后患者体内的血小板更新换代后药效检测结果才更加准确稳定。例如，对于氯吡格雷，通常各指南都建议服药后 5~7 天再进行弹力图药物抑制率测定；而替格瑞洛由于药效更强且拮抗作用可逆，通常最快在服药 3 天后进行药效测定。如果早于这个时间，则可能会因为时间不足而影响药物抑制率的检测结果。

需要注意的是，在监测排除支架术后再发血栓的风险时，应在术后 6~8 小时或术后第二天进行血栓弹力图 AA 和 ADP 途径抑制率测定。针对本案例，该患者的药物检测时间点符合指南要求。然而，由于该患者进行了两次支架植入术，这就有可能影响其血小板的反应性及抗血小板药物的药效。尽管该患者的药物抑制率表现为不起效，但实际上已接近起效率合格线；且基于该患者的药物基因检测结果，建议患者坚持服药，并在随后的复诊中再次进行药物抑制率的检测。

知识拓展

基于血小板的不稳定性和功能复杂性的基础，目前尚无一种检测手段能够完美监测抗血小板药物的药效或反应性，无论是药物基因监测，或是临床检验现有的各种血小板聚集率或药物抑制率检测手段。以血栓弹力图为例，在 Kivin 等人的研究中发现，以经皮冠脉介入术（percutaneous coronary intervention，PCI）术后 1 年内的缺血事件为研究终点，结果显示血栓弹力图预测 PCI 术后缺血事件表现为 67% 的阳性预测值和 94% 的阴性预测值，总测试效率为 87%。这表明，尽管血栓弹力图在一定程度上能够预测缺血事件，但其在临床应用中的预测价值仍然有限，无法完全替代其他监测手段。

案例总结

不论是冠心病患者还是其他各类动静脉闭塞症的患者，支架术后抗血小板药物服用后的出血和血栓风险监测都尤其重要。对于抗血小板药物服药患者来说，更加全面的风险监测手段和更加精准的药效监测可以为患者规避许多风险。以本案例为例，在出现不同检测手段结果不相符时，则应根据每份报告的具体结果、患者病史以及已经进行的临床诊疗措施，灵活精准地调整用药，并且持续监测，以帮助患者将药物使用维持在一个安全合理的使用范围。

专家点评

抗血小板药物的使用在临床上始终是一把双刃剑，服药后出血风险与血栓风险并存，如何在此之间维持微妙平衡对于临床诊疗及患者预后至关重要。如今临床检验技术发展迅猛，各类血小板功能检测仪器和方法层出不穷，检测报告也有可能出现互为矛盾之处。本案例所展现的是结果出现矛盾后的科学分析过程，对于日常检验工作有较强的借鉴和指导意义。

参考文献

［1］ Li H，Fang Y，Chen Y，et al. A novel AllGlo probe-quantitative PCR method for detecting single nucleotide polymorphisms in *CYP2C19* to evaluate the antiplatelet activity of clopidogrel［J］. Sci Rep，2024，14（1）：2358.

［2］ Guo B，Tan Q，Guo D，et al. Patients carrying *CYP2C19* loss-of-function alleles have a reduced response to clopidogrel therapy and a greater risk of in-stent restenosis after endovascular treatment of lower extremity peripheral arterial disease［J］. J Vasc Surg，2014，60（4）：993-1001.

［3］ Bliden KP，DiChiara J，Tantry US，et al. Increased risk in patients with high platelet aggregation receiving chronic clopidogrel therapy undergoing percutaneous coronary intervention：Is the current antiplatelet therapy adequate?［J］. J Am Coll Cardiol，2007，49（6）：657-666.

不完全川崎病合并巨噬细胞活化综合征

8

作　者：廖芸[1]，马彩芳[1]，李小妹[1]，许记[2]（广西壮族自治区妇幼保健院，1 检验科；2 心血管内科）

点评专家：胡雪桦（广西壮族自治区妇幼保健院）

前　言

　　患儿，男，3 岁 9 月，因发热 7 天，腹痛 2 天入院。血常规结果：白细胞 19.6×10^6/L，超敏 C 反应蛋白 >200 mg/L，中性粒细胞百分比 82.8%，D- 二聚体 50970 ng/mLFEU，铁蛋白 8157 ng/mL，总蛋白 60.70 g/L，白蛋白 28.67 g/L，总胆固醇 3.66 mmol/L，甘油三酯 2.04 mmol/L，血沉 67 mm/h，乙型流感病毒抗原阳性。心脏彩超显示：左、右冠状动脉主干内径分别约 2.1 mm（Z 值 =–1.032）、1.9 mm（Z 值 = –0.469），可显示范围内未见明显瘤样扩张。胸部 X 线显示：两肺纹理增粗；心影饱满。入院诊断为：感染性发热、流行性感冒（乙型）。入院后，患儿的病情进展迅速，先后历经感染科、心血管内科、肾内科 3 个科室诊治，最终诊断为不完全川崎病合并巨噬细胞活化综合征。

案例经过

　　疾病诊疗经过见表 8.1。

表 8.1　疾病诊疗经过

3 月 24 日	患儿无明显诱因出现发热，门诊就诊，予静滴阿莫西林、克拉维酸钾治疗。
3 月 29 日	患儿急诊入院时，体温 38.7 ℃，脉搏、呼吸、血压正常。全身皮肤无发红，未见皮疹，无出血点，手掌无疱疹，足底无疱疹，肛周无疱疹；双侧颈部触及数颗花生大小肿大淋巴结。诊断：①感染性发热；②流行性感冒（乙型）。入院后予哌拉西林他唑巴坦抗感染，补液退热等对症支持治疗。
3 月 31 日	患儿仍反复高热，炎症指标明显升高。因川崎病、噬血细胞综合征诊断依据不足，且感染灶尚不明确，继续进行抗感染治疗。医生建议患儿完善骨髓穿刺检查，家属不同意。
4 月 1 日	患儿仍有发热，且出现红色皮疹（图 8.1）。心脏超声结果显示：左室稍大，右冠状动脉增宽，考虑不完全川崎病。使用丙种球蛋白（2 g/kg）进行冲击治疗，同时口服氯吡格雷治疗。
4 月 3 日	使用静脉注射丙种球蛋白冲击治疗 24 小时后，患儿仍有发热，转入心血管内科进一步诊治，转入后加用阿奇霉素进行抗感染治疗，加用甲泼尼龙琥珀酸钠进行抗炎治疗。医生再次建议完善骨髓穿刺，家属不同意。
4 月 4 日	丙种球蛋白（2 g/kg）冲击治疗 36 小时后，患儿仍有发热（体温 >38 ℃），复查心脏 B 超，右冠脉仍增大，符合静脉注射人免疫球蛋白无反应型川崎病的诊断标准，予其第二轮丙种球蛋白冲击治疗（2 g/kg）。
4 月 10 日	患儿突发纤维蛋白原下降，转氨酶、铁蛋白、D- 二聚体及甘油三酯急剧升高，考虑不完全性川崎病合并巨噬细胞活化综合征，予激素冲击治疗（18 mg/kg）。病原体靶向测序结果提示肺炎支原体感染。
4 月 18 日	患儿仍有发热、皮疹等症状。感染情况控制不理想，炎症反应持续。体格检查可见患儿的肢端潮红无脱屑，双侧颈部、腹股沟可触及数颗肿大的淋巴结，较大者约 1.0 cm × 0.8 cm 大小。白细胞进行性下降，血小板下降。骨髓涂片见有噬血细胞（图 8.2）。补充诊断为：①噬血细胞活化综合征，②冠状动脉扩张（风险Ⅳ级），③多器官功能损害（血液、肝脏、心脏等），④中性粒细胞缺乏症，⑤心律失常：一度房室传导阻滞，⑥肺炎支原体感染，⑦流感嗜血杆菌感染。予升级抗生素治疗。
4 月 20 日	患儿的白细胞、红细胞和血小板计数均进行性下降，肝功能指标、血沉、降钙素原升高，病情严重。经多学科会诊讨论，转至肾内科进一步治疗。转入后，进行大剂量激素冲击（30 mg/kg）治疗，并联合环孢素、氯吡格雷、肝素、血浆等进行对症治疗。
4 月 25 日	经大剂量激素冲击、2 次足量丙种球蛋白、环孢素、氯吡格雷、肝素等治疗后，患儿仍反复发热，复查心脏超声仍提示冠脉扩张，复查 C 反应蛋白（CPR）升高，IL-6 明显升高，存在生物制剂托珠单抗的使用指征，加用托珠单抗治疗。
5 月 4 日	经治疗，患儿无发热、皮疹、咳嗽、呕吐、腹痛等不适症状，病情好转，予以出院。
5 月 11 日	返院复诊，患儿无发热、皮疹等不适，各感染指标及冠状动脉恢复正常，病情稳定。

实验室检查结果见表 8.2。

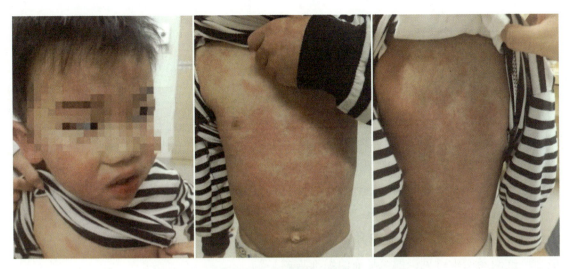

图 8.1　患儿口唇干红，颜面部、胸腹部、背部皮疹

表 8.2　患儿实验室指标变化情况

日期	03-24	03-29	03-31	04-04	04-10	04-13	04-18	04-19	04-23	04-25	04-27	04-30	05-02	05-11
白细胞计数（10^9/L）	20	19.6	10.8	12.5	7.1	8.8	1.2	0.8	9.7	13.4	8.6	7.8	7.1	10.7
中性粒细胞百分比（%）	84.1	82.8	77.7	81.3	14.1	66.6	3.3	4.9	25.7	60.2	53	34.7	57	53.7
淋巴细胞百分比（%）	10.2	13.3	16.2	13.8	81.8	25.2	81.6	68.3	66	31.6	34.5	51.6	36.9	33.6
CPR（mg/L）	81.06	>200	116.08	101.49	29.9	22.01	29.98	11.66	3.41	83.35	27.33	5.82	2.24	<0.5
IL-6（pg/mL）										648.0				
血红蛋白（g/L）	114	106	97	105	90	86	86	78	73	72	73	92	94	101
血小板计数（10^9/L）	367	422	287	261	261	270	162	112	305	504	597	688	482	400
纤维蛋白原（g/L）		8.64	5.99	3.81	1.52	2.71		3.1	2.90	–	4.00	2.64	2.2	2.3
D- 二聚体（ng/mLFEU）		50970	24900	18010	171520	7900		32990	8200		3640	3470	2540	590
ALT（U/L）		5	8	7	935	283		661	128		34	31	26	54
AST（U/L）		30	59	67	2339	139		484	25		19	26	26	46

续表

日期	03-24	03-29	03-31	04-04	04-10	04-13	04-18	04-19	04-23	04-25	04-27	04-30	05-02	05-11
甘油三酯 （mmol/L）		2.04	1.2	1.53	3.97	2.72		2.26	2.07		2.46		2.93	1.7
铁蛋白 （ng/mL）		8157		3897	129735	11193		52696	3656			273		94.46
BNP （pg/mL）			1204	976.3	279.7								106	

注：丙氨酸转氨酶（ALT），天冬氨酸转氨酶（AST），脑钠肽（BNP）。

髓细胞学检查结果如图 8.2 所示，骨髓增生减低（不排除与取材有关），粒系增生减低，巨红两系增生可见，偶见噬血组织细胞。

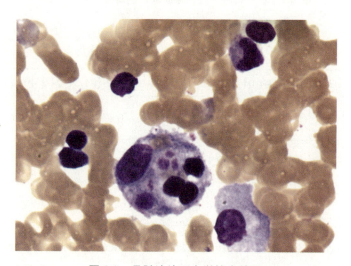

图 8.2　骨髓涂片形态学检查结果

冠状动脉超声检查结果见表 8.3。

表 8.3　患儿各冠状动脉内径（mm）及 Z 值的变化情况

日期	左冠状动脉主干		左前降支近段		左回旋支		右冠状动脉主干		右冠状动脉中段		右冠状动脉远端	
	内径	Z 值	内径	Z 值	内径	Z 值	内径	Z 值	内径	Z 值	内径	Z 值
4 月 1 日	2.7	0.83	—	—	—	—	2.8	2.25	—	—	—	—
4 月 4 日	3.0	1.716	2.3	1.009	1.9	—	3.2	3.425	2.4	1.016	1.7	—
4 月 9 日	2.9	1.407	2.2	0.662	1.7	—	3.1	3.124	2.7	1.919	1.8	—
4 月 13 日	3.0	1.811	2.4	1.444	1.9	—	3.7	4.997	3.4	4.096	2.8	—

续表

日期	左冠状动脉主干		左前降支近段		左回旋支		右冠状动脉主干		右冠状动脉中段		右冠状动脉远端	
	内径	Z值	内径	Z值	内径	Z值	内径	Z值	内径	Z值	内径	Z值
4月25日	3.1	2.033	2.4	1.363	1.9	—	3.4	4.034	3.4	4.034	2.6	1.624
5月1日	3.0	1.830	2.2	1.210	2.1	0.980	3.2	2.930	3.2	3.630	2.8	3.05
5月10日	3.0	1.560	2.0	-0.169	1.6	—	2.4	0.912	3.0	2.719	2.3	—
5月20日	2.6	0.383	1.9	—	1.4	—	1.9	-0.559	2.8	2.152	1.9	—

家族性噬血细胞综合征及相关免疫缺陷基因检查结果如表 8.4 所示。

表 8.4 家族性噬血细胞综合征及相关免疫缺陷基因检查结果

基因	染色体位置	变异信息	合子类型	疾病名称	遗传模式	变异来源	变异分类
DCLREIC	chr10:14951152	NM_001033855.3:c.1334 G>A（p.Arg445His）	杂合	重症联合免疫缺陷病伴对电离辐射敏感[MIM:602450]；Omenn 综合征[MIM603554]	AR	NA	临床意义未明

案例分析

1. 检验案例分析

川崎病（Kawasaki disease，KD），除常规感染指标（白细胞计数、中性粒细胞百分比、CRP、血清淀粉样蛋白 A、血沉等）的升高外，还有转氨酶、总胆红素（TBil）、肌酸激酶（CK）、肌酸激酶同工酶（CK-MB）、铁蛋白、D- 二聚体及甘油三酯的升高。这一点对不完全川崎病的诊断极为重要。本案例患儿，在临床症状还未显现时，铁蛋白、D- 二聚体及甘油三酯等实验室指标已明显升高，有助于疾病早期诊断。

巨噬细胞活化综合征（macrophage activation syndrome，MAS）是 KD 的一种罕见且致命的并发症。KD 合并 MAS 时大多会出现持续性发热，进行性的血清铁蛋白升高，纤维蛋白原下降，短时间内出现 AST 和甘油三酯急剧升高，骨髓或其他组织中发现噬血细胞等。因 KD 和 MAS 存在诸多的重叠，包括临床症状和实验室检查，因此，KD 合并

MAS 的诊断变得复杂而有争议。目前多个指南建议确诊或疑似 KD 的发热患儿，符合以下条件时需考虑 KD 合并 MAS：①铁蛋白进行性升高；②血小板急剧下降；③ AST 数倍高于基线；④甘油三酯急剧升高；⑤纤维蛋白原明显降低；⑥骨髓或其他组织（淋巴结、肝脏、脾脏等）发现噬血细胞。诊断条件：①为必备条件（罕见病例除外），满足①和②—⑥中任意 2 条及以上均应考虑诊断，积极干预。2016 年相关指南建议当难治性 KD 患者接受 2 次丙种球蛋白输注后仍持续发热和严重全身炎症反应，应考虑隐匿性 MAS 存在，以免延误 KD-MAS 的诊断。

本案例患儿明确诊断 KD 后，经过抗感染及丙种球蛋白冲击治疗，白细胞计数、中性粒细胞百分比、CRP 恢复正常；铁蛋白及 D- 二聚体虽逐渐下降，但仍处高值，提示病情仍未控制，与"患儿仍有发热，且冠状动脉持续增宽"症状相符。4 月 10 日患儿病情进展急剧，出现纤维蛋白原下降，ALT、AST、铁蛋白、D- 二聚体及甘油三酯急剧升高，符合以上 KD-MAS 诊断建议，诊断不完全性川崎病合并巨噬细胞活化综合征，予以激素冲击后，第二天病情得以控制，各指标逐渐下降，但甘油三酯、铁蛋白及 D- 二聚体仍处高值，直到加用生物制剂后，以上指标才逐步恢复正常，与患儿"退热，冠状动脉恢复"的临床症状相符。

回顾本案例实验室指标与患儿发热及冠状动脉增宽情况提示，KD 患儿反复发热，IVIG 无反应，同时出现血小板、纤维蛋白原下降，铁蛋白、D- 二聚体及甘油三酯进行性升高时，应警惕 MAS，持续发热、肝脾肿大、铁蛋白水平升高、血小板减少、低纤维蛋白原血症（<1.5 g/L）等临床表现是 KD 发生 MAS 的高危因素。案例中骨髓细胞学检查找到噬血组织细胞也进一步提示 KD 合并 MAS，应尽早完善骨髓细胞学检查，尽早明确诊断。

2. 临床案例分析

患儿入院后仍有反复发热，随着病情进展，患儿在病程中出现唇红、结膜充血、四肢肢端硬肿及非化脓性淋巴结肿大，且存在冠脉增大，最大为左冠状动脉主干内径约 3.0 mm（Z 值 =1.811）、左前降支内径 2.4 mm（Z 值 =1.444）、左回旋支内径 1.9 mm，右冠状动脉开口近端内径 3.7 mm（Z 值 =4.999）、中段内径 3.4 mm（Z 值 =4.096），结合患儿的临床表现和影像学检查结果，可诊断为 KD；在临床症状方面，患儿入院后仍有反复高热、皮疹，经过抗感染、免疫球蛋白冲击、激素冲击后，体温、皮疹仍反复，很难用感染及单纯川崎病解释，且骨髓形态学提示偶见噬血组织细胞。综合考虑后，诊断为川崎病合并巨噬细胞活化综合征。

在治疗方面，有以下注意事项。

（1）积极处理原发病。根据家族性噬血细胞综合征及相关免疫缺陷基因检查结果，本病例考虑有乙型流感病毒合并肺炎支原体感染后引起全身免疫反应。治疗上，应尽早、及时治疗。临床上，治疗流感病毒常用奥司他韦、玛巴洛沙韦、利巴韦林等药物。根据相关指南，结合患儿年龄，首选奥司他韦，但奥司他韦存在呕吐、腹痛等副作用。本案例患儿因上述副作用，依从性差，未能足量、规律、足疗程治疗。因此，医生应与患儿及其家属做好沟通工作。此外，该患儿存在肺炎支原体感染并已观察到肺实变，根据《儿童肺炎支原体肺炎诊疗指南 2023 版》，必要时行支气管镜手术。

（2）积极治疗川崎病。根据《中国儿童川崎病诊疗循证指南 2023 年》，当常规抗感染治疗效果差，且相关临床症状符合川崎病的诊断时，应尽早予以免疫球蛋白冲击治疗、激素冲击治疗，若治疗效果不佳，应及时检查患儿的细胞因子，为使用生物制剂做准备。

（3）积极治疗巨噬细胞活化综合征。当怀疑存在巨噬细胞活化综合征时，应及时完善骨髓形态学检查，以排除恶性系统性疾病及原发性嗜血细胞综合征的可能。鉴于本例患儿既往无血液系统病史，骨髓形态学仅提示偶见噬血组织细胞，三系（红细胞、白细胞、血小板）未见异常，考虑为川崎病合并巨噬细胞活化综合征，依据 HLH-2004 诊断标准、2016 年 EULAR/ACR/PRINTO 诊断标准以及 2020 年《儿童风湿性疾病相关巨噬细胞活化综合征诊断与治疗专家共识》，川崎病合并巨噬细胞活化综合征应尽早进行抗生素治疗以抗感染或预防感染，同时采用激素冲击疗法、应用免疫抑制剂以及输注血制品改善凝血功能等措施；并根据患儿的具体病情给予生物制剂治疗。本案例中患儿在接受生物制剂治疗后，其体温和冠状动脉病变才最终得以控制，从而顺利恢复出院。

知识拓展

川崎病（Kawasaki disease，KD）是儿童时期一种自限性血管炎症性疾病，分为完全川崎病（complete Kawasaki disease，CKD）和不完全川崎病（incomplete Kawasaki disease，IKD）。临床表现为发热、双侧非渗出性结膜炎、皮疹、口唇及口腔黏膜发红、指 / 趾端改变、颈部淋巴结肿大。未经治疗儿童的冠状动脉扩张或者冠状动脉瘤的发生率为 15%~25%，可能导致缺血性心脏病或猝死。根据中国儿童川崎病诊疗循证指南（2023

年），KD 主要临床特征有：①发热；②双侧球结膜充血；③口唇及口腔的变化：唇红、草莓舌，口咽部黏膜弥漫性充血；④皮疹（包括卡介苗接种处发红）；⑤四肢末梢改变：急性期手足发红、肿胀，恢复期甲周脱皮；⑥非化脓性颈部淋巴结肿大。基于主要临床特征数目和是否存在冠状动脉异常，可明确 CKD 和 IKD 的精确临床定义。具有 5~6 项主要临床特征的患儿，以及 4 项主要临床特征且合并冠状动脉病变的患儿，均可诊断为IKD。对于长期不明原因发热，若上述临床特征不足 4 项但相关的实验室指标或超声心动图异常，在排除其他疾病的情况下，都应考虑为 IKD。超声心动图异常包括：（1）冠状动脉左前降支或右冠状动脉 Z 值 ≥ 2.5；（2）冠状动脉瘤形成；（3）有以下超声心动图表现 ≥ 3 项：①左心室功能下降；②二尖瓣反流；③心包积液；④任一冠状动脉 Z 值达2.0~2.5。

噬血细胞综合征（hemophagocytic syndrome，HPS），又称为噬血细胞性淋巴组织细胞增生症（hemophagocytic lymphohistiocytosis，HLH），是一种遗传性或获得性免疫调节功能异常导致的严重炎症反应综合征。巨噬细胞活化综合征（macrophage activation syndrome，MAS）是一种严重的、可能危及生命的高炎症状态，属于继发性噬血细胞性淋巴组织细胞增生症（HLH）谱系，可并发于多种风湿及免疫性疾病。MAS 是由于细胞因子过度产生而引起的一种炎症反应，主要表现为发热、皮疹、肝脾大、淋巴结肿大，实验室检查可有全血细胞减少、肝功能异常、乳酸脱氢酶升高、凝血功能异常、低纤维蛋白原血症、高脂血症及高铁蛋白血症，并常直接导致多器官功能障碍。本案例中，患儿在丙种球蛋白及激素冲击治疗无效后，也进展到多器官功能衰竭阶段，所幸临床诊断及时，迅速启用生物制剂治疗，最终患儿得以康复出院。

案例总结

本案例为 3 岁男童，反复发热 10 余天，双侧颈部淋巴结肿大，口唇干红，后续出现全身性皮疹等，从临床症状、实验室检查首先诊断为 IKD，在经过 IVIG 冲击后仍有发热，血培养、尿培养均阴性，以及短时间内出现 AST 和甘油三酯、铁蛋白等指标急剧升高，凝血功能异常快速进展，结合影像学检查诊断为 IKD 合并 MAS。由于该病罕见、进展迅速，KD 与 MAS 初期在临床表现上有相似之处，如发热、皮疹、淋巴结肿大、肝酶异常等，因此 KD-MAS 难以从症状体征上早期识别，临床上漏诊率高且延误诊治，死亡率极高。当患儿反复发热，抗感染无效，同时合并高脂血症、高铁蛋白血症及高 D- 二聚体时，应注意超声心动图是否存在异常，尽早考虑 IKD。同时，在 KD 治疗中，当抗生素治疗及免疫球蛋白冲击后，患者仍有反复发热，同时合并高铁蛋白血症、淋巴结肿大、反复皮疹等临床表现时，应引起临床警惕，高度怀疑为川崎病合并巨噬细胞活化综合征，应及时对症治疗，为治疗及抢救赢得时间。

专家点评

　　本病例诊疗过程长达 42 天，转诊历经 3 个科室，最终患儿得以康复出院。在川崎病的诊断标准中，该患儿早期仅发热这一项符合，表现极为不典型。在明确诊断后，予以丙种球蛋白冲击治疗，但表现为丙种球蛋白无反应型川崎病，导致病情反复，冠状动脉持续增宽。此外，在为查找病原体以明确诊断而进行的骨髓穿刺检查中，因家属多次不理解拒绝检查，导致直至病程第 26 天才得以完善骨髓细胞学检查。在整个诊疗中，从诊断到疗效监测，实验室指标表现出极高的敏感性，尤其是甘油三酯、铁蛋白、D- 二聚体这三个指标。本案例的诊疗过程进一步提示我们，在不典型川崎病或川崎病合并巨噬细胞活化综合征的诊断中，应积极关注实验室指标的变化，避免漏诊或延误。

参考文献

［1］ 中国医师协会儿科医师分会风湿免疫学组.中国儿童血管炎诊断与治疗系列专家共识之四——川崎病［J］.中国实用儿科杂志，2023，38（7）：481-488.

［2］ Kang HR, Kwon YH, Yoo ES, et al. Clinical characteristics of hemophagocytic lymphohistiocytosis following Kawasaki disease：Differentiation from recurrent Kawasaki disease［J］.Blood Res, 2013, 48（4）：254-257.

［3］ Choi UY, Han SB, Lee SY, et al. Should refractory Kawasaki disease be considered occult macrophage activation syndrome?［J］.Semin Arthritis Rheum, 2017, 46（4）：e17.

［4］ Newburger JW, Takahashi M, Gerber MA, et al. Diagnosis, treatment, and long-term management of Kawasaki disease：A statement for health professionals from the Committee on

Rheumatic Fever，Endocarditis and Kawasaki Disease，Council on Cardiovascular Disease in the Young，American Heart Association［J］. Circulation，2004，110（17）：2747-2771.

［5］ Alongi A，Naddei R，De Miglio L，et al. Macrophage activation syndrome in pediatrics［J］. Pediatr Allergy Immunol，2020，31 Suppl 24：13-15.

［6］ Ravelli A，Davì S，Minoia F，et al. Macrophage Activation Syndrome［J］. Hematol Oncol Clin North Am，2015，29（5）：927-941.

终末期冠心病心脏移植术后感染

9

作　　者：于晓洁[1]，丘木水[2]（吉林大学白求恩第一医院，1 检验科；2 心脏外科）
点评专家：曲林琳（吉林大学白求恩第一医院）

前　言

　　心脏移植是多数终末期心力衰竭患者得以治愈的唯一手段。随着手术技术和免疫抑制方案的巨大进步，心脏移植术后 1 年生存率已平均达到 90%，5 年生存率平均为 72.5%。然而，感染仍是心脏移植术后最常见的并发症之一。与普通人群相比，免疫抑制治疗及心脏神经切除所引发的生理变化已被证实为移植术后感染的关键因素。其中，肺部感染是心脏移植术后最常见和最严重的感染，亦是移植后生存率的一个主要决定因素。此文报道 1 例终末期冠心病心脏移植术后真菌感染的发现、处理及转归。

案例经过

　　患者，男，58 岁，自 7 年余前因急性心肌梗死接受了溶栓及介入治疗。之后开始出现胸闷、乏力，活动耐量下降，夜间不能平卧，其间口服中药调理。1 年前开始出现心绞痛症状，胸闷、乏力症状逐渐加重，轻微活动即出现呼吸困难，偶有端坐呼吸。5 月余前曾因呼吸困难于我院心内科住院治疗，诊断为冠状动脉粥样硬化性心脏病、缺血性心肌病、不稳定型心绞痛、心功能Ⅳ级，建议行心脏移植术。现急诊入院进行心脏移植手术。

既往有高血压史最高至 180/110 mmHg，未规律治疗，血压控制一般。入院后，进一步完善各项检查，结果如下。

体格检查：体温 36.3 ℃，脉搏 98 次 / 分，呼吸 16 次 / 分，血压 120/88 mmHg，身高 176 cm，体重 80 kg。专科体格检查：心前区无隆起，心尖搏动点位于左侧第 5 肋间锁骨中线外 0.5 cm 未见异常搏动，未触及震颤，无心包摩擦感，心率 110 次 / 分，心律不齐，心音减弱，P2<A2，未闻及杂音，无心包摩擦音。双下肢轻度水肿。

辅助检查结果如下。实验室检查：脑钠肽（BNP）19870 pg/mL，心肌肌钙蛋白 I（cTnI）0.038 ng/mL。12 导联心电图结果显示为快心室率心房颤动（心率 120~130 次 / 分），并伴有陈旧性心肌梗死表现。心脏彩超检查（于 2023 年 3 月 1 日）显示：主动脉根部内径（AO）34 mm，左心房内径（LA）63 mm，右心房内径（RA）55 mm，右心室前后径（RV）30 mm，左心室舒张末期内径（LV）70 mm，室间隔厚度（IVS）8 mm，左心室射血分数（EF）17%，三尖瓣环收缩期位移（TAPSE）12 mm；室间隔及左室心尖部室壁变薄，左心室各节段收缩运动弥漫性减弱；彩色多普勒血流成像提示二尖瓣反流面积 11.2 cm²，三尖瓣反流面积 8 cm²，最大反流速度 326 cm/s，跨瓣压差（PG）49 mmHg，据此估测肺动脉收缩压为 56 mmHg。综合上述检查结果，临床诊断为缺血性心肌病、冠状动脉粥样硬化性心脏病、慢性心力衰竭、心脏瓣膜病（具体为二尖瓣重度关闭不全、三尖瓣中度关闭不全）、心功能Ⅳ级、持续性心房颤动、中重度肺动脉高压。鉴于患者符合心脏移植的绝对适应证且无手术禁忌，遂于 2023 年 8 月 7 日采用双腔静脉原位法实施心脏移植术。

术后前 3 天，我们经验性给予特治星（即注射用哌拉西林舒巴坦钠，抗菌谱为：广谱革兰氏阳性球菌、革兰氏阴性杆菌、厌氧杆菌），患者持续高热，体温最高 39.3 ℃，白细胞水平持续上升，最高 20.51×10⁹/L，在术后第 3 天升级抗生素为美罗培南＋替考拉宁，白细胞有下降趋势，但仍间断发热，其间多次留取血、导管尖端、痰培养（细菌＋真菌），以及呼吸道病毒核酸检测，未见特殊异常。术后第 6 天真菌 D- 葡聚糖：76.08 pg/mL（为临床观察期），术后第 7 天痰培养结果提示溶血葡萄球菌：耐甲氧西林凝固酶阴性葡萄球菌（MRSCN），结合药敏结果，选药合适。术后第 14 天，患者前胸及后背疼痛，进行胸痛二联检查，提示肺炎加重，监测白细胞等感染指标较前升高，调整抗生素为舒普深联合替考拉宁，同时复查真菌 D：893 pg/mL（+++），加用米卡芬净抗真菌。术后第 21 天，痰培养提示军团菌及烟曲霉，肺部 CT 提示肺脓肿（如图 9.1 所示，左肺上叶纵隔旁呈团块状高密度影，较大层面约 10.0 cm×7.2 cm）。请胸外科会诊，考虑此脓肿穿刺难度大，且穿刺容易导致脓肿扩散，建议保守治疗；进一步完善血、痰、肺泡灌洗液 mNGS 检查，均提示烟曲霉，抗感染方案调整为利奈唑胺（9 月 13 日停药）+ 莫西沙星 + 舒普深 + 艾莎康唑，并在 9 月 4 日加用卡泊芬净，9 月 18 日加用替加环素；后期查血培养均阴性，真菌 β-D- 葡聚糖检测 85.26 pg/mL，痰培养提示肺炎克雷伯菌。肺部 CT 提示肺炎及肺脓肿明显改善。9 月 28 日患者一般状态可，咳嗽，咳少量黄白色痰。饮食睡眠可，大小便正常，体温正常，办理出院手续。出院后继续口服抗菌药物治疗。出院后 1 个月、3 个月返院复查，患者状态良好，肺脓肿几乎吸收（图 9.2），康复顺利。

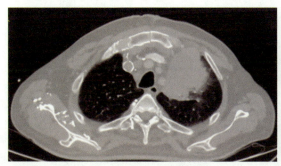 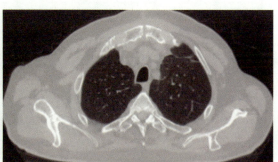

图 9.1 术后 21 天的胸部 CT　　　　　　图 9.2 返院复查胸部 CT

案例分析

1. 检验案例分析

此例患者心脏移植术后出现持续高热，伴随白细胞水平显著升高，虽给予广谱抗生素，但发热及白细胞水平并未明显改善，临床又进一步多次完善血培养（需氧、厌氧、真菌）、真菌 β-D- 葡聚糖试验、呼吸道病毒核酸检测均未发现异常。虽偶有痰培养提示细菌阳性，但给予敏感抗生素后临床症状未见改善。注意到临床科室频繁送检血培养，且该患者白细胞持续偏高，因此我们主动与临床医生沟通，探讨是否存在治疗相关机会性真菌感染的可能，并建议多次送检真菌 β-D- 葡聚糖试验及半乳甘露聚糖试验。起初这些指标并不明显升高，但随后出现异常高值，结合肺部 CT 改变，以及 mNGS 结果，提示烟曲霉。因此，需要调整抗感染治疗方案。在给予抗真菌治疗后，真菌 β-D- 葡聚糖、半乳甘露聚糖、白细胞（图 9.3）、PCT 均逐渐下降，同时心脏移植术后抗免疫排斥至关重要，后期可见他克莫司血药浓度趋于稳定（图 9.4），后期追踪患者治疗满意。

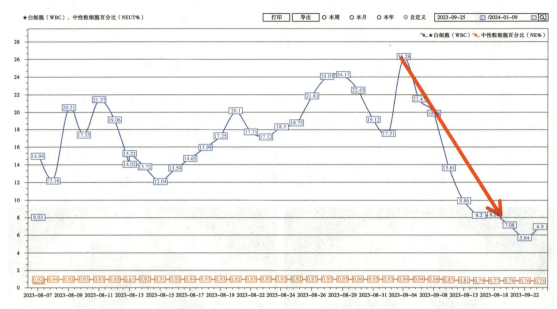

图 9.3　白细胞（10^9/L）和中性粒细胞百分比（%）的变化

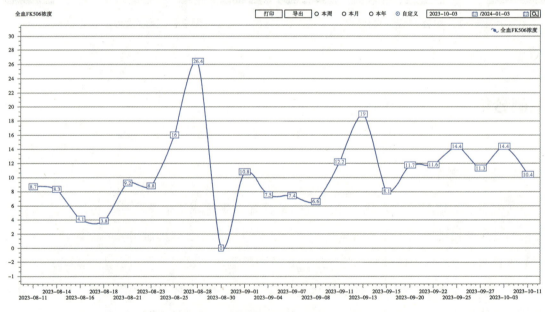

图 9.4　他克莫司血药浓度（ng/mL）

2. 临床案例分析

该患者为终末期冠心病患者。针对终末期心脏病，虽然随着医疗技术的发展，左心室辅助装置种类日益增多，但大多数仅适用于短期辅助，或费用昂贵，使得心脏移植成为更佳的治疗方式。本例患者为急诊心脏移植病例，术前检查及准备相对比较仓促，故给术后感染增加了隐患。

患者术中即开始应用免疫抑制剂，术后当日即出现持续高热，我们首先推测细菌感染的可能性较大，故立即采用广谱抗生素，并同步完善一系列细菌、真菌相关化验，包括血培养、痰培养（需氧菌、厌氧菌及真菌）。鉴于真菌 β-D-葡聚糖水平并不高，暂未怀疑真菌感染。为了排除病毒感染，我们进行了一系列呼吸道病毒相关核酸检测，结果均为阴性，经与临床药学部及感染科沟通，逐渐调整抗生素等级。术后 14 天，患者真菌 β-D-葡聚糖水平显著升高至 893 pg/mL，且肺炎及感染相关指标也有所上升，考虑机会性真菌上行感染的可能。因此，我们改用针对性更强的窄谱抗生素，并联合抗真菌治疗。术后 21 天，痰培养提示军团菌及烟曲霉感染，肺部 CT 检查发现肺脓肿，进一步完善血、痰、肺泡灌洗液 NGS 检测均提示烟曲霉感染。至此，元凶逐渐浮出水面，并据此进行相关针对性治疗，患者最终顺利康复。

知识拓展

侵袭性曲霉菌感染，12 周全因死亡率为 57.4%，1 年全因死亡率为 78%；其主要致死原因多为重症肺炎和脓毒血症。

艾莎康唑作为治疗侵袭性曲霉菌的药物，对免疫抑制剂类血药浓度影响相对较小。

案例总结

与普通人群不同，免疫抑制治疗和心脏神经切除导致的生理变化已被证实为移植术后感染发生的关键因素。其中肺部感染尤为突出，是心脏移植术后最为常见且严重的感染类型，直接关乎移植后的生存率。因此，术后预防感染至关重要，一旦患者出现感染迹象，应尽早识别感染源。

此例患者术后出现感染，经过多科室合作，最终抽丝剥茧，揪出真凶，患者最终顺利康复，成为一个治疗感染的成功案例。古人云："上医治未病"，若在发热伊始即联合预防性抗真菌治疗（或称为试验性治疗），是否会有一个更佳的结局呢？这是个值得探讨的问题。

专家点评

心脏移植术后需进行抗免疫排斥治疗，这一措施极大地增加了术后感染的风险。一旦感染发生，抗生素的应用又会对免疫抑制剂的药物浓度造成一定影响。因此，术中及术后需更加警惕感染的发生。本案例虽起初进行了真菌感染相关检测，但并未找到真菌感染证据。鉴于此，抗细菌治疗效果不佳时，是否可尽早应用 mNGS 检测呢？或者，术后即采取预防性抗真菌治疗？但不得不说，此病例是个治疗真菌性肺脓肿的成功案例，有一定借鉴意义。

参考文献

［1］ Babliak O，Demianenko V，Melnyk Y，et al. Multivessel arterial revascularization via left anterior thoracotomy［J］. Semin Thorac Cardiovasc Surg，2020，32（4）：655-662.

［2］ Babliak O，Demianenko V，Melnyk Y，et al. Complete coronary revascularization via left anterior thoracotomy［J］. Innovations（Phila），2019，14（4）：330-341.

［3］ Babliak O，Demianenko V，Melnyk Y，et al. Total coronary revascularization via left anterior thoracotomy：Practical aspects［J］. Multimed Man Cardiothorac Surg，2019，2019.

急性冠脉综合征 PCI 术后应用替罗非班导致血小板减少

10

作　　者：童宁 [1]，都渝 [2]（青海省心脑血管病专科医院，1 检验科；2 冠心病三科）

点评专家：都渝（青海省心脑血管病专科医院）

前　言

急性冠脉综合征（acute coronary syndrome，ACS）是由急性心肌缺血引起的一组临床综合征，包括不稳定型心绞痛、非 ST 段抬高型心肌梗死和 ST 段抬高型心肌梗死。

经皮冠状动脉介入治疗（percutaneous coronary intervention，PCI）是治疗急性冠脉综合征的重要手段之一。它是通过穿刺外周动脉（通常是桡动脉或股动脉），将导管送至冠状动脉病变部位，然后进行球囊扩张、支架植入等操作，以开通狭窄或阻塞的冠状动脉，恢复心肌血流，改善心肌供血，缓解症状，降低死亡率和不良心血管事件的发生风险。PCI 具有创伤小、恢复快等优点，但也有一定的适应证和禁忌证，需要根据患者的具体情况进行综合评估和决策。在 PCI 术后，患者通常还需要进行规范的药物治疗和生活方式干预，以维持治疗效果，预防疾病的复发和进展。

替罗非班是一种血小板糖蛋白 Ⅱb/Ⅲa 受体拮抗剂。在 PCI 过程中使用替罗非班可以更有效地抑制血小板聚集，减少血栓形成风险，有助于保持冠状动脉的通畅，提高手术效果和改善患者预后。它可以改善心肌灌注，降低术后缺血事件的发生概率。然而，使用替罗非班也可能带来一些潜在风险，使用替罗非班可能出现一些并发症，主要包括①出血：这是较为常见的并发症，涉及穿刺部位出血、牙龈出血、鼻出血、胃肠道出血，严重时可能出现颅内出血等危及生命的情况；②血小板减少：少数情况下可能引起血小板数量减少，进而增加出血的可能性等。

本文介绍了一例急性冠脉综合征行 PCI 术后血小板减低的案例。

案例经过

患者，女，80 岁，主因阵发性胸痛 3 天，再发加重 15 小时。入院查体体温 36 ℃，脉搏 64 次 / 分，呼吸 20 次 / 分，血压 109/75 mmHg，无特殊体征。

实验室检查：血清肌钙蛋白：602.10 ng/L，心衰测试：3731.0 pg/mL，肌酸激酶同工酶（CK-MB）：7.20 ng/mL，血常规未见明显异常。

急诊科心电图窦性心律，心电轴不偏，急性下壁心肌梗死，一度房室传导阻滞，二度房室传导阻滞，间歇性高度房室传导阻滞，T 波改变。

床旁心脏彩超结果显示，该患者双房增大，节段性室壁运动异常，二、三尖瓣少量反流，肺动脉高压，心功能减低，左心室射血分数（LVEF）=40%。此外，实验室检查结果显示：CK-MB 7.20 ng/mL，肌钙蛋白（cTnI）12.44 ng/mL，肌红蛋白（Mb）71.0 ng/mL。建议进行急诊 PCI 术，开展后续治疗。

入院后急诊行冠状动脉造影术提示：左前降支（LAD）近段、中段弥漫偏心不规则 50% 狭窄，左回旋支（LCX）远段弥漫偏心不规则 50% 狭窄，右冠状动脉（RCA）中段弥漫偏心不规则 50% 狭窄，远段 100% 闭塞。在 RCA 处成功进行了经皮冠状动脉腔内血管成形术（PTCA），并对 RCA 处病变进行了评估。随后，实施了冠脉造影 +PTCA+ 冠脉支架植入术。术后，给予患者替罗非班泵入治疗。术后第 6 天，患者复查血常规时，检验科电话通知其血小板计数为极低（具体数值为 2×10^9/L）。

再次复检血常规提示：红细胞比容 31.8%，血红蛋白 105 g/L，红细胞计数 3.05×10^{12}/L，血小板计数 2×10^9/L。主任医师查房后给出以下指示：①患者冠状动脉造影显示，冠状动脉粥样硬化性心脏病，三支病变累及 LAD、RCA、LCX，已在 RCA 处植入支架 2 枚，术后替罗非班泵入治疗。②患者术后发现血小板计数偏低，因此暂停抗凝及抗血小板治疗，注意复检。后期采取口服升血小板药物、静脉滴注丙种球蛋白以及血小板输注等措施。③需排除血液系统病变的可能性。在停用抗凝药物并给予支持治疗后，患者血小板计数恢复正常。

案例分析

1. 检验案例分析

（1）根据患者的心电图、彩超及检验指标结果显示：CK-MB 7.20 ng/mL，cTnI 12.44 ng/mL，Mb 71.0 ng/mL。诊断明确后，患者接受了手术，包括冠脉造影、PTCA 及冠脉支架植入术。术后，考虑扩抗、抗凝、稳定斑块、抗血小板聚集需给予抗凝药物替罗非班进行后续治疗。

（2）为监测患者术后各项身体指标，定时行血常规，大便隐血，血清肌钙，生化全项。

（3）术后第 6 天复检血常规血小板计数为 2×10^9/L，大便隐血阳性，并上报危急值；再次复检血常规提示：红细胞比容 31.8%，血红蛋白 105 g/L，红细胞计数 3.05×10^{12}/L，血小板计数 2×10^9/L。

（4）患者术前血小板正常，术后考虑进行双抗、抗凝、稳定斑块、抗血小板聚集，需给予抗凝药物替罗非班进行后续治疗。突发血小板急剧下降至危急值。立即暂停抗凝治疗及抗血小板治疗，并进行一系列升血小板的方案。患者很快血小板恢复正常水平，出院时血小板计数为 201×10^9/L。

2. 临床案例分析

急性冠状动脉综合征（ACS）包括不稳定型心绞痛、非 ST 段抬高型心肌梗死和 ST 段抬高型心肌梗死。ACS 的主要原因是冠状动脉内不稳定粥样斑块破裂或糜烂，进而引发血小板聚集与血栓形成，导致心肌缺血、缺氧乃至坏死。其治疗方法主要包括以下几点。①监护和一般治疗：实施持续心电监护，确保患者卧床休息，保持大便通畅，吸氧等措施。②抗血小板治疗：采用阿司匹林、氯吡格雷或替格瑞洛等抗血小板药物。③抗凝治疗：如普通肝素、低分子肝素等。④缓解疼痛：常使用吗啡等镇痛药。⑤再灌注治疗：对于 ST 段抬高型心肌梗死患者，可行急诊经皮冠状动脉介入治疗（PCI）或溶栓治疗。⑥调脂治疗：如他汀类药物。⑦改善心肌重构：常用血管紧张素转换酶抑制剂或血管紧张素 II 受体拮抗剂、β 受体阻滞剂等。⑧其他：控制血压、血糖，纠正电解质紊乱等。此外，对 ACS 患者及时、规范的治疗对于改善预后、降低死亡率至关重要。此案例在行 PCI 术后考虑扩抗、抗凝、稳定斑块、抗血小板聚集需给予抗凝药物替罗非班进行后续治疗。替罗非班是一种高效、高选择性的非肽类血小板糖蛋白Ⅱb/Ⅲa受体拮抗剂。它的主要作用包括：①强力抑制血小板聚集；②改善血管通畅性。

其临床应用主要在以下几方面。①急性冠状动脉综合征：如不稳定型心绞痛、急性心肌梗死等，在PCI手术中及术后常被使用。②预防血栓形成：在一些存在高血栓风险的情况下应用。使用替罗非班可能出现以下一些并发症。①出血。这是较为常见的并发症，包括穿刺部位出血、牙龈出血、鼻出血、胃肠道出血等，严重时可能出现颅内出血等危及生命的情况。②血小板减少。少数情况下可能引起血小板数量减少。

本案例中，患者在接受替罗非班泵入治疗后，突发血小板急剧下降至危急值。临床积极排除各种可能性，第一时间组织会诊，暂停抗凝治疗及抗血小板治疗，口服升血小板药物，给予丙种球蛋白静滴和血小板输注。经治疗，患者的血小板数值有所回升。除考虑该患者突发血小板降低与使用抗凝药物有关外，不排除患自身免疫系统疾病的可能性。

考虑到患者处于PCI支架术后，且血小板计数已逐渐上升，建议患者外购升血小板药物。复查血常规：便隐血阳性，继续给予患者促进胃黏膜修复的药物进行治疗。为排除血液疾病的可能，请血液科会诊。结果未见异常。经治疗后，患者血小板计数已恢复正常。因冠状动脉有支架植入，给予患者双联抗血小板药物口服，1周后复查血常规，给予办理出院手续，嘱咐患者注意饮食，按时服药，门诊随诊。

知识拓展

急性冠脉综合征PCI术后，替罗非班的应用可能导致血小板减降。这一副作用或与药物诱导的免疫反应及其对血小板的直接作用等相关。替罗非班可诱导血小板糖蛋白受体变构，产生新的抗原决定簇抗体，加剧血小板的破坏，从而引发血小板减少。

患者可能出现皮肤瘀斑、鼻出血、牙龈出血、黑便等出血表现，严重时可发生颅内出血等危及生命的情况。需要密切监测血小板计数的动态变化。一般将血小板计数较用药前下降超过50%，且绝对值低于100×10^9/L或更低作为诊断标准。一旦发现血小板减少，应立即停用替罗非班。根据血小板减少的程度和出血情况，采取不同策略。若仅轻度减少且无明显出血，可密切观察；若血小板严重减少伴明显出血，可能需要输注血小板、使用止血药物等。同时，要评估患者的抗凝和抗血小板治疗方案，进行适当调整。术前详细了解患者既往用药史、出血史等，用药期间加强血小板监测，有助于早期发现和处理血小板减少。需要注意的是，对于此类患者的管理需要综合考虑心血管获益与出血风险之间的平衡，以确保患者的安全和治疗效果。

案例总结

本例患者因"阵发性胸痛3天，再发加重15小时"就诊，明确诊断为急性下壁心肌梗死、急性左心衰、冠状动脉粥样硬化性心脏病、二度Ⅰ型房室传导阻滞间歇性高度房室传导阻滞，心功能Ⅲ级（Killip分级）进行手术冠脉造影+PTCA+冠脉支架植入术，术后考虑扩冠、抗凝、稳定斑块、抗血小板聚集并给予抗凝药物替罗非班进行后续治疗。突发血小板急剧下降至危急值。临床积极组织会诊，排除其他疾病可能性后，确定与替罗非班的使用有关。立即停用替罗非班，口服升血小板药物，给予丙种球蛋白静滴，并进行血小板输注。经治疗，患者血小板计数已恢复正常。鉴于冠状动脉有支架置入，给予该患者双联抗血小板药物。1周后，复查血常规，显示血小板计数恢复正常。患者办理出院手续时，医生嘱咐患者注意饮食，按时服药，门诊随诊。

专家点评

本次检验案例分析详细且深入，展现出了扎实的专业知识和严谨的分析态度。从案例描述到检验过程的呈现，逻辑清晰，步骤明确，让读者能够很好地理解整个检验过程的来龙去脉。对检验结果的解读准确到位，充分考虑了各种可能的影响因素。在问题探讨部分，能够深入剖析检验中出现的关键问题，并提出了合理的见解和建议，具有较强的针对性和实用性。同时，对检验结果和临床的用药指导也进行了一定的思考，体现了对行业发展的关注和探索精神。

总体而言，这是一份优秀的检验案例分析，值得学习和借鉴。希望在今后的工作中，能够继续保持这样的专业水准，为检验领域做出更大的贡献。

参考文献

［1］ 中国卒中学会 . 替罗非班在动脉粥样硬化性脑血管疾病中的临床应用专家共识［J］. 中国卒中杂志，2019，10（14）：1034-1044.

［2］ The RESTORE Investigators. Effects of platelet glycoprotein IIb/IIIa blockade with tirofiban on adverse cardiac events in patients with unstable angina or acute myocardial infarction undergoing coronary angioplasty. Randomized efficacy study of tirofiban for outcomes and restenosis［J］. Circulation, 1997, 96（5）：1445-1453.

［3］ Caixeta A, Dangas GD, Mehran R, et al. Incidence and clinical consequences of acquired thrombocytopenia after antithrombotic therapies in patients with acute coronary syndromes：Results from the Acute Catheterization and Urgent Intervention Triage Strategy(ACUITY)trial[J]. Am Heart J, 2011, 161（2）：298-306. e1.

［4］ Yi YH, Yin WJ, Gu ZC, et al. A simple clinical pre-procedure risk model for predicting thrombocytopenia associated with periprocedural use of tirofiban in patients undergoing percutaneous coronary intervention［J］. Front Pharmacol, 2018, 9：1456.

［5］ 血小板糖蛋白Ⅱb/Ⅱa受体拮抗剂在冠状动脉粥样硬化性心脏病治疗的中国专家共识（2016）专家组 . 血小板糖蛋白Ⅱb/Ⅲa受体拮抗剂在冠状动脉粥样硬化性心脏病治疗的中国专家共识（2016）［J］. 心肺血管病杂志，2016，35（12）：923-932.

［6］ 王静，李纳滨，崔炜 . 国人应用盐酸替罗非班致重度血小板减少的危险因素文献分析［J］. 临床荟萃，2015，4（30）：361-366.

［7］ Sharma A, Ferguson C, Bainey KR, et al. Thrombocytopenia in acute coronary syndromes：etiologies and proposed management［J］. Can J Cardiol, 2015, 31（6）：809-819.

［8］ 魏云霞，崔炜，谢瑞芹，等 . 盐酸替罗非班相关血小板减少发生率及影响因素分析［J］. 临床荟萃，2015，30（4）：367-371.

［9］ Padmanabhan A, Jones CG, Pechauer SM, et al. IVIg for IVIg for Treatment of Severe Refractory Heparin-Induced Thrombocytopenia［J］. Chest, 2017, 152（3）：478-485.

非 ST 段抬高型心肌梗死 **11**

作　　者：李响新[1]，袁运钟[2]（宜昌市中心人民医院西陵院区，1 检验科；2 心内科）
点评专家：张红胜（宜昌市中心人民医院西陵院区）

前　言

　　近年来，急诊胸痛在我国有明显增加的趋势。据 2020 年中国胸痛中心统计的 1869010 例胸痛患者中，急性冠状动脉综合征（acute coronary syndrome，ACS）胸痛者占 33.57%，非 ACS 心源性胸痛者占 26.68%，其他病因占 38.25%。ACS 仍是急诊胸痛的主要病因，ACS 主要包括不稳定型心绞痛（UA）、非 ST 段抬高型心肌梗死以及 ST 段抬高型心肌梗死，约有 25% 的急性心肌梗死（acute myocardial infarction，AMI）患者发病早期没有典型的临床症状，约 50% 的 AMI 患者缺乏心电图的特异性表现。在这种情况下，急性缺血性心肌损伤标志物的检测在诊断 AMI 时尤为重要。心肌损伤的标志物包括肌红蛋白（Mb）、心肌肌钙蛋白（cTn）、肌酸激酶同工酶（CK-MB）、天冬氨酸转氨酶（AST）等，其中 cTn 被认为是诊断心肌梗死的首选标志物。

案例经过

　　患者，男，73 岁，胸骨中段后隐痛 15 小时，无放射痛，无咳嗽、发热、腹痛、腹泻，于 2024 年 4 月 28 日 18 时来我院急诊科就诊。既往史：冠心病；高血压病史 20 年；

2 型糖尿病病史 20 余年；血压和血糖控制欠佳。否认肝炎、结核等传染病病史；曾行胃大部切除术，胆囊切除手术。体格检查：体温 36.5 ℃，脉搏 69 次 / 分，呼吸 20 次 / 分，血压 168/85 mmHg，神志清楚，双肺泡呼吸音低，未闻及明显干湿啰音，腹软，无压痛及反跳痛，肝脾肋下未及，肝区及双肾区无叩痛，双下肢无水肿。急诊科心电图提示：窦性心律，正常心电图，D- 二聚体未见异常，心肌肌钙蛋白（cTn）0.8 ng/mL，急诊初步考虑急性冠脉综合征，遂联系胸痛中心收入心内科住院治疗。

住院后给予吸氧、抗血小板、稳定血管斑块、扩张冠脉、降压等对症治疗，同时进一步完善相关各项检查：血、尿、大便常规及隐血、血脂、血糖、心肌钙蛋白、D- 二聚体、甲状腺素、心电图等检查。2024 年 4 月 28 日，血常规五分类：红细胞计数 3.75×10^{12}/L↓；血红蛋白 107 g/L↓；红细胞压积 32.7%↓；淋巴细胞百分比 18.6%↓；淋巴细胞计数 0.82×10^9/L↓；2024 年 4 月 28 日，凝血四项：纤维蛋白原含量 4.14 g/L↑；电解质 4 项：钙 1.93 mmol/L↓；糖化血红蛋白 7.60↑；肾功能、氨基末端脑钠肽前体（NT-proBNP）、甲状腺素未见明显异常。2024 年 4 月 28 日，心肌肌钙蛋白 I（cTnI）：0.782 ng/mL↑。2024 年 4 月 29 日，cTnI 2.73 ng/mL↑，肌钙蛋白进一步升高，患者急性非 ST 段抬高型心肌梗死诊断基本明确，有冠脉造影检查和手术指征。临床进一步行冠脉造影明确诊断，并在必要时行 PCI 术。

心脏彩超：左房收缩末期内径（Ds）3.1 cm，左室舒张末期内径（Dd）4.5 cm，EF 59%，室间隔厚 1.25 cm，左室后壁厚 1.15 cm，升主动脉增宽，室间隔增厚，主动脉瓣少量反流，二尖瓣少量反流，三尖瓣少量反流，左室舒张功能降低，左室收缩功能正常。心电图：窦性心律，部分导联 ST-T 改变。2024 年 4 月 29 日，患者行冠状动脉造影术，术中可见：左主干未见明显狭窄；前降支中段可见 30% 左右狭窄，狭窄处可见肌桥，收缩期管腔压迫约 50%，第一对角支口部及近段可见 90% 左右狭窄，TIMI 血流 3 级。回旋支：细小，近段可见 50% 左右狭窄，高位钝缘支口部及近段可见 90% 左右狭窄。右冠：中段可见 30% 左右狭窄；左室后支远段可见 80% 左右狭窄，后降支中段可见 80% 左右狭窄。

术后继续给予患者吸氧、心电监测、抗血小板、稳定血管斑块、扩张冠脉、降压改善预后及护胃、管理血糖等对症治疗，患者胸痛好转。2024 年 4 月 30 日，cTnI 0.81 ng/mL，予以办理出院。出院诊断：①冠状动脉粥样硬化性心脏病；②急性非 ST 段抬高型心肌梗死；③心功能 Ⅱ 级（Killip 分级）；④高血压病 3 级（很高危）；⑤ 2 型糖尿病；⑥肠胃炎。

案例分析

1. 检验案例分析

血常规结果：红细胞计数 $3.75 \times 10^{12}/L\downarrow$，血红蛋白 107 g/L↓，红细胞压积 32.7%↓，平均红细胞体积 87.2 fL，平均血红蛋白含量 28.5 pg，平均血红蛋白浓度 327 g/L。患者有轻度贫血，类型为正常细胞性贫血，贫血原因可能与患者既往行胃大部切除术导致的慢性营养不良有关，建议患者进一步检查血清铁蛋白、叶酸、维生素 B_{12} 明确贫血原因。长期慢性贫血可导致心脏超负荷工作且供血不足，导致贫血性心脏病。

肝肾功能、电解质、血脂、血糖、凝血等结果，高密度脂蛋白胆固醇 0.87 mmol/L↓，总蛋白 60.7 g/L↓，白蛋白 32.9 g/L↓，空腹血糖 6.99 mmol/L↑，血钙 1.93 mmol/L↓，糖化血红蛋白 7.60%↑。患者表现出高血糖、高血压（168/85 mmHg）和血脂异常，这三种常见的代谢性疾病通常被称为"三高"，它们也是本次疾病发生、进展的基础因素。患者存在总蛋白和白蛋白轻度缺乏，这可能与胃大部切除术后慢性营养不良有关。低白蛋白血症会导致血清总钙水平降低。遇到白蛋白和血钙水平低的患者，我们有必要通过血钙校正公式重新计算校正血清钙水平：校正血清钙（mmol/L）＝血清钙（mmol/L）+0.02×[40-白蛋白（g/L）]，经校正计算后患者血钙为 2.07 mmol/L，接近正常范围。糖化血红蛋白（HbA1c）不受短时间血糖波动的影响，反映的是过去 6~8 周的平均血糖水平，患者的 HbA1c 为 7.60%，反映患者平时血糖控制一般，控制理想的话应小于 7%。

患者的 C 反应蛋白、心肌钙蛋白结果：C 反应蛋白（CRP）13.07 mg/L↑；cTnI（20：50）0.782 ng/mL↑，cTnI（9：30）2.73 ng/mL↑，cTnI（9：46）0.811 ng/mL↑。入院后，患者肌钙蛋白异常，快速升高，升高幅度大于 20%，心电图未见明显异常，有典型胸痛心肌缺血的症状，加之既往冠心病史，排除其他心肌缺血疾病，急性非 ST 段抬高型心肌梗死诊断可以明确，经抗血小板、稳定斑块、降压治疗后，肌钙蛋白水平下降，说明心肌缺血情况改善，治疗有效。C 反应蛋白（CRP）特别是超敏 C 反应蛋白（hs-CRP）可用于心血管疾病一级预防中冠心病发生的危险性评估。多次检测血 hs-CRP>3 mg/L，是炎症持续存在的信号，提示存在动脉粥样硬化的危险。患者 CRP 为 13.07 mg/L，在排除感染和其他急性疾病的可能后，说明存在心血管炎性病变。

2. 临床案例分析

结合患者典型胸痛症状、既往冠心病史，入院后心电图检查未见明显异常、肌钙蛋白升高、D- 二聚体和 NT-proBNP 检查正常，急性非 ST 段抬高型心肌梗死诊断并不难。通过肌钙蛋白的连续检测，肌钙蛋白第二日仍在升高，说明梗死还处于急性期，心肌缺血状况未缓解，给患者做了心脏彩超和冠脉造影检查。冠脉造影目前仍然是诊断冠心病的 "金标准"，可以直接显示冠状动脉狭窄程度，对决定治疗策略有重要意义。心脏彩超：左房收缩末期内径（Ds）3.1 cm，左室舒张末期内径（Dd）4.5 cm，EF 59%，室间隔厚 1.25 cm，左室后壁厚 1.15 cm，升主动脉增宽，室间隔增厚，主动脉瓣少量反流，二尖瓣少量反流，三尖瓣少量反流，左室舒张功能降低，左室收缩功能正常。冠脉造影：左主干：未见明显狭窄。前降支中段可见 30% 左右狭窄，狭窄处可见肌桥，收缩期管腔压迫约 50%。第一对角支口部及近段可见 90% 左右狭窄，TIMI 血流 3 级。回旋支：细小，近段可见 50% 左右狭窄，高位钝缘支口部及近段可见 90% 左右狭窄。右冠：中段可见 30% 左右狭窄；左室后支远段可见 80% 左右狭窄，后降支中段可见 80% 左右狭窄。心电图：窦性心律，部分导联 ST-T 改变。

知识拓展

急性胸痛是指在发病 24 小时内的非创伤性疼痛或其他胸部不适的感觉。根据胸痛部位的定义，前部疼痛区域位于鼻基底和脐之间，后部疼痛区域位于枕骨和第 12 胸椎椎体之间。疼痛的性质包括刺痛、灼痛、压迫感、紧绷感、烧心及类似的不适感。急性胸痛是临床上最常见的症状之一，占三级医院急诊室就诊疾病的 20%~30%。引起急性胸痛的疾病众多，包括危及生命的高危胸痛，如急性冠状动脉综合征；以急性主动脉夹层为主的急性主动脉综合征；以急性肺栓塞为主的急性肺动脉综合征及张力性气胸等；也包括稳定型心绞痛、胃食管反流病、肋间神经痛、神经症等中、低危胸痛。所有急性胸痛和（或）呼吸困难患者需要迅速区分是否与致命性心血管疾病相关，结合 "早期诊断、危险分层、正确分流、科学救治" 的原则，针对急性冠状动脉综合征、急性主动脉夹层、急性肺栓塞等高危致命性胸痛进行快速诊断后迅速进入抢救流程；中危胸痛进行动态评估与监测；对低危胸痛患者进行合理分流，争取早期出院。所有胸痛患者在首次医疗接触后，应在 10 分钟内完成心电图检查，推荐 hs-cTn、D- 二聚体、BNP/NT-proBNP 三项心血管标志物的检测。

2019 年急性冠脉综合征急诊快速诊治指南明确提出有条件的医疗机构应首选 hs-cTn

检测。如果首次检测结果未见增高（阴性），应间隔 1~3 小时再次采血检测，并与首次结果比较；若第 2 次检测结果超过 99th URL，且增高超过 20%，考虑急性心肌损伤；若初始 2 次检测结果仍不能明确诊断而临床高度怀疑 ACS 可能，则应在 3~6 小时后重复检查。由于 hs-cTn 的最低检出限降至传统 cTn 的 1/100~1/10，从而大大提高了在急诊就诊时第一次抽血对心肌损伤诊断的准确性。hs-cTn 单次检测值对心肌梗死的阴性预测值（NPV）可达 95%，也有研究证明患者出现症状 3 小时内 2 次 hs-cTn 的检测对诊断心肌损伤的敏感度可达 100%；因此针对从发病到 3 小时以内就诊的患者，建议采用 hs-cTn 的 0/1 h、0/2 h 和 0/3 h 快速诊疗流程来确诊或排除 AMI，但需注意的是快速算法的界值（cut-off 值）应与使用的检测系统对应；使用的方法学不一样，界值也不一样。

案例总结

本案例患者因胸痛 15 小时，于 4 月 28 日 18：00 入我院急诊科就诊。入院后，在急诊科接受各项检查，心电图无明显异常，D- 二聚体阴性，cTnI（0.8 ng/mL），疑为急性冠脉综合征转入心内科住院治疗。转入心内科后再次采血，标本送检验科检测。4 月 28 日 20：50，检验科结果：cTnI 0.782 ng/mL，NT-proBNP 929.46 ng/mL，D- 二聚体阴性。检验科和急诊科检测心肌钙蛋白结果均为阳性这点无疑，但因为使用的检测平台不同，急诊科是即时检测（POCT）为主，检验科是化学发光法检测，两次结果的对比无法体现患者体内 cTnI 的水平变化趋势。4 月 29 日 9：30，再次查血，cTnI 升高为 2.73 ng/mL，说明患者心肌缺血损伤的状况在加重，当天患者加做超声心动图和冠脉造影术检查，以进一步排除其他诊断和了解冠脉狭窄情况。术后，经继续抗血小板、稳定斑块、降压等治疗，4 月 30 日患者的 cTnI 降为 0.811 ng/mL，胸痛症状改善，好转出院。整个过程体现了心肌肌钙蛋白在 ACS 诊断及治疗过程中的监测作用。

专家点评

急性胸痛是急诊科常见病。此类胸痛患者常伴有呼吸困难，病因和临床表现多样，致命性胸痛危险性高。针对表现为急性胸痛或伴呼吸困难的急诊首诊患者，除常规 ECG 外，推荐进行 hs-cTn、BNP/NT-proBNP、D- 二聚体这三项心血管标志物联合检测。cTn 是心肌结构毁损的标志物，反映病理定性诊断；BNP/NT-proBNP 是心脏功能变化标志物，反映病理生理程度的量化诊断；D- 二聚体是血栓形成的标志物，反映病因学诊断。三项联合从多方位、多角度对急性胸痛患者进行初始评估、初步诊断与排除诊断、识别高危患者，制定合理治疗决策。

心肌钙蛋白是目前诊断心肌损伤综合表现最佳的指标，敏感性和特异性都优于传统的心肌酶四项，被国内外各大指南强烈推荐。本案例结合患者肌钙蛋白的水平及动态变化，明确了胸痛原因为非 ST 段抬高型心肌梗死，并为患者进一步进行了超声心动图、冠脉造影来评估患者心脏结构、功能和动脉狭窄情况明确诊断。

作为检验人员，除了要选择可靠的检测平台确保结果的准确性外，还应掌握每一项检验指标的临床意义，不断地学习最新的临床指南共识，挖掘检验数值背后的临床意义，多与临床沟通，才能更好地为患者服务。

参考文献

［1］ 中国胸痛中心联盟，中国心血管健康联盟，中国医师协会胸痛专业委员会.《中国胸痛中心质控报告（2019）》概要［J］. 2020，28（8）：421-424.

［2］ 中华医学会急诊医学分会，中国医疗保健国际交流促进会胸痛分会. 急性胸痛急诊诊疗专家共识［J］. 中华急诊医学杂志，2019，28（4）：413-420.

［3］ 急诊胸痛心血管标志物联合检测共识专家组，中国医疗保健国际交流促进会急诊医学分会. 急诊胸痛心血管标志物检测专家共识［J］. 中华急诊医学杂志，2022，31（4）：448-458.

［4］ 中华心血管病杂志编辑委员会，中华医学会心血管病学分会. 高敏心肌肌钙蛋白在急性冠状动脉综合征中的应用中国专家共识［J］. 中华心血管病杂志，2012，40（10）：809-812.

［5］ 中国医师协会检验医师分会心血管专家委员会. 心肌肌钙蛋白实验室检测与临床应用中国专家共识［J］. 中华医学杂志，2021，101（37）：2947-2961.

急性非 ST 段抬高型心肌梗死 **12**

作　　者：李露瑶[1]，洪敏[2]（四川省医学科学院·四川省人民医院，1 临床医学检验中心；2 健康管理中心）

点评专家：传良敏（四川省医学科学院·四川省人民医院）

前　言

本案例报告了一名老年男性患者，因"体检发现高敏肌钙蛋白升高 2 小时"入院。患者在健康体检时发现高敏肌钙蛋白 T（hs-TnT）升高至 151 ng/L，体检心电图仅提示窦性心动过缓，但无明显临床症状。入院后复查高敏肌钙蛋白进一步升高至 211 ng/L，考虑急性心肌梗死的可能性，随即进行冠状动脉造影检查，结果显示为冠状动脉粥样硬化性心脏病，并进行了经皮冠状动脉腔内成形术（percutaneous transluminal coronary angioplasty，PTCA）和冠脉支架植入治疗。高敏肌钙蛋白 T 是诊断急性心肌梗死的重要实验室指标，在临床实践中，异常升高的高敏肌钙蛋白 T 是急性心肌梗死的重要诊断依据。

案例经过

近日，一名在我院健康体检中心进行年度例行体检的男性患者，无明显不适，但偶然发现高敏肌钙蛋白 T 为 151 ng/L。根据我院检验科危急值管理规定，检验科立即将结果报告给体检中心重要异常阳性结果处理小组联络员。该小组结合患者的体检心电图情况（无明显异常），初步判定该患者可能发生了急性非 ST 段抬高型心肌梗死，及时与患者本人联系，并为其提供心内科门诊绿色通道，建议该患者立即住院继续治疗。入院后，立即为患者进行冠脉造影检查，发现冠状动脉粥样硬化性心脏病，并进行了 PTCA 和冠脉支架植入术。术后，患者规律服药，目前一般情况良好。

案例分析

1. 检验案例分析

本院检验科常规开展高敏肌钙蛋白 T 的检测工作，该体检标本心肌标志物中的高敏肌钙蛋白 T 结果为 145 ng/L，属于危急值，换机复查结果为 151 ng/L。检验人员迅速联系体检中心危急值负责人，告知其迅速联系患者尽快到心内科门诊就诊。当天患者到我院心内科门诊就诊，门诊医生为其开药并安排其尽快办理入院。第二天，患者入院本院老年心血管科，再次复查心肌损伤标志物，结果显示高敏肌钙蛋白 T 升至 211 ng/L（表 12.1）。高敏肌钙蛋白 T（hs-TnT）是诊断急性心肌梗死（AMI）的首选标志物，具有高灵敏度和特异性，且诊断窗口较宽。

表 12.1　心肌损伤标志物检测结果

检测项目	体检样本	入院后样本	参考区间
高敏肌钙蛋白 T（ng/L）	151	211	0.0~16.8

2. 临床案例分析

（1）补充辅助检查结果，结果如下。

心脏彩超检查提示：主动脉硬化，升主动脉增宽，主动脉瓣退变伴轻度关闭不全；左心房增大、二尖瓣轻度关闭不全。

血脂检查：总胆固醇 4.31 mmol/L，低密度脂蛋白胆固醇 2.28 mmol/L。

颈动脉彩超检查提示：左侧颈总动脉粥样硬化伴不均匀回声斑块形成；右侧锁骨下动脉内膜中层局限性增厚。

头颅 MRA 检查提示：双侧额叶见散在斑点状缺血灶。

经颅多普勒超声检查提示：高阻型脑动脉硬化血流频谱改变。

（2）补充询问患者的病史。患者自述体检前 2 天有胸前区疼痛，放射至咽喉的症状。

结合病史、症状、体征及实验室检测结果，患者诊断为急性非 ST 段抬高型心肌梗死较为明确。临床上予以 PTCA 和冠脉支架植入、双联抗血小板、降脂稳斑等治疗手段。

知识拓展

心血管疾病是全球首要的疾病，每年大约有 1700 万患者因此死亡。急性心肌梗死（acute myocardial infarction，AMI）是一种常见的心血管急症，通常由于冠状动脉粥样硬化引起供血突然减少或中断，导致心肌发生急性缺血。急性缺血性心肌损伤生化标志物的检测在诊断 AMI 时尤为重要，尤其是 AMI 早期或临床症状不典型、ECG 未出现明显改变的心肌梗死，如心内膜下心肌梗死的诊断。这些标志物还能及时指导溶栓治疗，对预后进行判断，降低 AMI 后的死亡率。

高敏心肌肌钙蛋白（hs-cTn）是一种能够精确检测血液中极低浓度肌钙蛋白的生物标志物。它在心肌损伤诊断中具有重要意义，尤其在急性冠脉综合征和心肌梗死的早期检测中表现出极高的敏感性和特异性。在健康体检中，hs-cTn 的应用能够帮助识别那些心电图无异常但仍有潜在心脏病风险的个体。通过检测 hs-cTn 水平，体检可以早期发现心肌微小损伤，预警心血管疾病的发生，促使个体进行进一步的医学检查和干预，进而预防严重心脏事件的发生。此外，hs-cTn 的检测有助于评估体检者的心脏健康状况，指导个体化的健康管理和生活方式调整，从而在无症状阶段就进行有效的预防和干预，提高健康体检的临床价值和准确性，最终改善体检者的长期健康预后。

案例总结

高敏心肌肌钙蛋白（hs-cTn）是心肌细胞损伤特异性生物标志物，被认为是目前用于急性冠脉综合征（ACS）诊断、危险分层、治疗和预后判断的首选生物标志物，其对急性心肌梗死（AMI）的诊断被相关国际和国内指南均列为 I 级 a 类推荐。在本案例中，患者无明显临床症状，心电图无明显异常，但在健康体检中发现单项 hs-TnT 增高。检验人员高度重视，迅速二次复查，确保仪器性能和质控状态良好后，快速将危急值报告给体检负责人，并提醒该项目检测值异常的重要临床意义，建议通知该体检者迅速到门诊就诊。快速入院后进行冠脉造影检查，发现心肌梗死并进行支架手术，最后患者顺利出院。这一系列快速有效的沟通与处理，体现了检验与临床之间密不可分的关系，为患者争取了大量救治时间，最大限度地降低了风险。

专家点评

本文通过对一例在健康体检中发现高敏心肌肌钙蛋白 T（hs-TnT）异常升高的无症状老年男性患者的详细分析，凸显了高敏肌钙蛋白在急性冠脉综合征诊断中的重要作用，并使临床工作者深刻体会到检验工作与临床思维有机结合在疾病诊疗中的重要意义。

首先，该案例强调了在健康体检人群中个性化选择体检项目的重要性。患者在缺乏明显临床症状和心电图无明显异常的情况下，通过体检发现了 hs-TnT 的异常升高。其次，检验科的迅速反应和准确报告至关重要。检验人员在发现 hs-TnT 升高后，立即按照危急值管理流程报告并与体检中心和临床科室密切沟通，查找原因，确保患者能够快速得到进一步的诊治。最后，本文的知识拓展部分进一步强调了 hs-TnT 在急性冠脉综合征诊断中的重要性，凸显了实验室检查在疾病诊断中的重要价值。

综上所述，本文通过一个实际病例展示了健康体检、实验室的检验指标和临床诊治的有机结合，具有很高的临床实践指导意义。

参考文献

［1］ 苏少辉，范欣，李应桃，等 . 青年 ST 段抬高型心肌梗死患者临床特征及预后情况分析［J］. 中国循证心血管医学杂志，2022，14（8）：948-950，955.

［2］ Writing Group Members，Mozaffarian D，Benjamin EJ，et al. Executive summary：Heart disease and stroke statistics—2016 Update：A report from the American Heart Association［J］. Circulation，2016，133（4）：447-454.

［3］ 中国医师协会检验医师分会心血管专家委员会 . 心肌肌钙蛋白实验室检测与临床应用中国专

家共识［J］. 中华医学杂志，2021，101（37）：2947-2961.

［4］ Thygesen K，Mair J，Katus H，et al. Study group on biomarkers in cardiology of the ESC working group on acute cardiac care. Recommendations for the use of cardiac troponin measurement in acute cardiac care［J］. Eur Heart J，2010，31（18）：2197-2204.

急性广泛前壁心肌梗死

13

作　　者：刘晓辉[1]，杨佳[2]（武汉亚洲心脏病医院，1 检验科；2 重症外科）

点评专家：张真路（武汉亚洲心脏病医院）

前　言

　　患者，男性，61 岁，因"胸闷、气短、乏力 3 天，逐渐加重"就诊。在外院，心电图检查显示"急性广泛前壁心肌梗死"，外院医生遂给予拜阿司匹林 300 mg，替格瑞洛 180 mg，阿托伐他汀 20 mg 口服，以及呋塞米 20 mg 静脉推注，但患者症状未见缓解。因此，患者转至我院寻求进一步治疗。我院急诊科进行心脏彩超检查，结果显示左室节段性室壁运动异常，左房扩大，二、三尖瓣轻度反流，室间隔穿孔，室间隔增厚，左室收缩功能减低，心包腔少量积液。初步诊断为急性广泛前壁心肌梗死，需进一步完善检查进行诊断与鉴别诊断，进而开展后续治疗。住院期间，患者先后接受了经主动脉球囊反搏术、体外膜肺氧合术辅助下行左心室辅助装置 + 冠状动脉搭桥术。治疗过程中，患者历经了多器官功能衰竭、出凝血功能障碍、感染、炎症等并发症。经过积极的治疗，患者最终康复并转出重症监护病房。

案例经过

1. 基础资料

患者，男，61 岁，胸闷、气短、乏力 3 天余，加重伴喘气 6 小时。

现病史：患者 3 天前开始间断在日常活动中感胸闷、气短不适，伴乏力，无胸痛，休息后可逐渐缓解，未诊治。今晨 8 点左右患者感胸闷、气短加重，伴喘气，不能平卧，持续不缓解，至外院就诊查心电图示"急性广泛前壁心肌梗死"，随即给予拜阿司匹林 300 mg，替格瑞洛 180 mg，阿托伐他汀 20 mg 口服，以及呋塞米 20 mg 静脉推注，为求进一步诊治，患者就诊于我院。

既往史：高血压病 20 年，最高血压 200/? mmHg，未规律降压，血压控制不详。痛风病史 8 年，未予治疗。2 型糖尿病史 4 年，长期服用"格列齐特、二甲双胍"，未规律监测血糖。

2. 检查

入院查体：体温 36.6 ℃，脉搏 144 次 / 分，呼吸 29 次 / 分，血压 110/60 mmHg。神志清楚，端坐呼吸，大汗淋漓；颈软，颈静脉无充盈；双肺泡呼吸音粗，双肺可闻及散在湿性啰音；心率 144 次 / 分，律齐，胸骨左缘第四肋间可闻及 Ⅲ /6 级喷射性收缩期杂音；腹平软，无压痛及反跳痛，肝脾肋下未触及，双下肢无水肿；生理反射存在，病理反射未引出。

辅助检查：2024 年 2 月 16 日，我院急诊科查心脏彩超（图 13.1）提示该患者左室节段性室壁运动异常，左房扩大，二、三尖瓣轻度反流，室间隔穿孔，室间隔增厚，左室收缩功能减低，心包腔少量积液；我院床旁心电图（图 13.2）提示该患者存在急性广泛前壁心肌梗死。

超声检查：大血管未见异常。双下肢动脉有散在斑块形成。

实验室检查：超敏 C 反应蛋白 223.28 mg/L↑（参考值：0~3 mg/L），血沉 68 mm/h↑（参考值：0~21 mm/1h），白介素 -6（IL-6）117.0 pg/mL↑（参考值：0~3.4 pg/mL），白介素 -10（IL-6）14.0 pg/mL↑（参考值：0~9.1 pg/mL），肿瘤坏死因子 α 17.7 pg/mL↑（参考值：0~8.1 pg/mL），血清乳酸脱氢酶 355 U/L↑（参考值：120~250 U/L），氨基末端脑钠肽前体 15557.00 pg/mL↑（参考值：0~125 pg/mL），高敏肌钙蛋白 I 8.902 ng/mL↑（参考值：0~0.198 ng/mL），血葡萄糖 28.53 mmol/L↑（参考值：3.9~5.6 mmol/L），

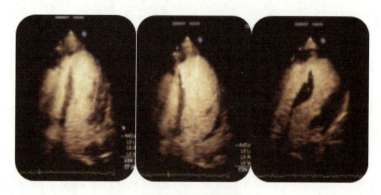

图 13.1　心脏彩超

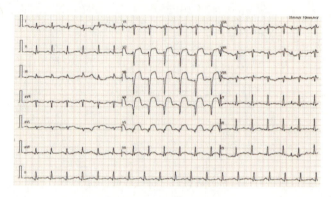

图 13.2　床旁心电图

糖化血红蛋白 9.20%↑（参考值：4%~6%），血浆 D- 二聚体 2.203 μg/mL↑（参考值：0~0.7 μg/mL），尿葡萄糖 3+↑（参考值：阴性），余无异常。

3. 诊断与鉴别诊断

（1）冠状动脉粥样硬化性心脏病，急性广泛前壁心肌梗死，急性心肌梗死后室间隔穿孔，心源性休克，Killip 分级（Ⅳ级）。

诊断依据：患者为 61 岁男性，存在高血压、糖尿病等冠心病高危因素。近 3 天余反复出现胸闷、气短及乏力等症状，6 小时前症状显著加重并伴喘息。2024 年 2 月 16 日心脏彩超提示心脏结构和功能异常、心电图提示急性广泛前壁心肌梗死，两项检查结果均与冠心病相关诊断一致。

（2）高血压 3 级。

诊断依据：患者既往患高血压病 20 年，最高血压 200/? mmHg，血压控制不详。

（3）2型糖尿病。

诊断依据：患者既往有2型糖尿病史4年，长期服用"格列齐特、二甲双胍"，血糖控制不详。

（4）鉴别诊断：患者胸痛应与以下疾病相鉴别。

①主动脉夹层：位于胸骨后或者肩胛区，突然发生剧烈的、撕裂样或刀割样痛，持续不缓解，既往多有高血压病史，化验查D-二聚体升高，大血管增强CT检查可以确诊。

②大面积肺栓塞：突然发生胸骨后钝痛，伴有呼吸困难，呈持续性，伴有低氧血症，D-二聚体增高，肺血管增强CT可以确诊。

③心包炎：疼痛常在胸骨后开始，向颈肩部放射，呈锐痛，刀割样痛，与呼吸、体位和活动有关（仰卧位，咳嗽或吸气时疼痛加重），持续时间达数小时，查心脏彩超多有心包积液。

④气胸：位于胸部受累一侧，突然发生的与呼吸有关的锐痛，伴有呼吸困难，呈持续性，胸片常提示有肺压缩。

⑤反流性食管炎：位于胸骨后烧灼样痛，餐后和卧位时加重，持续时间达数分钟至数小时。

⑥其他疾病：如主动脉狭窄或关闭不全、肥厚型心肌病、X综合征、肋间神经痛、带状疱疹、食管病变、膈疝、消化性溃疡、肠道疾病、颈椎病等，可进一步检查以明确诊断。

4. 治疗

（1）内科治疗。针对患者当前临床状况，我们制定了以下初步诊疗方案。

①手术时机通常定在发病后2~3周后，但根据患者目前的心脏彩超结果，考虑患者室间隔穿孔孔径过大，目前不适合进行室间隔封堵手术，因此暂不考虑介入封堵。

②由于无法进行介入封堵，计划在发病后2~4周评估患者是否适合进行外科手术，包括室间隔修补术、室壁瘤夹闭术以及冠状动脉搭桥术。

③等待手术期间，若患者循环不稳定，建议植入体外膜氧合器（extracorporeal membrane oxygenation，ECMO），同时在必要时评估心脏移植及左心室辅助装置（left ventricular assist device，LVAD）植入的可能性。

（2）外科治疗，即ECMO辅助治疗。患者入院以来，持续接受IABP辅助治疗，但心源性休克及肺水肿难以纠正，且肺部感染和肺部渗出较重。任海波主任查房时指出，患者急性广泛前壁心肌梗死，并发室壁瘤机械并发症、伴室壁瘤形成，临床表现心功能差、肺水肿、心源性休克。尽管 IABP 支持，但仍难以纠正循环状况，拟急诊 ECMO 辅助，并择期评估外科手术指征。于 2024 年 2 月 26 日 12：50，患者接受了静脉动脉 ECMO 植入术，术后患者心率逐渐减慢至约 90 次 / 分，循环状况有所改善。

入院初期，检验医师查房建议，由于患者存在较严重的三支病变，为防止在院期间再次发生恶性血栓事件，必须给予足够的抗凝及抗血小板治疗，目前采用肝素抗凝联合双联抗血小板的方案，应加强动态监测，维持活化部分凝血酶时间（APTT）在 60 秒左右。患者 D- 二聚体很快下降，如图 13.3 所示。

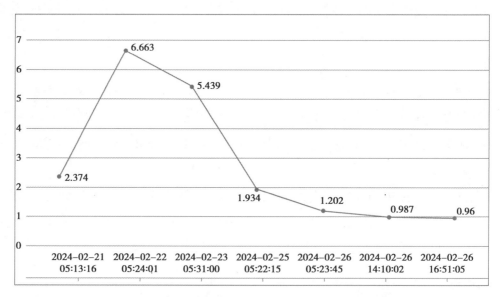

图 13.3 患者抗凝后 D- 二聚体（μg/mL）的变化趋势

患者在接受 ECMO 辅助后，为了预防血栓形成，更换了比伐卢定作为抗凝治疗，以保证体外辅助系统的顺利运行。但自入院后，患者的肝、肾功能呈进行性下降趋势，且因长期插管等因素，患者的感染症状逐渐显现，因此开始了长时间的抗生素治疗。在治疗过程中，一度因连续使用头孢哌酮钠舒巴坦钠（舒普深）导致 INR 过高，而引发 IABP、ECMO 插管处的渗血。

经临床查房并了解患者当前实际情况后，检验医师提出，建议临床更换抗生素，并使用维生素 K 纠正过度延长的 INR。其次，鉴于患者在 ECMO 期间采用比伐卢定进行抗凝治疗，建议渗血严重时要考虑暂停比伐卢定，待渗血好转或动态监测 D- 二聚体等血栓指标上升较快时再考虑小剂量抗凝，如图 13.4 所示。

患者住院期间反复出现心力衰竭发作，血管活性药物依赖，需要机械循环辅助

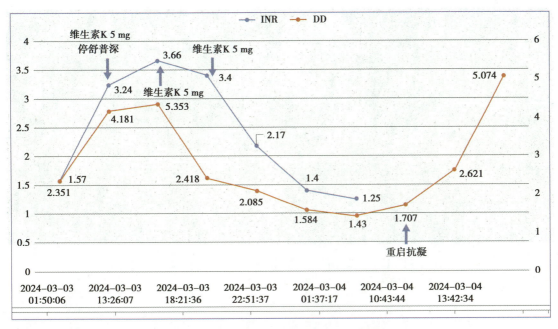

图 13.4　患者渗血变化前后用药及逆转情况

（IABP+ECMO）来维持循环。内外科专家讨论后认为，药物治疗预计效果差，患者存在冠状动脉搭桥手术＋室壁瘤夹闭＋室间隔缺损修补＋左心辅助装置植入术的手术指征（具体手术方式视术中情况而定），无绝对手术禁忌，因此计划进行外科手术治疗。

应用检验科所提供的 LVAD 术前评估方案，该患者除了药物治疗效果不佳外，还因心脏彩超显示室间隔穿孔孔径过大，无法进行室间隔封堵手术，因此暂不考虑介入封堵。遂于 2024 年 3 月 11 日行 LVAD+CABG（SVG-RCA 主干）+VSR 修补术＋临时起搏器安置术＋延迟关胸，同时撤除 ECMO、IABP。

LVAD 术后，患者因术中大量失血，且回 ICU 后胸腔引流多，血压低，考虑存在失血性休克，补充了大量血液制品，一度呈现出凝血紊乱的表现（图 13.5）。

检验医师在查房时提出了一系列建议，以优化患者的术后管理。首先，增加术后监测频率，并结合血栓弹力图、血小板功能等多项指标综合分析凝血功能。达到以目标为导向的治疗性补充，而不是盲目地进行血液制品输注，同时考虑到患者术前即存在感染情况，术后白细胞降低，淋巴细胞绝对值低，免疫功能低下，遂建议临床进行免疫功能监测（表 13.1），结果显示患者淋巴细胞数量及比例下降，T 细胞呈耗竭状态且开始表现凋亡增加。因此，建议临床考虑使用重组人白细胞介素 -11 及血小板生成素等药物，以刺激血液细胞的生成，帮助患者平安渡过围术期的复杂情况。

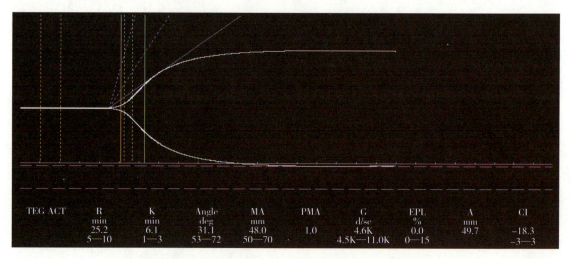

TEG ACT	R min	K min	Angle deg	MA mm	PMA	G d/sc	EPL %	A mm	CI
	25.2	6.1	31.1	48.0	1.0	4.6K	0.0	49.7	−18.3
	5—10	1—3	53—72	50—70		4.5K—11.0K	0—15		−3—3

图 13.5　患者 LVAD 术后的血栓弹力图（TEG）

表 13.1　免疫功能监测

全称	简称	结果	单位	指示	参考范围
T 淋巴细胞	CD3$^+$	34.47	%	↓	52.11~81.55
辅助性 / 诱导性 T 淋巴细胞	CD3$^+$CD4$^+$	18.68	%	↓	22.20~50.25
抑制性 / 细胞毒性 T 淋巴细胞	CD3$^+$CD8$^+$	13.40	%	↓	14.19~43.41
CD4/CD8 比值	CD4/CD8	1.39			0.60~2.88
T 淋巴细胞 PD-1	CD3$^+$PD-1$^+$	75.64	%	↑	0~33.50
辅助性 / 诱导性 T 淋巴细胞 PD-1	CD3$^+$CD4$^+$PD-1$^+$	79.87	%	↑	0~38.90
抑制性 / 细胞毒性 T 淋巴细胞 PD-1	CD3$^+$CD8$^+$PD-1$^+$	85.37	%	↑	0~38.70
调节性 T 细胞	Treg	13.25	%	↑	3.00~8.00

5. 治疗结果、随访及转归

患者本次住院期间先后经主动脉球囊反搏（IABP）、体外膜肺氧合（ECMO）辅助下行左心室辅助装置（LVAD）＋冠状动脉搭桥术（CABG）等，历经多器官功能衰竭、出凝血功能障碍、感染、炎症等并发症，经 61 天的住院治疗，最终康复转出 ICU。

案例分析

1. 检验案例分析

（1）患者抗凝及抗血小板治疗问题。

在内科治疗阶段，为防止该患者在院期间再次发生恶性血栓事件，必须给予足够的抗凝及抗血小板治疗，采用肝素抗凝＋双联抗血小板的三联抗凝方案。由于这种方案的抗凝强度把握不当，极易引发出血并发症，所以检验医师建议进行动态监测，并维持 APTT 在60 秒左右，同时结合 D- 二聚体等血栓标志物的动态变化，随时调整抗凝强度。

（2）患者感染、炎症及免疫功能的调节。

该患者自入院后经历多种临床侵入性操作，体外辅助装置设备，各种插管置入等，使患者很快面临感染问题，随之而来的就是机体免疫功能发生障碍，检验医师在查房过程中，根据患者的微生物培养结果，及时与临床沟通患者当前的感染状态，致病菌群的特点，对各种抗生素药物的敏感性及用法用量等；同时利用检验科炎症与感染相关指标，帮助临床有针对性地降低患者炎症状态，患者在院期间感染情况及药物调整情况如图 13.6所示。

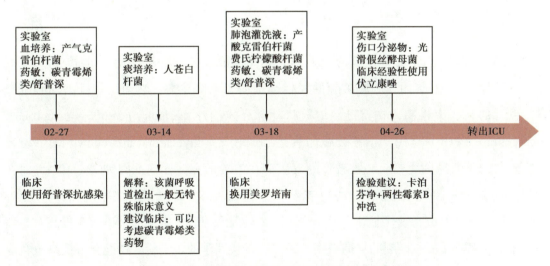

图 13.6　患者重症监护期间感染菌种变化及检验建议

在患者免疫功能受损时，利用淋巴细胞亚群检测、T 调节细胞检测等技术帮助临床分析患者当前免疫功能状态，及时调整免疫辅助制剂的使用，对患者的恢复起到非常关键的作用。

（3）LVAD 装置的围术期评估。

LVAD 技术的发展非常迅速，但在临床上仍属于较新的技术和方法。在整个围术期，检验医师通过大量文献的查阅，为临床量身制定 LVAD 围术期检验检查规范，使临床医生从术前评估，到术中危险及术后维护都能有据可依，为此类患者的治疗提供大力帮助。该规范覆盖 LVAD 术前、术中、术后各个环节，包括患者适应证评估，到术中危急情况处理，及术后常规管理等，以术中建议为例（术前、术后项目较多，不一一列举），如表13.2 所示。

表 13.2　医院检验科联合心外科制定 LVAD 患者管理规范（术中举例）

标本类型	医嘱项目	用途	频率
血液（紫头管）	全血细胞计数 + 五分类 *	Hb、血小板计数	必要时（大量失血）
血液（蓝头管）	血栓弹力图	凝血功能评估	必要时（大量失血）
	凝血检测（5 项）*	定量评估凝血因子、纤维蛋白原、FVⅢ等水平，有据补充	
心肌组织标本	手术后病理检查（含活检、全自动封片染色、大体及显微镜摄影）*	病理染色及后续分析（病理及分子检测见专项条目）	术中
	免疫电镜检查与诊断	有针对性进行	

2. 临床案例分析

（1）心脏破裂是急性心肌梗死（acute myocardial infarction，AMI）的严重并发症之一。虽然在近 20 年内，心脏破裂的发生率呈明显下降趋势。然而，一旦出现心脏破裂，患者的死亡率极高。在直接经皮冠状动脉介入治疗（primary percutaneous coronary intervention，PPCI）时代，心脏破裂仍然是心肌梗死（myocardial infarction，MI）患者近期死亡的重要原因之一。心脏破裂的发生率在溶栓前和溶栓前期间为 7%~10%，而在 PPCI 期间为 1%，而心脏游离壁破裂（free wall rupture，FWR）的死亡率高达 50% 以上。因此，心脏破裂亦成为现代心脏病学面临的重要挑战之一。本案例的报道旨在提高对急性心梗并发症尤其是心脏破裂的早期识别，并体现现代医学的多学科联动配合可提高抢救成功率。

（2）外科手术是目前公认的治疗 FWR 的有效方法，能纠正血流动力学紊乱，但手术风险高，早期病死率高。相关器械辅助治疗包括主动脉球囊反搏（IABP）、体外膜肺氧合（ECMO）和左室辅助装置（LVAD）等。该患者在度过危急期以后，快速进行了 LVAD 的可行性分析，按照检验科制定的 LVAD 围术期管理白皮书对患者进行全面、系统的评估和管理，这进一步体现了多学科团队的共同配合和支持对于危重患者的救治是至关重要的。

知识拓展

心脏破裂好发于心梗后 1~4 天。但随着溶栓药物的使用及 PCI 治疗的应用，破裂率已显著降低，并使破裂时间提前。近期研究显示，心梗后游离壁破裂发生率约为 1.3%，但 47.1% 的心脏破裂发生于心梗后 24 小时之内，死亡率高达 88.2%。在直接经皮冠状动脉介入治疗（PPCI）时代，心脏破裂仍然是心肌梗死（MI）患者近期死亡的重要原因之一。心脏破裂的发生率在溶栓前和溶栓前期间为 7%~10%，而在 PPCI 期间为 1%，而心脏游离壁破裂（FWR）的死亡率高达 50% 以上。因此，心脏破裂亦成为现代心脏病学面临的重要挑战之一。

GRACE 注册研究共 60918 例 ACS 患者中，心脏破裂的发生率为 0.45%，其中 STEMI 患者发生率为 0.9%，游离壁破裂发生率为 0.2%。而来自 2013—2017 年的美国住院患者样本库（NIS）数据库，对于 412700 例 STEMI 患者的机械并发症，游离壁破裂率为 0.17%。国内调查数据显示，AMI 后心脏破裂的发生率为 2.12%，心脏破裂患者 30 天的死亡率为 86%。

左心室辅助装置（LVAD）是严重心力衰竭患者的救命装置，但如何保障其围术期并发症的减少，延长其使用时间，需要多学科的团队合作。重点关注患者病因诊断、围术期的手术安全、出凝血管理、炎症与感染控制、血流剪切力变化所引起的病理生理学变化及右心功能判断等方面。术前评估主要是帮助临床尽可能保障患者手术安全，包括对候选者进行绝对禁忌证、相对禁忌证的初始筛选，以及对有适应证患者进行全面的机体机能状态评估，以期获得最佳手术效果，而术中评估则主要是为了保证手术安全顺利进行。对于 LVAD 来说，术中出现大量失血等意外情况是威胁手术成功与否的重要因素，需迅速、及时地进行处理，依据准确的实验室检测可以帮助术者进行以目标为导向的精准管理，更有利于意外情况的控制。术后评估管理方面则更全面，因为 LVAD 心脏手术后的成功结局依赖于重症医学科的全方位集束化管理。

与 LVAD 相关的并发症可分为 LVAD 特异性并发症和 LVAD 相关性并发症，其中许多并发症可导致严重的患者发病率和死亡率。在此过程中，根据患者监测指标的变化，做好血流动力学监测，特别是右心室功能，优化容量和正性肌力支持，适当的镇静、镇痛、呼吸道管理和适当的抗凝和输血策略，围术期感染的防治等至关重要。

ECMO 术后最常见的并发症是出血，其原因主要是术中大量应用肝素等抗凝药物，以及体外循环过程中血小板损伤消耗；同时，由于血液和人工回路之间的相互作用以及血液成分中剪切力的存在，在 ECMO 过程中可能会出现凝血障碍。此外，血液中的蛋白质在回路膜上积累、造成膜污染，导致凝血级联的激活，并产生血小板和白细胞聚集到膜表面的风险，一旦酶被激活，因子Ⅻ、补体成分、激肽 / 激肽结合蛋白和纤维蛋白原在凝血级联上被裂解，最终导致血栓形成。ECMO 是一种极具侵袭性的治疗方式，因此需要密切地监测以获得最佳疗效。该系统回路功能上的任何缺陷都可能导致严重事件，因此对患者和 ECMO 回路都要进行监测。与系统相关的并发症可能来自回路的任何部分，如血栓形成、空气栓子、氧合器 / 泵故障以及与插管相关的问题可能被列为回路并发症。对于患者来说，出血、感染和溶血是最常见的并发症。在 ECMO 支持期间，出血和血栓并发症是发病率和死亡率的最大风险。根据体外生命支持组织的注册报告，血栓形成的并发症导致回路更换的概率约为 20%。因此，长期维持 ECMO 运转需要一种平衡血栓与出血的抗凝策略，以防止血栓沉积和避免过度抗凝导致的出血来维持 ECMO 运转。我们使用"血栓标志物指导下的 ECMO 低强度抗凝方案"，即以血栓标志物为主要目标，同时辅助以其他实验室检测项目，各个结果综合分析，并据此动态调整患者的出凝血管理方案，以有助于解决 ECMO 期间的出凝血决策问题，为患者提供真正的安全保障。

案例总结

本例患者以"急性心肌梗死后室间隔穿孔心源性休克"入院，同时伴有多器官受累，肝肾功能差，合并肺部感染等问题，病情非常危重，何时采用何种治疗措施尤为重要。

本案例启示我们，在对心脏破裂已报道危险因素充分认知的情况下，临床工作应加强警惕，重症监护及心脏听诊尤为重要。对于心脏破裂的诊断依赖于典型的临床表现和辅助检查：剧烈的、难以缓解的胸痛伴心电图 ST-T 改变，血流动力学紊乱，出现急性心包填塞和电机械分离，心包穿刺引流出血样积液等均有助于诊断。

如果血流动力学不稳定，在机械辅助装置支持下进行紧急心外手术，更加强调多学科团队（包括心外科、麻醉科、心内介入、ICU、影像、检验等）协作的重要性。由于我院CCU、心内科、心外科的协同一致，故从心脏超声发现心包积液到穿刺引流到心外会诊决策外科手术，各部门配合紧密无间，从手术间准备到麻醉科、检验科术前检查，血库准备等，大大缩短了手术等待时间，也是该患者获得成功救治的一大因素。

专家点评

心肌梗死及其严重并发症，尤其是梗死后心脏破裂，在临床治疗中极具挑战性。面临特别危重的病情，医院各学科及团队密切无间的配合对于一个患者的成功救治是至关重要的。

随着科技与医学事业的不断进步，新的理论与理念、新的技术与手段不断涌现，这些都要求检验专业也要不断地调整与改变，时刻面对新挑战的出现。本例患者所使用的左心室辅助装置是一项较新的技术，也是许多终末期心脏病患者无可替代的生命保障，如何用好不断出现的新的检验技术手段，来保证这些新的临床技术安全实施和开展，使更多的患者受益，解决临床"痛点"，才是我们检验工作的出发点和目标。

在现代的 AMI 治疗条件下，如何及时评估和预防 AMI 患者发生心脏破裂的危险性、更早正确识别心脏破裂高危患者以及建立成熟的抢救治疗团队是我们将来努力的方向。而用好手中的"武器"——检验项目和更专业的检验知识，为临床和患者的安全提供保证则更是检验专业需要努力的方向。

参考文献

［1］Murphy DA，Hockings LE，Andrews RK，et al. Extracorporeal membrane oxygenation-hemostatic complications［J］. Transfus Med Rev，2015，29（2）：90-101.

［2］Edinger F，Schneck E，Schulte C，et al. Comparison of the effect of membrane sizes and fibre arrangements of two membrane oxygenators on the inflammatory response，oxygenation and decarboxylation in a rat model of extracorporeal membrane oxygenation［J］. BMC Cardiovasc Disord，2020，20（1）：294.

［3］ Vieira J，Frakes M，Cohen J，et al. Extracorporeal membrane oxygenation in transport part 2：Complications and troubleshooting ［J］. Air Med J，2020，39（2）：124-132.

［4］ Sy E，Sklar MC，Lequier L，et al. Anticoagulation practices and the prevalence of major bleeding，thromboembolic events，and mortality in venoarterial extracorporeal membrane oxygenation：A systematic review and meta-analysis ［J］. J Crit Care，2017，39：87-96.

［5］ Cavarocchi NC. Introduction to extracorporeal membrane oxygenation ［J］. Crit Care Clin，2017，33（4）：763-766.

［6］ Koster A，Ljajikj E，Faraoni D. Traditional and non-traditional anticoagulation management during extracorporeal membrane oxygenation ［J］. Ann Cardiothorac Surg，2019，8（1）：129-136.

［7］ Bagoly Z，Szegedi I，Kálmándi R，et al. Markers of coagulation and fibrinolysis predicting the outcome of acute ischemic stroke thrombolysis treatment：A review of the literature ［J］. Front Neurol，2019，10：513.

［8］ Lampert BC，Teuteberg JJ. Right ventricular failure after left ventricular assist devices ［J］. J Heart Lung Transplant，2015，34（9）：1123-1130.

心肌肌钙蛋白 T 升高的急性脑血管病合并急性心肌梗死

14

作　者：朱小雨[1]，徐殿琴[2]（贵州医科大学附属医院，1 临床检验中心；2 高血压科）
点评专家：杨文秀（贵州医科大学附属医院）

前　言

　　随着经济的发展、人口老龄化和生活行为方式的改变，以心脑血管疾病为主的慢性非传染性疾病逐渐成为影响人类健康的主要疾病。合并脑血管疾病的急性心肌梗死（acute myocardial infarction，AMI）患者预后更差，发病率、致残率逐年增高，严重威胁人类生命，降低人类生存质量。心肌肌钙蛋白（cTn）是心肌细胞中的一种结构蛋白，在急性心梗的发病过程中，心脏血液循环供给不足，心肌缺血后破坏了心肌细胞的完整性，造成细胞膜中线粒体上相应的 cTn 被释放到外周血液中，从而被检测出来，常用于急性心梗的诊断。高敏心肌肌钙蛋白 T（hs-cTnT）是心肌损伤的高度特异性标志物，cTn 水平升高仅能代表心肌细胞损伤。由于冠状动脉粥样硬化斑块急性破裂或侵蚀，血小板激活，继发冠状动脉血栓性阻塞，引起心肌缺血、损伤或坏死，这只是心肌细胞损伤的众多原因之一。本案例分享一例急性脑血管病合并急性心梗的诊疗过程。

案例经过

　　老年女性患者，因"四肢无力 2 天，突发意识障碍 14+ 小时"于 2024 年 5 月 25 日入院。家属代诉患者 2 天前无明显诱因出现四肢无力，活动后加重，休息时稍缓解，感到心慌、胸闷、呼吸困难等，有 20 余年高血压史，就诊于当地县医院。14+ 小时前突发意识障碍，头颅磁共振弥散加权成像（diffusion weighted imaging，DWI）提示"左侧枕叶、顶叶及丘脑急性期脑梗死"。为进一步诊治，转至我院。入院后完善头颅 CT 血管成像（computed tomography angiography，CTA）提示"双侧椎动脉 V4 段、双侧颈内动脉 C4-7 段硬化并管腔粗细不均，不规则狭窄；右侧大脑后动脉 P2-3 段、左侧大脑后动脉 P3 段、右侧大脑中动脉 M2 段管腔粗细不均；右侧大脑前动脉 A1 段较对侧稍纤细，考虑发育所致；左侧优势型椎动脉。"CT 灌注成像（computed tomography perfusion，CTP）显示右侧额顶叶、左侧顶叶局部脑实质 MTT 及 TTP 稍延长。以"急性脑血管病"收入脑血管病房。入院诊断：①急性脑梗死；②肺部感染；③双侧胸腔积液；④心功能不全；⑤高血压病；⑥房颤心律。

2024 年 5 月 25 日 5∶24 肝肾电＋超敏 C 反应蛋白检验检查结果：尿素（UREA）17.42 mmol/L，肌酐（Cr）93.40 μmol/L↑，尿酸（UA）774.00 μmol/L↑，葡萄糖（GLU）6.13 mmol/L↑，胱抑素 C（Cys-C）1.96 mg/L↑，二氧化碳结合力（CO2CP）17.70 mmol/L↓，阴离子间隙（AG）22.37↑，丙氨酸转氨酶（ALT）3984.30 U/L↑，天冬氨酸转氨酶（AST）13206.00 U/L↑，总胆红素（TBil）46.08 μmol/L↑，直接胆红素（DBil）23.36 μmol/L↑，间接胆红素（IBil）22.72 μmol/L↑，总胆汁酸（TBA）30.90 μmol/L↑，超敏 C 反应蛋白（hs-CRP）>20 mg/L↑，总蛋白（TP）61.55 g/L↓，白蛋白（ALB）37.55 g/L↓，前白蛋白（PA）77.00 mg/L↓。

患者尿素、肌酐、尿酸、葡萄糖和胱抑素 C 均升高，提示患者肾功能不全，胱抑素 C 是老年人发生心衰的主要危险因素，患者胱抑素 C 高提示有可能发生心衰；二氧化碳结合力偏低，常见于代谢性的酸中毒和呼吸性的碱中毒，代谢性酸中毒最常见的疾病是肾功能不全，该患者可能是因为肾功能不全导致二氧化碳结合力偏低。阴离子间隙升高也可能是由患者肾功能不全引起。丙氨酸转氨酶主要来源于肝，其升高提示患者肝功能不全；天冬氨酸转氨酶主要来源于心肌，其升高提示患者可能存在心肌损伤。超敏 C 反应蛋白高常见的情况包括急性炎症感染、创伤及外伤、心脏疾病等，该患者超敏 C 反应蛋白高提示存在急性炎症感染，可能与心功能不全相关。白蛋白和前白蛋白降低，提示患者营养不良，也可能与患者存在急性炎症感染相关。

心肌酶、血脂全套及心肌标志物检验检查结果：肌酸激酶（CK）4664.00 U/L↑，肌酸激酶同工酶（CK-MB）94.00 U/L↑，乳酸脱氢酶（LDH）13519.00 U/L↑，α-羟丁酸脱氢酶（α-HBDH）5784.00 U/L↑，高敏心肌肌钙蛋白 T（hs-cTnT）>10.000 μg/L↑，氨基末端脑钠肽前体（NT-proBNP）>35000.00 pg/mL↑，肌红蛋白（Mb）1562 ng/mL↑，高密度脂蛋白胆固醇（HDL-C）1.21 mmol/L↓，载脂蛋白 B（ApoB）0.83 g/L↓，脂蛋白（a）[LP（a）]381.11 mg/L↑，同型半胱氨酸（Hcy）43.80 μmol/L↑，降钙素原（PCT）2.82 ng/mL↑。

肌酸激酶、肌酸激酶同工酶、乳酸脱氢酶和 α-羟丁酸脱氢酶、肌钙蛋白 T、氨基末端脑钠肽前体、肌红蛋白升高提示患者存在心肌损伤，氨基末端脑钠肽前体升高提示患者可能存在心衰。考虑到患者发病 14+ 小时，高敏心肌肌钙蛋白 T 大于 10 μg/L，心电图 ST-T 改变，怀疑患者可能存在急性心梗，肌钙蛋白达到峰值。高密度脂蛋白胆固醇降低可能与患者肝功能不全和脑梗有关。同时，考虑到患者还伴有肾功能不全和营养不良，这些因素可能进一步增加患者患动脉粥样硬化的风险。脂蛋白（a）升高同样预示着动脉粥样硬化的风险，这种情况可能与急性心梗有关。同型半胱氨酸是脑梗的独立危险因素，其升高既可能与患者脑梗有关，也有可能和冠心病相关。降钙素原升高，提示患者患脓毒血症。

血常规结果显示：白细胞计数（WBC）19.71×10⁹/L↑，中性粒细胞百分比（NEUT%）89.90%↑，淋巴细胞百分比（LYM%）3.1%↓，红细胞计数（RBC）5.50×10¹²/L↑，血红蛋白 160.00 g/L↑，红细胞比积（HCT）49.9%↑。白细胞计数和中性粒细胞百分比上升、淋巴细胞百分比下降提示患者存在急性感染，红细胞计数、血红蛋白和红细胞比积升高可能与患者肾功能不全相关。

凝血全套检查结果显示：凝血酶原时间（PT）73.4 s↑，活化部分凝血活酶时间（APTT）62.8 s↑，凝血酶时间（TT）22.7 s↑，抗凝血酶-Ⅲ活性（ATⅢ）53.00%↓，D-二聚体（D-D）2.80 μg/mL↑，纤维蛋白降解产物（FDP）7.72 μg/mL↑。

凝血结果提示患者凝血功能障碍，易发生弥散性血管性凝血，FDP 和 D-D 升高提示患者可能存在心梗，临床予以抗凝治疗。

2024 年 5 月 28 日 10：28，微生物痰培养检出白假丝酵母菌，提示患者存在真菌感染。

结合检验结果，补充诊断为：①急性心梗；②凝血功能异常；③脓毒血症；④真菌感染。经过临床针对性治疗，后续患者病情有所好转。

案例分析

1. 临床案例分析

本案例患者入院后完善各项检验检查，结果提示患者急性感染，怀疑患者肝、肾和心功能不全，且有可能心梗、患有脓毒血症。凝血酶原时间、活化部分凝血活酶时间和凝血酶时间延长，抗凝血酶 - Ⅲ活性、D- 二聚体和纤维蛋白降解产物增加，提示患者凝血功能异常，易发生弥散性血管性凝血（disseminated intravascular coagulation，DIC），结合肌钙蛋白 T 和心电图结果，加之 FDP 和 D-D 升高，考虑患者发病 14+ 小时，怀疑患者急性心梗。二氧化碳结合力、总蛋白、白蛋白、前白蛋白、高密度脂蛋白胆固醇、载脂蛋白B 和淋巴细胞百分比降低，提示患者营养不良，也可能与患者存在急性炎症感染相关。高密度脂蛋白胆固醇降低可能与患者肝功能不全和脑梗有关，加之患者肾功能不全和营养不良，有可能增加患者动脉粥样硬化的风险。后续微生物培养出真菌，临床根据以上检验结果明确患者诊断，针对性用药，患者病情后续好转。

2. 检验案例分析

在报告检验结果之前，患者的诊断以急性脑血管病为主。在完善相关检验检查之后，检验结果帮助临床明确患者的诊断为急性脑血管病合并急性心梗、脓毒血症、凝血功能异常以及真菌感染。经过精准用药治疗后，患者病情明显好转。患者有 20 多年的高血压史，推测没有很好地控制血压，故而引起心、脑、肾的一个病变，是本次急性脑血管病合并急性心梗的主要原因。

知识拓展

急性脑血管疾病与心肌梗死、冠心病的区别。

急性脑血管病是指一组起病急骤、涉及脑部血管循环障碍的疾病。它可以是脑血管突然血栓形成，或脑栓塞致缺血性脑梗，也可以是脑血管破裂产生脑出血。常伴有神经系统症状，如肢体偏瘫、失语、精神症状、眩晕、共济失调、呛咳等，严重者昏迷及死亡。临床上，这些情况也被称作"脑血管意外""卒中"或"中风"。

心肌梗死是指在冠状动脉病变的基础上，冠状动脉血流中断，使相应的心肌出现严重且持久的急性缺血，最终导致心肌的缺血性坏死。心肌梗死是冠心病的一种表现，它的胸痛症状持久而严重。

冠状动脉粥样硬化性心脏病，简称"冠心病"，也叫"缺血性心脏病"。这种疾病是由于脂质代谢不正常，血液中的脂质沉着在原本光滑的动脉内膜上，形成类似粥样的脂类物质堆积，称为"动脉粥样硬化病变"。随着这些斑块的增多，动脉腔逐渐狭窄，使血流受阻，导致心脏缺血，从而引发心绞痛。

对于急诊入院的脑血管病合并急性心梗患者，病情往往复杂且变化迅速，任何诊断和治疗的延误都可能对其预后产生负面影响。因此，快速评估患者病情十分重要，并可能为患者后续的治疗提供个体化方案，减少致死、致残的发生率，改善预后。

案例总结

患者因急性脑血管病入院，通过完善相关检验检查，cTnT、FDP 和 D-D 增加，结合心电图 ST-T 改变，明确诊断患者急性脑血管病合并急性心梗；PCT 增高提示脓毒血症，凝血检查结果异常提示凝血功能异常，以及微生物结果提示患者真菌感染。帮助临床快速明确诊断，从而针对性用药，更好地帮助了患者。

对于急性脑血管病患者，老年人因脑血管病变导致痛阈增高及心脏自主神经衰变，对疼痛的敏感性降低，加之患者常有意识障碍和失语，不能明确叙述自身的症状。对急性脑血管患者进行相关检验检查，疑为急性心梗时，需动态观察心电图及血清酶学、心肌标志物等改变，尽早诊断及治疗。

专家点评

近年来，急性脑血管病合并急性心梗的病例逐渐增多。本例患者因急性脑血管病被收治入院，已有 20 余年高血压史，而高血压易引起心、肾和脑的病变，因此推测患者急性脑血管病和高血压史密切相关。完善相关检验检查，发现患者 cTnT>10 μg/L。cTnT 是心肌损伤特异标志物，要注意的是如果患者是单纯的急性脑血管病，cTnT 不会这么高，考虑患者发病已超过 14 小时，结合患者心电图 ST-T 改变，推测患者有可能是急性脑血管病合并急性心梗，cTnT 达到峰值，因此显著升高。其他检验结果也揭示了患者存在肝肾病变、凝血功能异常、真菌感染等问题。

在本例患者的诊疗过程中，检验科发挥了重要作用。检验科积极与临床沟通，帮助临床明确诊断，从而精准用药，挽救患者生命，检验是服务于临床和患者的，每一份标本后面都是一个生命，要警惕特异标志物的异常结果，谨慎对待，发挥检验人"哨兵"的作用，和临床紧密联系合作，更好地为患者提供帮助！

参考文献

［1］ 张文友. 血清 hs-cTnT、Myo 及 NT-proBNP 联合检测在急性心肌梗死中的诊断价值［J］. 中西医结合心脑血管病杂志，2017，15（15）：1877-1879.

［2］ 王鹏川，朱成朔，孟庆红. UCG+心肌损伤标志物水平检测在 AMI 患者诊断中的应用价值［J］. 广州医药，2023，54（2）：105-107，111.

［3］ Kolh P, Windecker S, Alfonso F, et al. 2014 ESC/EACTs Guidelines on myocardial revascularization：The task force on Myocardial Revascularization of the European Society of Cardiology（ESC）and the European Association for Cardio-Thoracic Surgery（EACTS）developed with the special contribution of the European Association of Percutaneous Cardiovascular Interventions（EAPCI）［J］. Eur J Cardiothorac Surg，2014，46（4）：517-592.

［4］ De Maria GL, Alkhalil M, Wolfrum M, et al. The ATI score（age-thrombus burden-index of microcirculatory resistance）determined during primary percutaneous coronary intervention predicts final infarct size in patients with ST-elevation myocardial infarction：A cardiac magnetic resonance validation study［J］. Eurontervention，2017，13（8）：935-943.

［5］ Heusch G, Gersh BJ. Is cardioprotection salvageable？［J］. Circulation，2020，141（6）：415-417.

心肌肌钙蛋白 I 阴性的急性
心肌梗死

15

作　　者：华木星[1]，刘晨[2]（云南省阜外心血管病医院，1 检验科；2 心内科）
点评专家：康金锁（中国医学科学院阜外医院）

前　言

男性患者，56 岁，主因"胸闷、胸痛 1 小时"就诊。查心肌肌钙蛋白 I 阴性；门诊心电图示：窦性心律，ST-T 改变。为求进一步治疗而入院。初步诊断为：冠心病，不稳定型心绞痛。需进一步完善检查进行确诊，开展后续治疗。

不稳定型心绞痛（unstable angina pectoris，UAP）、非 ST 段抬高型心肌梗死（non-ST-elevation myocardial infarction，NSTEMI）以及 ST 段抬高型心肌梗死（ST-elevation myocardial infarction，STEMI）统称为急性冠脉综合征（acute coronary syndrome，ACS），主要表现为急性心肌缺血引起的胸痛，临床应在尽可能短的时间内通过疾病类型的风险评估决定心肌再灌注方案。有条件的医院 STEMI 患者应在 90 分钟内行经皮冠脉介入术（percutaneous coronary intervention，PCI），极高危 NSTEMI 患者应在 2 小时内行PCI。

案例经过

如前所述，患者入院时症状为：1 小时前快速行走后出现胸前区闷痛，牵涉至肩部，休息 10 余分钟后稍缓解，活动后再次发作，无大汗淋漓、濒死感，无咳嗽、咳痰，无头昏、黑矇、晕厥，无腹痛、恶心、呕吐，在家未进行特殊处理。

该患者既往有高血压病史 1 年，最高血压 170/100 mmHg，平素规律服药治疗，具体不详，自述血压控制可；有糖尿病病史 1 年，平素规律服药（具体不详），自诉监测血糖控制尚可。否认其他慢性病史。体格检查：体温 36.0 ℃、脉搏 62 次 / 分、呼吸 20 次 / 分、血压 118/70 mmHg，一般情况可，神志清。仰卧位、平卧后胸闷加重，颜面无浮肿，口唇无发绀，双侧颈静脉无充盈、怒张；双肺泡呼吸音粗，双下肺可闻及少量湿性啰音；心界叩诊不大，心率 62 次 / 分，心律齐，各瓣膜听诊区未闻及病理性杂音。

入院后完善三大常规、生化、凝血功能等基础检查明确胸痛原因，同时因为患者胸闷、胸痛症状持续存在，对症支持治疗后未完全缓解，需考虑急性心肌梗死可能，动态复查心肌肌钙蛋白和床旁心电图，患者已在门诊完善了冠脉 CTA，暂未做心脏超声检查。

实验室检测结果回报：住院心肌肌钙蛋白（cTnI）轻微升高，为 0.117 ng/mL ↑，与 1 小时前门诊结果（cTnI：0.08 ng/mL）相比有进行性升高的趋势。床旁心电图呈进行性变化，T 波从首次正向逐渐演变为 T 波倒置。结合门诊冠脉 CTA 结果回报示左前降支、右冠状动脉、左回旋支都有斑块形成及管腔狭窄（详见案例分析），考虑诊断为：冠状动脉粥样硬化性心脏病，急性非 ST 段抬高型心肌梗死，窦性心律，心功能 Ⅱ 级（Killip 分级），GRACE 评分为 149 分（高危）；如果有条件应尽早进行介入治疗。考虑患者胸痛持续，故立即行冠脉造影。

在征得患者及家属同意后，在局麻下行冠状动脉造影及 PTCA 及支架植入手术。术中诊断：前降支病变，最狭窄处为 95% 并植入支架 1 枚（详见案例分析），术后第 2 天患者胸闷、胸痛改善，待病情平稳好转后予出院。

案例分析

1. 检验案例分析

门诊检查结果中，首次心肌肌钙蛋白为阴性，首次心电图表现不特异，无 ST 段抬高、病理性 Q 波等，冠脉 CTA 阴性排除价值较大，但其阳性结果对心肌梗死的确诊价值有限，冠脉造影仍然是冠心病诊断的金标准。同时患者有持续胸闷、胸痛且疼痛定位及性质不明确，应入院继续排查急性心肌梗死、动脉夹层、急性肺栓塞、急腹症等。一旦漏诊或误诊将延误病情、危及生命。心肌损伤标志物、心房钠尿肽等检查有助于排除心源性疾病；D- 二聚体、纤维蛋白降解产物（FDP）等检查有助于排除夹层、肺栓塞等；淀粉酶、肝肾功能等检验有助于排除腹部疾病。

为明确诊断，患者入院后继续完善检查。

心肌肌钙蛋白动态变化：住院时心肌肌钙蛋白（cTnI）虽轻微升高，为 0.117 ng/mL（参考范围 <0.11 ng/mL），但与 1 小时前门诊（0.08 ng/mL）相比升高了 46%，有进行性升高的趋势。

据《心肌肌钙蛋白实验室检测与临床应用中国专家共识》，心肌肌钙蛋白的检测对于急性心肌梗死的诊断已被相关国际指南列为 I 级 a 类推荐，尤其是高敏肌钙蛋白（hs-Tn）检测能大幅度缩短心梗诊断的窗口期，其升高程度与心肌梗死面积有一定相关性。连续监测 cTnI 至关重要，结果高于正常人群 99thURL 是诊断急性心肌梗死（acute myocardial infarction，AMI）的必要条件，但首次结果未见升高（阴性）并不能排除急性心肌梗死的可能性，应根据患者病情间隔 1~2 小时再次抽血复查并与首次结果对比，若结果增高超过 20%~30% 应考虑急性心肌损伤的诊断（国内不同指南中规定的百分比不同）。若初始两次检测结果仍不能明确诊断而临床提示 ACS 可能，则在 3~6 小时后重复检查。同时，由于患者个体差异，有些患者 cTn 升高延迟，高度怀疑 AMI 或症状持续的患者应根据具体情况决定连续监测的时间点。

其他实验室检查结果：低密度脂蛋白胆固醇 3.37 mmol/L↑。糖化血红蛋白 6.82%↑，尿糖：4+，随机血糖 7.3 mmol/L↑。值得注意的是，高脂血症尤其是低密度脂蛋白胆固醇、糖尿病伴长期血糖控制不佳都是冠心病的高危因素。

2. 临床案例分析

在进行诊断性治疗和动态心电图监测的过程中，患者接受了一级护理并开始吸氧。治疗方案包括：使用阿司匹林肠溶片和氯吡格雷片进行抗血小板，瑞舒伐他汀钙片用于稳定斑块，雷贝拉唑肠溶片用于抑酸护胃、预防应激性溃疡出血，培哚普利叔丁胺片和硝苯地平控释片用于降压、抑制心肌重塑，二甲双胍恩格列净片用于降糖，丹参注射液用于活血化瘀、改善循环，注射用环磷腺苷葡胺用于营养心肌。尽管进行了治疗，患者仍然无法完全缓解胸闷、胸痛的症状。在治疗过程中继续复查心电图，心电图出现动态变化。起初，门诊心电图结果显示窦性心律、ST-T 改变，入院后床旁心电图逐渐演变为：偶发房性早搏、部分导联 T 波改变：I、aVL、II、III、aVF、V1、V2、V3、V4、V5、V6 导联 T 波低平、双向、双峰或切迹、倒置，TV1>TV5，V6 原发性 ST-T 改变。这说明前壁心肌缺血的可能性较大（图 15.1）。

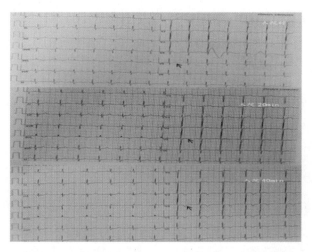

图 15.1　床旁心电图动态变化，箭头所指 T 波逐渐倒置

冠脉 CTA 及冠脉造影：冠脉 CTA 示：①左前降支（LAD）近段局限性混斑、非钙斑，管腔闭塞，累及长度约 0.8 cm；中段节段性混斑、非钙斑，管腔中 - 重度狭窄。②右冠状动脉（RCA）中段局限性混斑，管腔重度狭窄；近中段多发钙斑、非钙斑、混斑，管腔轻—中度狭窄。③左回旋支（LCX）近段有局限性钙斑，管腔轻微狭窄。冠脉造影（金标准）示：①右冠近段、近中段节段性斑块并狭窄，近中段最狭窄处约 60%，TIMI 血流 3 级。②左主干正常，前降支近中段节段性斑块并狭窄 95%，中段节段性斑块并狭窄 50%，TIMI 血流 3 级；回旋支正常，TIMI 血流 3 级。③前降支近中段植入 2.75 mm × 15 mm 支架 1 枚，TIMI 血流 3 级（图 15.2）。

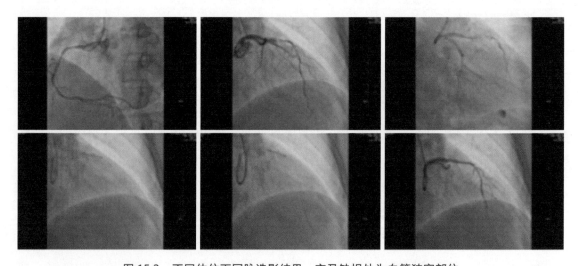

图 15.2　不同体位下冠脉造影结果，充盈缺损处为血管狭窄部位

　　结合患者症状、体征、实验室检测结果、心电图、冠脉 CTA、冠脉造影结果，患者诊断较为明确。经治疗后出院，最终诊断为：冠状动脉粥样硬化性心脏病，急性非 ST 段抬高型心肌梗死，前降支植入 1 枚支架，窦性心律，偶发房早，心功能 II 级（Killip 分级）。

知识拓展与讨论

　　肌钙蛋白（Tn）是一种异三聚体复合物，包含 TnC、TnT、TnI 三个亚基。成人心肌细胞只表达 cTnI。心肌梗死发生后 3~4 小时内，cTnI 升高，12~24 小时浓度达到峰值，病程不同阶段其变化幅度不同（图 15.3），不同人群也有个体差异。因此，基线测量在病程判断中非常重要。心肌梗死发生后，外周循环中最主要的形式是游离 cTnI、cTnT、cTnI-cTnC 复合物，以及全分子量和低分子量 cTnT-cTnI-cTnC 三聚体。释放后，循环中的 cTn 被降解、片段化并经肾脏清除。肾功能的好坏会影响其血中清除速度，故肾功能不全的患者外周循环中有更高的 cTnI 水平，若连续监测并未发现 cTnI 有明显上升趋势，则急性心肌梗死的可能性较小，但并不能除外冠心病、心肌病等。高水平的 cTnI 水平是心肌损伤的表现。这也表明了动态监测 TnI 远比单次检测更具有临床意义。

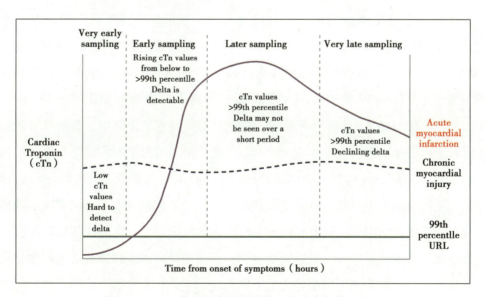

图 15.3　cTnI 在不同疾病病程阶段的动态变化示意图

　　目前，国内关于外周血中的 cTnI 检测有 3 种，分别为定性检测、普通定量检测（con-cTn）以及高敏定量检测（hs-cTn）。第 1 种已经被许多医院淘汰，但仍然在一些医疗环境比较落后的地区以及规模较小的医院作为心梗常规排查手段。其优势是价格便宜、操作方便，并且能够迅速提供结果——门诊采血后 15~20 分钟即可获得结果。这项检测技术基于胶体金免疫层析法，主要由胶体金标记抗 -cTnI 单克隆抗体（Au-Ab1）、抗 -cTnI 单克隆抗体（Ab2）、羊抗鼠 IgG 和纤维素膜组成。然而该检测方法敏感性较低，以国产某试剂为例，其最低检测限为 0.5 ng/mL（约为雅培 hs-TnI 检测的 500 倍以上）。此外，高胆红素、高血红蛋白、高胆固醇、高甘油三酯等都会干扰检测结果。因此，临床医生应熟悉其方法学的性能和局限，检验科医生更应该积极与临床沟通，从而减少不必要的漏诊及延误诊治。本案例中，笔者所在帮扶的西南偏僻边陲医院急诊检验科也提供了该方法供临床急诊科使用，如图 15.4 所示。

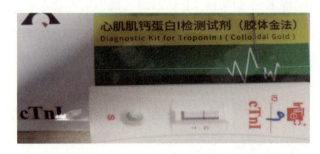

图 15.4　胶体金免疫层析法定性检测 cTnI

　　第 2 种普通定量检测多为床旁及时检测项目，与第 3 种高灵敏度检测方法相比，两者的检测物质相同，均为 cTn。它们的差异在于检测系统的灵敏度。con-cTn 要求在 20%~50% 健康人群外周血中能够稳定检测到 cTn，同时 99thURL 浓度下 CV ≤ 20% 时，为临床可接受；而 hs-cTn 要求在不少于 50% 的健康人群中均能稳定检测到 cTn，同时 99#URL 浓度下 CV<10%，为临床可接受。在急性心肌梗死的诊断中，假阴性患者的漏诊会直接导致错过最佳治疗时间窗而危及生命。因此，很多指南都推荐首选 hs-TnI 的检测。若具有两种以上不同 cTn 检测方法的医疗机构，应该为临床提供不同方法的敏感性的差异，以免无法解释结果不一致。cTnI 的检测不仅仅用于心肌梗死、心肌病等疾病的诊断，对于普通人群健康评估中心血管危险因素分层、运动员运动耐氧负荷评估都有价值。

　　治疗方面，时间就是生命，延误再灌注治疗，可能导致更为严重的心肌损伤，长期预后不佳甚至死亡。不同胸痛原因治疗方案不同，比如主动脉夹层若误诊为心梗给予了抗凝或溶栓治疗，会加重夹层的扩展和破裂，导致致命的内出血；不同类型的 ACS 急诊处理手段也完全不同，比如 ACS-STEMI 患者如果无法在规定时间内进行 PCI，可选择溶栓药物（如阿替普酶、瑞替普酶）进行治疗，而 ACS-NSTEMI 患者则不推荐静脉溶栓。因此早期明确诊断至关重要，但并非所有的医院目前都开展了 hs-TnI 检测，本案例使用的便是普通肌钙蛋白定量检测，超敏心肌肌钙蛋白检测的推广任重而道远。

案例总结

本病例患者以"发现胸闷、胸痛 1 小时"等症状入院。由于该患者既往无冠心病史，且肌钙蛋白首次检测为阴性，心电图起初表现不明显（ST-T 并无特异性改变），较易误诊为不稳定型心绞痛或其他胸部疾病。冠脉造影虽然作为金标准但通常被归类为二级手术，若术中使用抗凝药物可能会对患者造成极大危害，同时也会对患者身心有影响，可能出现造影剂过敏、加重出血风险，与治疗方向背道而驰。心肌肌钙蛋白的动态监测在无创筛查中意义重大，在本案例的诊疗中发挥了重要作用。此外，其他检验结果以及非实验室检查联合为临床诊断缩短时间窗做出了贡献。

最后，冠脉造影作为金标准依据证实了肌钙蛋白对于心梗早期阳性预测的准确性。美中不足的是，若本案例采用的是 hs-TnI 进行动态监测，其变化应该比 con-TnI 检测更加明显，可能首次就诊时即为阳性，或许能省去冠脉 CTA 的检查步骤，节省患者的医疗时间和医疗费用。本案例提示我们采用高敏感性的检验指标且动态监测比仅使用某次检验结果评估疾病更为重要。

专家点评

本病例的独特之处在于患者初诊时普通心肌肌钙蛋白 I（con-cTnI）为阴性，这为急性心肌梗死（AMI）的诊断带来了挑战。从不稳定型心绞痛到非 ST 段抬高型心梗再到 ST 段抬高型心梗是一个疾病连续变化的过程，前两者的区分主要看心脏标志物的变化。有持续胸痛者都有冠脉造影的指征。心肌肌钙蛋白是 AMI 的重要标志物，其阴性结果常导致临床医生对患者的病情产生误判。然而，本病例通过动态监测 cTnI 水平，及时发现了 cTnI 的进行性升高，结合心电图和冠脉 CTA 等检查，最终确诊为急性非 ST 段抬高型心肌梗死（NSTEMI）并及时进行介入治疗保障患者生命安全。这一过程充分体现了无论是 con-cTnI 或 hs-cTnI 的动态监测都至关重要，提示临床医生在做出病情判断时，不能仅依赖一次检测结果。

目前国内外已经推广 hs-cTnI 检测，其对 AMI 的早期诊断具有显著优势。相比传统的定量检测，hs-cTnI 检测在更大比例的健康人群中能够检测到稳定的 cTnI 水平，且其阴性排除价值更高，建议具备条件的医院优先使用 hs-cTnI 检测，以提高急性心肌梗死的诊断准确性，减少误诊和漏诊。建议加强医护人员对 hs-cTnI 检测的培训，尤其是提高 POCT 项目的质量控制和 con-TnI 转变为 hs-TnI 时的检测差异解读，正确利用 cTnI 的临床应用价值。临床医生必须了解他们所使用的本地检测方法学原理，并在遇到问题时及时与检验科沟通。同时，也可以在国际临床化学和实验医学联合会（IFCC）官网上寻找相关项目的检测信息。

最后，检验与临床应主动沟通，探讨在样本留取和检验过程中可能出现的干扰因素。共同优化开具医嘱—采样—转运样本—样本接收—上机检测—结果审核—结果报告整个流程，在保证准确性的前提下尽力缩短报告时间。对于 hs-cTn 快速诊断急性胸痛患者流程，建议从采样至结果报告时间短于 1 小时。

参考文献

［1］ Thygesen K, Alpert JS, Jaffe AS, et al. Fourth universal definition of myocardial infarction（2018）［J］. Circulation, 2019, 138（20）：e618-e651.

［2］ 中国医师协会检验医师分会心血管专家委员会. 心肌肌钙蛋白实验室检测与临床应用中国专家共识［J］. 中华医学杂志, 2021, 101（37）：2947-2961.

［3］ 中国医师协会急诊医师分会, 中华医学会心血管病学分会, 中华医学会检验医学分会. 急性冠脉综合征急诊快速诊疗指南［J］. 中华急诊医学杂志, 2016, 25（4）：397-404.

［4］ Garg P, Morris P, Fazlanie AL, et al. Cardiac biomarkers of acute coronary syndrome：From history to high-sensitivity cardiac troponin［J］. Intern Emerg Med, 2017, 12（2）：147-155.

［5］ Mair J, Lindahl B, Hammarsten O, et al. How is cardiac troponin released from injured myocardium?［J］. Eur Heart J Acute Cardiovasc Care, 2018, 7（6）：553-560.

［6］ Hof D, von Eckardstein A. High-sensitivity troponin assays in clinical diagnostics of acute coronary syndrome［J］. Methods Mol Biol, 2019, 1929：645-662.

糖尿病肾病引发的急性心肌梗死

16

作　者：陈昌蓉[1, 3]，饶丽华[1, 3]，刘云涛[2]（三峡大学附属仁和医院，1 检验科；2 内分泌科；3 代谢性疾病及分子诊断宜昌市重点实验室）

点评专家：杨晓东（三峡大学附属仁和医院）

前　言

　　糖尿病是一种常见的慢性代谢性疾病，除了对血糖代谢产生直接影响外，它还与心血管疾病密切相关。长期患有糖尿病可能会改变心肌细胞的结构和功能，然而，鲜为人知的是，糖尿病肾病也可能成为诱发急性心肌梗死的沉默杀手。本文将通过一个真实的案例来探讨这一问题，通过分析心血管疾病标志物以及临床表现，并探讨其背后的病理生理学机制和临床管理策略。

案例经过

　　患者，男，65 岁，近一周来自觉乏力，下肢疼痛，无畏寒、发热、无恶心、呕吐，无尿潴留、水肿，无胸痛、胸闷、无意识障碍。于 2023 年 6 月 5 日来我院内分泌门诊就诊，体温 36.8 ℃，脉搏规则，81 次 / 分，血压 168/102 mmHg。既往有高血糖病史，门诊测得随机末梢血糖 26 mmol/L，以发现血糖高 10 余年入内分泌科住院治疗。根据实验室检测结果诊断提示，患者初步诊断为 2 型糖尿病，糖尿病肾病，肾功能衰竭。

表 16.1 检测结果

项目名称	代号	结果	单位	参考区间	项目名称	代号	结果	单位	参考区间
丙氨酸氨基转移酶	ALT	50.49↑	U/L	0~40	钠	Na	135.90↓	mmol/L	136~145
天冬氨酸氨基转移酶	AST	57.30↑	U/L	0~40	氯	Cl	105.06	mmol/L	97~108
碱性磷酸酶	ALP	102.2	U/L	45~135	钙	Ca	2.24	mmol/L	2.05~2.79
γ-谷氨酰转移酶	GGT	26.8	U/L	0~50	镁	Mg	0.77	mmol/L	0.7~1.1
总胆红素	TBil	11.10	μmol/L	1.7~20	磷	P	1.18	mmol/L	0.87~1.45
直接胆红素	DBil	5.10	μmol/L	0~7	葡萄糖	GLU	10.49↑	mmol/L	3.9~6.1
间接胆红素	IBil	6.00	μmol/L	3~18	总胆固醇	TC	3.89	mmol/L	3.6~6.5
总胆汁酸	TBA	15.0↑	μmol/L	0~10	甘油三酯	TG	0.87	mmol/L	0.57~1.71
总蛋白	TP	66.57	g/L	65-85	高密度脂蛋白	HDL-C	1.45	mmol/L	0.77~1.68
白蛋白	ALB	34.64↓	g/L	40~55	低密度脂蛋白	LDL-C	1.83↓	mmol/L	2.4~3.4
球蛋白	GLO	31.9	g/L	20~40	脂蛋白（a）	Lp（a）	186.00	mg/L	0~300
白球比	A/G	1.1↓		1.2~2.4	载脂蛋白A1	ApoA1	1.21	g/L	1~1.6
尿素	UREA	18.59↑	mmol/L	1.7~8.3	载脂蛋白B	ApoB	0.73	g/L	0.6~1.1
肌酐	Cr	478.70↑	μmol/L	57~111	乳酸脱氢酶	LDH	638.4↑	U/L	135~225
尿酸	UA	340.00	μmol/L	149~416	羟丁酸脱氢酶	HBDH	36.6↑	U/L	76~195
碳酸氢根	HCO₃⁻	17.66↓	mmol/L	22~29	肌酸激酶	CK	336.3↑	U/L	24~195
胱抑素 C	Cys-C	3.66↑	mg/L	0.6~1.3	肌酸激酶同工酶	CK-MB	22.7	U/L	0~25
钾	K	4.39	mmol/L	3.5~5.3	β-羟基丁酸	β-HB	0.40↑	mmol/L	0.02~0.27

案例分析

1. 检验案例分析

一般实验室检测结果：糖化血红蛋白 7.70%；血沉 97.00 mm/h。血常规检测：淋巴细胞百分比 14.90%，红细胞计数 3.56×10^{12}/L，血红蛋白 107.00 g/L，红细胞压积 0.32。尿液分析检测：蛋白 1+，葡萄糖 3+，微白蛋白 >0.15 g/L。凝血功能检测：纤维蛋白原 8.56 g/L。肾功能（含胱抑素）检测：尿素 18.59 mmol/L，肌酐 478.70 μmol/L，胱抑素 C 3.66 mg/L。电解质检测：钠 135.90 mmol/L，血糖 10.49 mmol/L。根据上述检验结果，初步诊断患者为：①2 型糖尿病，②糖尿病肾病，③肾功能衰竭。

进一步完善心肌酶检测，结果显示：乳酸脱氢酶 638.4 U/L，肌酸激酶 336.3 U/L。甲状腺、糖尿病自身抗体、C 肽未见异常。检测结果如表 16.1 所示，提示患者存在糖尿病肾病，心肌损伤。

根据心肌酶谱检测结果（乳酸脱氢酶，肌酸激酶均升高），检验科建议临床完善心肌损伤标志物检测。2023 年 6 月 6 日上午 10：24，检验科向临床报告高敏肌钙蛋白危急值为 32843.00 pg/mL（表 16.2）。结合心电图结果：下壁 Q 波伴 ST 段抬高，提示患者可能出现急性下壁心肌梗死。内分泌科随后请心内科进行急会诊。会诊考虑患者为急性心肌梗死，建议转心内科治疗，但患者及家属拒绝接受治疗。

表 16.2 心肌损伤标志物检测结果

项目名称	代号	结果	单位	参考区间
高敏心肌肌钙蛋白 I	hs-TnI	32843.00 ↑	pg/mL	0~10
肌红蛋白	Mb	239.00 ↑	ng/mL	0~60
肌酸激酶同工酶质量测定	CK-MB mass	7.8 ↑	ng/mL	0~5
备注：已复查！				

从 2023 年 6 月 6 日至 2023 年 6 月 19 日总共连续检测 10 次心肌损伤标志物指标，其动态变化如图 16.1—图 16.3 所示。在动态检测的过程中，高敏心肌肌钙蛋白 I 的结果是连续下降的，如图 16.1 所示。肌红蛋白变化趋势图如图 16.2 所示。肌酸激酶同工酶变化趋势图如图 16.3 所示。医嘱指示：使用达肝素钠注射液进行抗血栓、阿司匹林肠溶片用于抗血小板聚集抗凝、吡格列酮二甲双胍片用于降血糖、阿托伐他汀钙片用于降血脂、依帕司他片治疗糖尿病神经病变，并进行稳定斑块、护肾等治疗，继续观察患者病情。

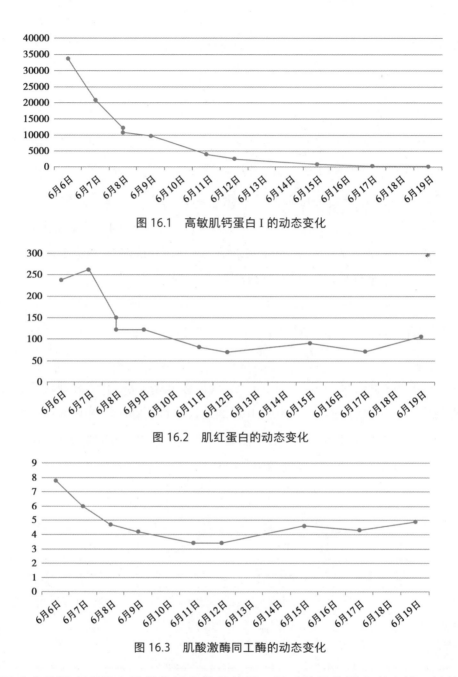

图 16.1　高敏肌钙蛋白 I 的动态变化

图 16.2　肌红蛋白的动态变化

图 16.3　肌酸激酶同工酶的动态变化

根据动态监测患者的心肌损伤标志物的结果，经过持续监测患者血糖，继续目前抗凝、降糖、调脂治疗，观察患者病情，患者肌钙蛋白明显下降。

2. 临床案例分析

（1）结合心电图检测，结果显示下壁 Q 波伴 ST 段抬高，急性下壁心肌梗死。

（2）结合患者既往病史、临床症状和实验室检测结果，患者初步诊断为 2 型糖尿病，糖尿病肾病，肾功能衰竭。随后，根据心肌酶谱实验检查结果，提示患者表现为心肌损伤。进一步为患者加做心肌损伤标志物筛查和心电图检查，根据检查结果，最终诊断患者为急性心肌梗死，2 型糖尿病伴多个并发症。

知识拓展

目前，2 型糖尿病已经成为独立的心血管疾病危险因素。据文献报道，高达 65% 的糖尿病患者最终死于心血管事件。长期处于高血糖状态的 2 型糖尿病患者会导致血管内皮细胞受损，易受到血管壁上的脂质沉积的影响，进而形成动脉粥样斑块。这些斑块可以破裂，形成血栓，从而堵塞冠状动脉，引发心肌梗死。此外，患者的血小板黏度增高，血液易凝，使血管更易狭窄。同时，由于存在胰岛素抵抗和高胰岛素血症，这会增加组织纤溶酶原激活物抑制物 -1 的生成，从而进一步促进了动脉粥样硬化的进展。当急性心肌梗死发生时，常伴有心力衰竭、心律失常及心源性休克等临床事件。糖尿病往往引起广泛的血管病变，在急性心肌梗死发生时，这些病变会加重血管狭窄或阻塞程度，导致大面积心肌梗死。糖尿病还可能导致自主神经受损及心肌受损。因此，心功能衰竭的发生率远高于非糖尿病患者。临床上，糖尿病常伴随高血压、高血脂、电解质紊乱等问题，这些合并症在急性心肌梗死后增加了感染的风险，进一步提高了病死率。因此，为了降低急性心肌梗死的发病率和病死率，应严格遵守现有的 2 型糖尿病控制指南至关重要，同时还需更加重视治疗目标。

本案例中的患者存在十多年的糖尿病病史并合并肾功能衰竭，出现了自主神经病变，这是糖尿病最常见的并发症之一。无症状性心肌梗死，是最严重的自主神经病变，死亡率极高。根据患者的既往史和实验室检测结果，初步诊断为糖尿病。本案例提示我们，在血糖持续增高的情况下，需警惕心血管事件的发生，同时也应该重视心肌损伤标志物在糖尿病引发并发症疾病的临床应用，多与临床联系进行沟通。

案例总结

本病例患者以"血糖高、乏力"等症状入院。由于其既往史，初步诊断倾向于糖尿病性肾病。虽然患者没有明显的胸痛症状，但是心肌损伤标志物的检测在本案例的诊疗过程中具有重要的筛查价值，并发挥了关键作用。此外，一系列的临床生物化学常规检测，包括肾功能检测、心肌酶谱检测等，也为本病的诊断指明了方向。

专家点评

本案例呈现了一例糖尿病肾病患者并发急性心肌梗死的临床情况，强调了医务人员对此类患者进行严密监测和管理的重要性。患者长期患有糖尿病，这是心血管事件的主要危险因素之一。持续的高血糖水平可能导致动脉硬化和血栓形成，从而增加心肌梗死的风险。同时，患者伴有慢性肾病，这同样是心血管疾病的风险因素。肾功能损害可引起体液潴留、电解质紊乱和高血压，进一步加重心血管负担。糖尿病肾病合并急性心肌梗死的预后较差，因此需要进行密切监测和长期治疗方案，以减少心血管事件的风险。

医务人员应向患者和家属进行相关疾病的教育，包括饮食、药物依从性、生活方式改变等，帮助他们更好地管理疾病，减少并发症的发生。通过对这一案例的深入分析，我们能够更好地认识糖尿病肾病合并急性心肌梗死的临床特点和管理策略，为类似患者的诊断和治疗提供指导。

参考文献

［1］ Yun JS，Ko SH. Current trends in epidemiology of cardiovascular disease and cardiovascular risk management in type 2 diabetes［J］. Metabolism，2021，123：154838.

［2］ Sagris M，Theofilis P，Antonopoulos AS，et al. Inflammation in coronary microvascular dysfunction［J］. Int J Mol Sci，2021，22（24）：13471.

［3］ Cole JB，Florez JC. Genetics of diabetes mellitus and diabetes complications［J］. Nat Rev Nephrol，2020，16（7）：377-390.

［4］ Nabrdalik K，Kwiendacz H，Moos J，et al. Diabetic peripheral neuropathy is associated with diabetic kidney disease and cardiovascular disease：The silesia diabetes-heart project［J］. Curr Probl Cardiol，2023，48（8）：101726.

［5］ Crasto W，Patel V，Davies MJ，et al. Prevention of microvascular complications of diabetes［J］. Endocrinol Metab Clin North Am，2021，50（3）：431-455.

反复心肌梗死合并阿司匹林抵抗 **17**

作　者：乔永峰[1]，王瑞峰[2]，汪汀[1]，李均[1]，郭婷[1]，孙婷[1]（汉中市中心医院，1 检验科；2 冠心病监护病房）

点评专家：王晓琴（西安交通大学第一附属医院）

前　言

在心脑血管疾病中，血小板在血栓形成的发生发展过程中发挥重要作用。抗血小板激活与聚集是治疗关键，指南推荐阿司匹林加用一种血小板 P2Y12 受体抑制剂的双联抗血小板药物用于预防和治疗心脑血管疾病。但是，5%~45% 的患者在接受抗血小板治疗时出现所谓的"阿司匹林抵抗"，即使在接受治疗的情况下，仍可能发生心脑血管血栓栓塞事件。因此，建议根据血小板功能检测结果，为伴有缺血或出血高风险因素的患者指导双联抗血小板药物治疗。

美国 Haemontics 公司的血小板图检测方法是经美国 FDA 批准的血小板功能检测技术，能为临床选择及应用抗血小板药物提供重要的参考价值。本文报道基于血小板图检测技术监测 1 例脑动脉瘤支架植入术后及冠状动脉置入多支架术后伴糖尿病和高血压病史患者的治疗过程，为伴有缺血或出血等多因素复杂患者的抗血小板治疗提供诊疗思路。

案例经过

患者，男，56岁，为监测抗血小板药物治疗效果，于2023年9月27日来到汉中市中心医院检验科进行血栓弹力图、血小板图等检查。

主要诊断：①脑梗死（右侧）；②右侧大脑中动脉M1段闭塞；③左侧大脑中动脉上干起始部重度狭窄；④左侧大脑前动脉A2段中度狭窄；⑤高血压1级（很高危组）；⑥冠心病陈旧性心肌梗死PCI术后，心功能Ⅱ级；⑦2型糖尿病。

既往病史：患者因心肌梗死分别于2021年11月25日、12月29日在汉中市中心医院行经皮冠状动脉介入治疗（percutaneous coronary intervention，PCI）术，在右冠脉段、左回旋支段分别放入3枚支架。2022年7月12日，因右脑中动脉M1段存在1.0 cm×1.2 cm动脉瘤，于陕西省唐都医院接受动脉瘤密网支架手术。2022年7月22日，因动脉瘤支架处堵塞，于汉中市中心医院接受溶栓、取栓、放置支架等治疗。

抗血小板药物用药史：2021年11月PCI术后，患者开始服用阿司匹林和替格瑞洛进行双联抗血小板治疗。2022年1月，因患者出现腹痛症状，且粪便隐血阳性，更换为吲哚布芬和替格瑞洛进行治疗。2022年8月后，自行更改为单独使用替格瑞洛进行抗血小板治疗，直至本次就诊。

指导用药过程：9月27日，血栓弹力图（普通杯）、血小板图检测结果见表17.1。如图17.1 A所示，AA通道抑制率为6.6%，提示药物不敏感或抗血小板作用不足。如图17.1 B所示，ADP通道抑制率为44.0%，提示药物抗血小板作用正常，MA（ADP）为41.4 mm，提示存在血栓风险。与患者女儿沟通得知，患者目前仅单独服用替格瑞洛进行抗血小板治疗；告知患者女儿，因患者罹患高血压、糖尿病等基础病，加之体内多部位植入支架，属于易血栓高危人群，建议继续遵医嘱进行双联抗血小板药物治疗。但患者女儿自觉患者目前状况良好，最终考虑通过加大替格瑞洛药量预防血栓风险，半个月左右监测用药效果，届时决定是否进行双联抗血小板治疗。

10月14日，复查血栓弹力图（普通杯）检测、血小板图，详细结果见表17.1。如图17.1 C所示，AA通道抑制率为7.6%。如图17.1 D所示，ADP通道抑制率为77.2%，MA（ADP）为30.1 mm，提示存在出血风险。进一步与患者女儿沟通，继9月27日调整药量后，患者自觉不适，可疑血尿便血，建议调整替格瑞洛为常规用量，并增加吲哚布芬进行双联抗血小板药物治疗，半个月左右监测用药效果，家属表示同意。

表 17.1　患者不同时段血栓弹力图和血小板图检测结果

参数		9 月 27 日	10 月 14 日	10 月 27 日	12 月 27 日
血栓弹力图	R（min） （参考范围：5~10）	8.2	8.1	9.1	9.2
	K（min） （参考范围：1~3）	1.4	1.7	1.5	1.9
	Angle 角（deg） （参考范围：53~72）	69.7	66.2	70.0	63.7
	MA（mm） （参考范围：50~70）	68.7	70.5	69.1	71.7
	CI 值 （参考范围：-3~3）	0.0	0.0	-0.5	-0.9
血小板图	AA 通道抑制率（%） （参考范围：>50）	6.6	7.6	36.6	43.1
	ADP 通道抑制率（%） （参考范围：>30）	44.0	77.2	75.8	86.1
	MA（ADP）（mm） （参考范围：31~47）	41.4	30.1	32.4	27.2

10 月 27 日，复查血栓弹力图（普通杯）检测、血小板图，详细结果见表 17.1。如图 17.1 E 所示，AA 通道抑制率为 36.6%。如图 17.1 F 所示，ADP 通道抑制率为 75.8%，MA（ADP）为 32.4 mm，提示无须调整抗血小板药物。与患者女儿沟通，患者状况良好，未有不适症状，建议继续双联抗血小板药物治疗，2~3 个月监测疗效，家属表示同意。

12 月 27 日，复查血栓弹力图（普通杯）检测、血小板图，详细结果见表 17.1。如图 17.1 G 所示，AA 通道抑制率为 43.1%。如图 17.1 H 所示，ADP 通道抑制率为 86.1%，MA（ADP）为 27.2 mm，提示出血风险。与患者女儿沟通，患者在接受双联抗血小板药物治疗的同时，使用中药"三七粉"缓解肢体偏瘫症状，建议继续双联抗血小板药物治疗，停止中药治疗，避免加重出血风险，家属表示同意。

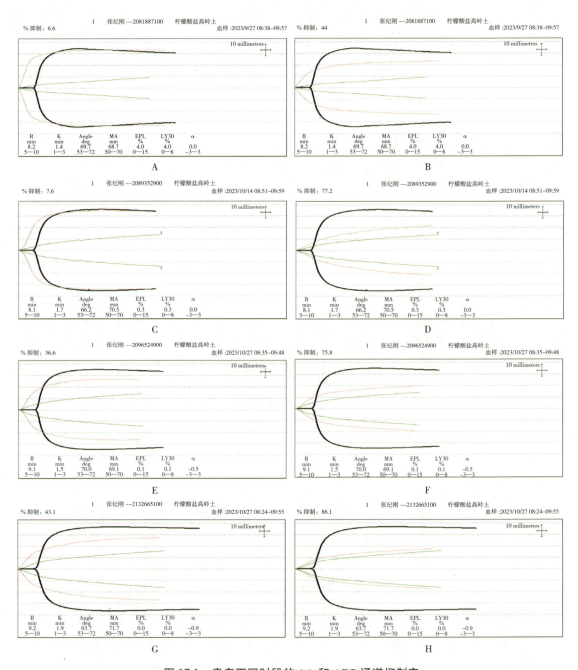

图 17.1　患者不同时段的 AA 和 ADP 通道抑制率

案例分析

1. 临床案例分析

为什么本案例需要血小板功能检测指导双联抗血小板治疗？

《冠心病双联抗血小板治疗中国专家共识》指出，临床常见的高缺血风险因素包括：既往心肌梗死或卒中史、心电图 ST 段压低、高龄、肾功能不全、糖尿病、贫血、左心室功能障碍、冠状动脉多支病变、复杂冠状动脉 PCI（如左主干、分叉、慢性完全闭塞、弥漫性长病变、仅存冠状动脉）等，如表 17.2 所示。该患者系反复心肌梗死，冠脉造影显示右冠脉段、左回旋支段病变等多处病变，前后共植入 3 枚支架，同时脑中动脉 M1 段动脉瘤植入支架 2 枚，合并 2 型糖尿病、高血压等基础病史，属于伴多项高缺血风险因素，未来血栓事件发生风险极高，从患者右脑中动脉 M1 段动脉瘤支架手术后 10 天即发生堵塞可以得到印证。因此，该患者需要进行血小板功能指导双联抗血小板治疗，选择个体化治疗策略，使患者获益最大化。

表 17.2　PCI 患者中高危血栓事件风险评估

风险分层	标准	风险增强因素	手术因素
高血栓风险	复杂冠心病且风险增强因素或手术因素满足至少一条标准	①需要药物治疗的糖尿病；②反复心肌梗死史；③多支血管冠心病；④多血管疾病（冠心病 +PAD）；⑤早发（<45 岁）或快速进展（2 年内出现新病变）冠心病；⑥伴随的全身性炎症性疾病（如人类免疫缺陷病毒、系统性红斑狼疮、慢性关节炎）；⑦CKD，且 eGFR 为 15~59 mL/（min·1.73 m²）	①至少植入 3 枚支架；②至少治疗 3 处病变；③支架总长度 >60 mm
中血栓风险	非复杂冠心病且满足风险增强因素至少一条标准	①需要药物治疗的糖尿病；②反复心肌梗死史；③多血管疾病（冠心病 +PAD）；④CKD，且 eCFR 为 15~59 mL/（min·1.73 m²）	无

注：PCI 为经皮冠状动脉介入治疗，PAD 为外周动脉疾病，CKD 为慢性肾脏疾病，eGFR 为估算肾小球滤过率；复杂冠心病由医生自己判断。

2. 检验案例分析

如何应用血栓弹力图指导双联抗血小板治疗？

该患者于 9 月 27 日接受血栓弹力图和血小板图检查时，抗血小板治疗方案为单独服用替格瑞洛，检查结果提示血栓风险；依据结果患者增加替格瑞洛用量，10 月 14 日，患者复查血栓弹力图和血小板图检查，结果提示出血风险，患者自述不适，可疑血尿便血，均考虑系调整药量所致。后患者听从医生建议调整替格瑞洛为常规用量，增加吲哚布芬进行双联抗血小板药物治疗。10 月 27 日，患者再次复查，AA 通道和 ADP 通道抑制率、MA（ADP）均提示药物抗血小板作用正常，无须调整抗血小板药物。12 月 27 日，动态监测复查双联抗血小板药物疗效，提示存在出血风险，询问得知该患者同时使用中药三七治疗偏瘫。文献报道三七可以抑制血小板聚集，从而对 AA 通道和 ADP 通道的血小板抑制率有一定的影响，故建议患者停用中药三七。

知识拓展

1. 冠心病使用双联抗血小板治疗的原因

大量临床研究证实，在急性冠状动脉综合征和 / 或接受经皮冠状动脉介入治疗或冠状动脉旁路移植术的人群中应用双联抗血小板治疗，可显著减少缺血事件，如心血管疾病死亡、心肌梗死、缺血性卒中、支架内血栓等。

2. 血小板功能检测指导双联抗血小板治疗的时机

《冠心病双联抗血小板治疗中国专家共识》指出，具备高缺血风险因素（如 ACS、多支弥漫病变合并糖尿病、≥ 3 个支架植入、分叉病变植入 2 个支架、支架总长度 >60 mm、慢性完全闭塞病变 PCI、既往在足够抗血小板治疗下出现支架内血栓）的患者可以进行血小板功能检测指导双联抗血小板升阶治疗。高出血风险患者（如既往大出血和 / 或既往出血性卒中、贫血、双通路抗栓治疗过程中出现临床有意义的出血）可以进行血小板功能检测指导双联抗血小板降阶治疗。

案例总结

双联抗血小板治疗是治疗冠心病的关键。本例患者系反复心肌梗死，且多支冠脉病变，伴多项高缺血风险因素，根据血小板功能检测——血栓弹力图检测结果指导双联抗血小板治疗，尽可能减少缺血相关事件的再次发生，提高临床净获益，进而改善冠心病患者二级预防效果。本案例充分说明血栓弹力图能够对临床双联抗血小板治疗提供重要指导，充分权衡缺血和出血风险，以利于正确选择治疗策略，使患者获益最大化，得到了临床医生和患者双方面的高度认可。

专家点评

本案例详尽描述应用血栓弹力图及血小板图检测评估血小板功能，指导伴缺血高风险因素的急性冠状动脉综合征患者进行双联抗血小板治疗，从而助力临床采取个体化治疗策略，使患者获益最大化，诠释"精准检验、助力临床"的价值。通过真实案例的分析、知识拓展与应用评价，对血栓弹力图在临床诊疗中的应用价值进行了细致的分析，内容翔实，分析有据，解释科学并有很好的临床应用价值。

参考文献

［1］　中华医学会心血管病学分会动脉粥样硬化与冠心病学组，中华医学会心血管病学分会介入心脏病学组，中国医师协会心血管内科医师分会血栓防治专业委员会，等.冠心病双联抗血小板治疗中国专家共识［J］.中华心血管病杂志，2021，49（5）：432-454.

［2］　顾菲菲，柳景华.阿司匹林抵抗［J］.中国心血管病研究，2005，3（3）：225-229.

［3］　李健，丛玉隆，李祖兰，等.应用血小板图和快速血栓弹力图评价体外凝血功能［J］.中华检验医学杂志，2010，33（5）：453-456.

［4］　王栋梁，李新.基于网络药理学研究三七治疗血小板聚集的作用机制［J］.国际生物医学工程杂志，2023，46（5）：447-453.

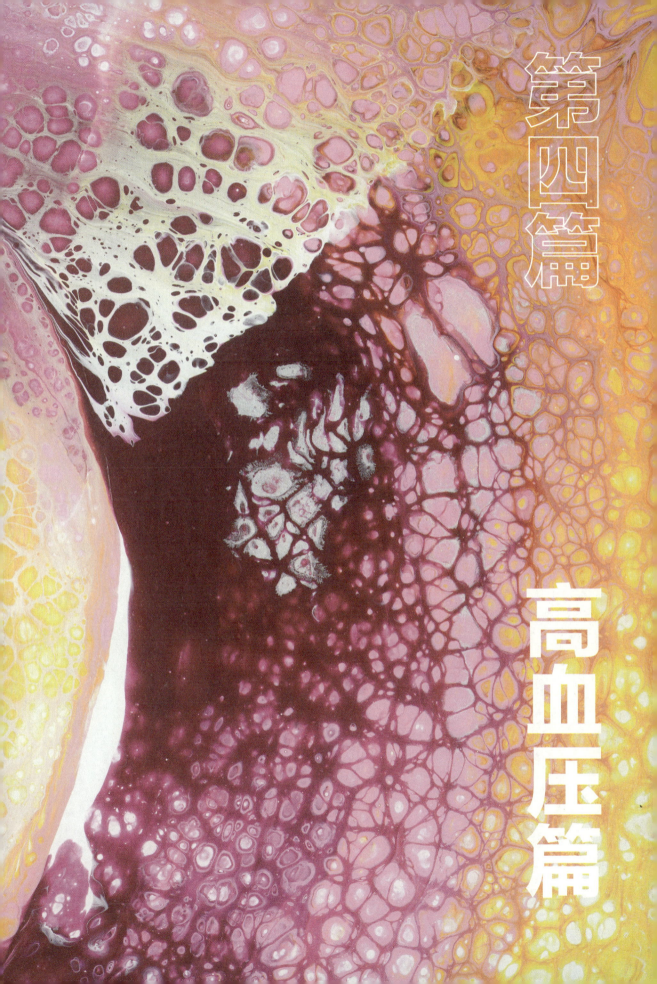

第四篇

高血圧篇

原发性醛固酮增多症引起的继发性高血压

18

作　　者：杨芳芳[1]，钟静[2]（绵阳市第三人民医院，1 检验科；2 心血管内科）

点评专家：彭秀娟（绵阳市第三人民医院）

前　言

　　高血压是一种常见的慢性病，也是心脑血管病最主要的危险因素。它可以引发脑卒中、心肌梗死、心力衰竭及慢性肾脏病等主要并发症，具有高致残率、高致死率。因此，及时明确病因并采取针对性治疗措施，有助于减少相关并发症、改善生活质量和降低死亡率。

案例经过

　　患者，女，53 岁，3 年前居家休息时出现头晕、头胀症状，血压为 160/100 mmHg，最高可达 180/100 mmHg，遂于当地市医院门诊治疗，联合使用琥珀酸美托洛尔缓释片（47.5 mg，qd）和苯磺酸氨氯地平（5 mg，qd），血压维持在 140/90 mmHg 左右。然而，该患者一年前血压控制不佳。近期，该患者于我院门诊接受地尔硫卓和特拉唑嗪的洗脱治疗，2 周后转入心血管内科接受住院治疗。

　　患者自发病以来精神饮食可，睡眠佳，大小便正常，体重无明显变化。

既往史：健康状况一般，否认糖尿病史，否认高血脂病史，否认冠心病史，否认脑卒中史，曾接种乙型肝炎疫苗、卡介苗，否认结核、肝炎等传染病史，否认外伤史，否认输血及血液制品使用史，否认精神病史，否认药物、食物过敏史。

家族史：无家族遗传史。无近亲婚配史、遗传病史。无家族精神病史。

入院后，患者实验室检查结果如下（表18.1、表18.3）。因患者在门诊就诊时已行地尔硫卓和特拉唑嗪洗脱2周，患者肾素/醛固酮比值（ARR）筛查及确诊试验结果见表18.2。

表 18.1　肾功能检查和电解质检测结果

序号	简写	中文名称	结果	状态单位	参考值	检验方法
1	UREA	HR-7* 尿素	5.86	mmol/L	2.60~7.50	脲酶紫外速率法
2	Cr	HR-7* 肌酐	44	μmol/L	41~73	酶法
3	UA	HR-7* 尿酸	255	μmol/L	150~360	尿酸酶比色法
4	GLU	HR-7* 葡萄糖	4.75	mol/L	3.90~6.10	己糖激酶法
5	GSP	果糖胺	1.89	mol/L	1.10~2.14	四氮唑蓝显色法
6	Cys-C	HR-7* 血清胱抑素 -C	0.84	mg/L	0.55~1.05	免疫透射比浊
7	eGFR	估算肾小球滤过率	98	mL/min	>78	计算法
8	K	HR-7* 钾	3.97	mmol/L	3.50~5.30	离子选择电极法（间接）
9	Na	HR-7* 钠	141	mmol/L	137.0~147.0	离子选择电极法（间接）
10	Cl	氯	104.9	mmol/L	99.0~110.0	离子选择电极法（间接）
11	Ca	钙	2.22	mol/L	2.11~2.52	偶氮胂Ⅲ
12	Mg	镁	0.93	mol/L	0.53~1.11	XB 法
13	PO4	HR-7 无机磷	1.17	mmol/L	0.85~1.51	磷钼酸紫外终点法
14	Clq	补体 Clq	203	mg/L	159~233	免疫比浊法

尿微量白蛋白/肌酐比值升高，为 168.35 mg/g，结果如表 18.4 所示。

表 18.2　肾素/醛固酮比值（ARR）筛查及确诊试验结果

	肾素（Renin）mIU/mL	醛固酮（ALD）ng/dL	肾素/醛固酮（ARR）
卧位	0.84	24.7	29.4
立位	1.61	14.8	8.87
生理盐水试验	0.84	8.9	10.6

注：ARR 切点为 3.7。

表 18.3 血生化检测结果

序号	简写	中文名称	结果	单位	参考值	检验方法
1	TP	HR-7* 总蛋白	74.6	g/L	65.0~85.0	双缩脲法
2	ALB	HR-7* 白蛋白	42.8	g/L	40.0~55.0	溴甲酚绿
3	GLO	球蛋白	31.8	g/L	20.0~40.0	计算法
4	A/G	白 / 球蛋白比值	1.3		1.2~2.4	计算法
5	PA	前白蛋白	211	ng/L	200~400	免疫透射比浊
6	TBil	HR-7* 总胆红素	9.8	μmol/L	5.0~21.0	钒酸盐法
7	DBil	HR-7* 直接胆红素	3.0	μmol/L	0~6.8	钒酸盐法
8	IBil	间接胆红素	6.8	μmol/L	0~14	计算法
9	ALT	HR-7* 丙氨酸转氨酶	14	U/L	7~40	酶法，无 P5P
10	AST	HR-7* 天门冬氨酸转氨酶	23	UL	13~35	酶法，无 P5P
11	A/A	谷草 / 谷丙	1.6			计算法
12	TBA	总胆汁酸	0.9	μmol/L	0~10	循环酶法
13	GGT	HR-7* γ - 谷氨酰转移酶	25	U/L	7~45	速率法
14	ALP	HR-7* 碱性磷酸酶	62	U/L	50~135	速率法（ANP 缓冲液）
15	LDH	HR-7* 乳酸脱氢酶	203	U/L	120~250	速率法（L→P）
16	ADA	腺苷酸脱氨酶	15	U/L	0~25	速率法
17	MAO	单胺氧化酶	5	U/L	0~12	酶循环法
18	ChE	胆碱酯酶	7492	U/L	4900~11900	丁酰硫代胆碱法
19	CHOL	HR-7* 胆固醇	5.64 ↑	mmol/L	<5.20	氧化酶法
20	TRIG	HR-7* 甘油三酯	0.61	mmol/L	<1.7	GPO-POD（不去游离甘油）
21	HDL-C	HR-7* 高密度脂蛋白胆固醇	1.80	mmol/L	>1.04	直接法
22	LDL-C	HR-7* 低密度脂蛋白胆固醇	3.82 ↑	mmol/L	<3.37	直接法
23	AI	动脉硬化指数	2.1		≤ 4	计算法
24	ApoA1	HR-7 载脂蛋白 A1	1.68 ↑	g/L	1.2~1.6	免疫透射比浊法
25	ApoB	HR-7 载脂蛋白 B	1.02	g/L	0.55~1.03	免疫透射比浊法
26	Lp（a）	HR-7 脂蛋白（a）	<100	g/L	<300	免疫比浊法
27	Hcy	同型半胱氨酸	9.8	μmol/L	0~15	酶循环法

表18.4　尿微量白蛋白／肌酐检测结果

序号	简写	中文名称	结果	单位	参考值
1	MA	尿微量白蛋白测定	149.83↑	mg/L	<20
2	UCr	尿肌酐测定	0.89	g/L	0.279~2.172
3	ACR	尿白蛋白尿肌酐比	168.35↑	mg/g	0~30

此外，儿茶酚胺、皮质醇检查结果未见明显异常。

与此同时，患者的 CT 检查结果显示，右侧肾上腺内侧腺瘤可能性大。右侧肾上腺内侧肢见一类圆形稍低密度影，平扫边界稍欠清，增强扫描呈轻度强化，大小约 1.3 cm×0.7 cm；左侧肾上腺内侧肢稍增粗，增强扫描未见确切异常强化影。从实验室检查结果看，该患者高血压为原发性醛固酮增多症引起的继发性高血压，且影像学检查无法确定优势侧。因此，该患者具有行分侧肾上腺静脉取血（adrenal vein sampling，AVS）手术的指征。为明确醛固酮分泌优势侧，在取得患者知情同意后，行分侧肾上腺静脉取血手术。患者肾上腺静脉取血结果见表 18.5。

表18.5　肾上腺静脉取血结果

	下腔远端	下腔近端	右肾	左肾主干	左肾超选
皮质醇（COR）μg/dL	17.44	15.54	670.5	94.4	544
肾素（Renin）μIU/mL	21.35	1.18	1.06	1.09	1.07
醛固酮（ALD）ng/dL	1.8	20.5	>2000	34.19	70.18

肾上腺静脉取血结果显示，该患者肾上腺静脉取血成功，右侧为优势分泌侧。患者拒绝手术切除治疗，经与患者充分沟通后，患者同意接受右侧肾上腺动脉栓塞术治疗。术后 5 天，复查 ARR，结果提示醛固酮浓度明显降低，如表 18.6 所示，表明治疗有效。

表18.6　肾素、醛固酮复查结果

序号	简写	中文名称	结果	单位	参考值	检验方法
1	Renin	肾素（立位）	2.59↓	μIU/mL	4.676~47.595	化学发光
2	ALD-L	醛固酮（立位）	<1.45↓	ng/dL	3.1~35.1	化学发光

案例分析

1. 检验案例分析

测量血浆醛固酮与肾素浓度比值（ARR）是目前筛查原发性醛固酮增多症（primary aldosteronism，PA）最主要的方法。然而，多种药理学和生理学因素可导致筛查结果出现假阳性或假阴性。例如，使用 β-受体阻滞剂、可乐定、α-甲基多巴和非甾体抗炎药，口服含有雌激素的避孕药或进行人工激素替代疗法均可能导致假阳性。而利尿剂（包括保钾药物）、血管紧张素转换酶抑制剂、血管紧张素受体阻滞剂和选择性 5-羟色胺受体抑制剂的使用可能会导致假阴性，检测前需停用上述药物至少 2 周。本案中，患者已使用地尔硫卓、特拉唑嗪洗脱 2 周，排除药物的干扰。

我科采用全自动化学发光免疫分析法测定直接肾素浓度（DRC）、醛固酮浓度，计算 ARR 值，该方法不受血管紧张素原浓度的影响，样品处理简单，检测快速，稳定性和重复性好，易于标准化。研究显示，醛固酮 /DRC 是 PA 筛查的良好指标。

2. 临床案例分析

该患者的 ARR 筛查结果为 29.4，盐水试验结果为 10.6，且皮质醇和儿茶酚胺检测结果在正常范围内。结合该患者临床症状、实验室检查结果，排除嗜铬细胞瘤、肾血管性高血压的可能，实验室检测结果表明患者为原发性醛固酮增多症的可能性大。

影像检测（CT）对原发性醛固酮增多症有重要的价值，但对醛固酮腺瘤的定位可信度随年龄增加而下降。35%~41% 的临床高度怀疑醛固酮腺瘤，但 CT 表现正常的患者，最后被证实为单侧肾上腺过度分泌。因此，双侧肾上腺静脉取血（AVS）是可靠的定位检查方法。

该患者经 AVS 确认右侧为分泌优势侧，通过经皮右侧超选择性肾上腺动脉栓塞术进行治疗。经治疗，患者病情明显好转。

知识拓展

原发性醛固酮增多症（PA）是 1954 年首次由 Jerome Conn 博士发现的。过去，它被认为是一种罕见病，然而，随着研究不断深入，如今 PA 已被视为是一种常见的继发性高血压疾病。研究结果显示，我国原醛症筛查的患病率为 7.1%，但这一数值很可能是被低估的。因为 PA 的症状主要表现为高血压，可伴 / 或不伴低血钾，它没有特定的、易于识别的特征，临床可能对这种疾病诊断不足。有研究显示，目前只有不到 1% 的 PA 患者在其一生中接受了筛查和治疗。

与血压水平相似的原发性高血压患者相比，PA 患者中风、心肌梗死、心力衰竭、心房颤动和肾功能恶化的发生率显著增加。但幸运的是，这些并发症的额外风险可通过特定治疗方法逆转，如通过切除肾上腺治疗单侧 PA，以及通过盐皮质激素受体拮抗剂治疗双侧 PA 等。因此，对于 PA 的正确诊断并采取合适的治疗措施至关重要。

因为肾素活性或肾素浓度的数值很小，所以 ARR 的变异度很大，这构成了 ARR 筛查原醛的缺点。因此醛固酮、肾素活性和肾素浓度的绝对值也很重要。除 ARR 外，备选筛查标准：当 ALD>10 ng/dL（>277 pmol/L）且肾素活性 <1.0 ng/（mL·h）或肾素浓度低于参考范围时，也认为筛查阳性。

案例总结

在本报告中，我们介绍了一位高血压患者。通过实验室检查和 CT 检查，该患者确诊为原发性醛固酮增多症引起的继发性高血压，并通过超选择性肾上腺动脉栓塞术得到有效治疗。

本病例 ARR 筛查试验结果为阳性，生理盐水试验确诊试验亦为阳性，并通过肾上腺取血明确优势侧。根据专家共识，首选推荐进行单侧肾上腺切除，但患者拒绝手术。最终，该患者通过经皮右侧超选择性肾上腺动脉栓塞术进行治疗，该方法与外科切除手术相比具有创伤小、手术时间短、疗效和安全性相当的优点。患者在治疗后病情明显好转。

专家点评

高血压是一种多因素引起的心血管综合征，其病因复杂，涉及遗传、环境、年龄、生活习惯和体重等多个方面。按病因，可将其分为原发性高血压和继发性高血压。继发性高血压在高血压人群中占 5%~10%，多见于肾源性、原发性醛固酮增多症、嗜铬细胞瘤、皮质醇增多症等患者群。这类患者发生心血管疾病、脑卒中、肾功能不全的危险性更高。因此，提高对继发性高血压的认识，及时识别病因并积极治疗将会大大降低并发症造成的高致死率及致残率。

本案例的特点是通过综合检验、影像和 AVS 结果为临床疾病的诊断提供依据，使临床医生为患者提供正确的诊疗方案。检验与临床紧密联系与合作，最终能使患者受益。

参考文献

［1］ 黄盼，杨淑珺，陈欢，等. 血浆醛固酮 / 肾素浓度比值在筛查原发性醛固酮增多症患者中的诊断价值［J］. 西安交通大学学报（医学版），2020，41（3）：400-404.

［2］ Reincke M，Bancos I，Mulatero P，et al. Diagnosis and treatment of primary aldosteronism［J］. Lancet Diabetes Endocrinol，2021，9（12）：876-892.

［3］ Sang X，Jiang Y，Wang W，et al. Prevalence of and risk factors for primary aldosteronism among patients with resistant hypertension in China［J］. J Hypertens，2013，31（7）：1465-71; discussion 71-2.

［4］ Brown JM，Siddiqui M，Calhoun DA，et al. The unrecognized prevalence of primary aldosteronism：A cross-sectional study［J］. Ann Intern Med，2020，173（1）：10-20.

［5］ Monticone S，D'Ascenzo F，Moretti C，et al. Cardiovascular events and target organ damage in primary aldosteronism compared with essential hypertension：A systematic review and meta-analysis［J］. Lancet Diabetes Endocrinol，2018，6（1）：41-50.

［6］ Hundemer GL，Curhan GC，Yozamp N，et al. Incidence of atrial fibrillation and mineralocorticoid receptor activity in patients with medically and surgically treated primary aldosteronism［J］. JAMA cardiol，2018，3（8）：768-774.

［7］ 中华医学会内分泌学分会. 原发性醛固酮增多症诊断治疗的专家共识（2020 版）［J］. 中华内分泌代谢杂志，2020，36（9）：727-736.

［8］ 董一飞，张英，董徽，等. 经皮选择性肾上腺动脉栓塞治疗原发性醛固酮增多症——现状与展望［J］. 中国循环杂志，2023，38（8）：794-798.

青少年高血压伴晕厥

19

作　　者：任吉[1]，徐殿琴[2]（贵州医科大学附属医院，1 临床检验中心；2 高血压科）

点评专家：杨文秀（贵州医科大学附属医院）

前　言

　　顽固性高血压又称难治性高血压，《中国高血压防治指南（2024）修订版》将其定义为：在强化生活方式干预的情况下，同时服用 3 种不同类型降压药（其中需包含噻嗪类利尿剂）≥ 4 周，且每种药物为最大剂量或患者最大耐受剂量，如诊室血压 ≥ 140/90 mmHg 和动态血压 24 小时平均值 ≥ 130/80 mmHg 或家庭血压平均值 ≥ 135/85 mmHg，或需服用 ≥ 4 种降压药后血压才达标，则可诊断为难治性高血压。对于使用 ≥ 5 种降压药（其中需包含噻嗪类利尿剂和醛固酮受体拮抗剂）血压仍未降低的患者，则诊断为顽固性高血压。

　　欧洲 2018 年高血压指南的定义则是：尽管患者依从性良好，排除了假性高血压和继发性高血压，且治疗方案包括生活方式干预和至少 3 种足剂量的降压药物（其中至少包含 1 种利尿剂），仍然未能使患者血压降至 <140/90 mmHg。在 2020 版加拿大难治性高血压管理指南中，难治性高血压的定义为尽管使用至少 3 种降压药物，其中包括 1 种利尿剂，并已使用至最佳剂量，患者的血压水平仍高于目标值。

　　晕厥是指一过性全脑血液低灌注导致的短暂意识丧失，以起病快、持续时间短为特征，救治不及时可致心血管并发症，甚至死亡。依据晕厥病理生理特征，可分为：神经介导性晕厥、直立性低血压晕厥和心源性晕厥。

高血压常见于中老年人群，但随着现代生活节奏的加快和工作压力的增加，高血压出现年轻化趋势。然而，青少年同时出现高血压和晕厥的案例比较少见。因此，临床实践中对这种情况的认识相对不足。本案例介绍并分析了对 1 例高血压伴反复晕厥患者的诊疗过程。

案例经过

患者，男，16 岁，既往因睡眠中突发心悸、胸闷、呼吸困难，休息数分钟后有好转，就诊于当地医院。患者血压 150/90 mmHg，心率 130 bpm；抽静脉血进行心肌酶，肌钙蛋白、醛固酮 / 肾素比值，血钾、ACTH 和皮质醇检测，结果均未超出参考范围；行肾上腺超声检查，结果无异常。随后予以琥珀酸美托洛尔缓释片治疗，规律服药后，于午后发生晕厥，就诊于省内某医院，血压为 140+/90+ mmHg，检测甲状腺功能、心肌酶仍无异常；头颅 MRI 无异常，予以增加琥珀酸美托洛尔缓释片剂量，监测血压为 150/100+ mmHg，心率为 100 bpm，用药后心率减慢至 48 bpm，并再次于午后出现晕厥。于是到我院就诊，再次测血压为 159/110 mmHg，心率为 46 bpm；予停用琥珀酸美托洛尔缓释片，改用其他降压药。

1 月后复查时，血压 150~160/90~100 mmHg，心率 76 bpm，同时患者被诊断为焦虑障碍，加用琥珀酸美托洛尔缓释片，但其间多次于午后发生晕厥。随后转到陆军军医大学第二附属医院治疗，血压 145/98 mmHg，心率 57 bpm，血浆醛固酮、皮质醇节律无异常，尿酸 503 μmol/L、肝肾功能、血钾、儿茶酚胺代谢产物、24 小时 VMA、性激素六项、生长激素（GH）、促肾上腺素激素（ACTH）、风湿免疫全套、心脏超声、右心声学造影、动态脑电图、肾上腺 CT、头颈部 CTA、颅脑和垂体 MRI、胸部 CT、睡眠监测均未见明显异常。随后行 24 小时动态心电图检查，结果描述为：①窦性心律伴显著窦缓；②提示窦性停搏；③ ST-T 未见明显异常。直立倾斜试验结论：体位性心动过速、基础实验阴性；硝酸甘油诱发倾斜试验出现血管抑制型阳性反应。24 小时平均血压 145/97 mmHg，白昼平均血压 156/107 mmHg，夜晚平均血压 114/69 mmHg。之后患者就诊于四川大学华西医院，测得血压为 201/112 mmHg，心率为 78 bpm。完善普通版全外显子基因监测无异常，被诊断为鱼鳞病、荨麻疹。

而后，患者因"心悸、胸闷伴血压高1年多，反复晕厥10余次，血压控制不佳，血压最高230/132 mmHg，再发两周"于2024年4月10日入我院治疗。入院后，体格检查显示脉搏52次/分，白天血压152/110 mmHg，BMI为24.4 kg/m²。完善三大常规、甲状腺功能、生化及免疫项目相关检查、24小时尿蛋白及电解质等检测，以及24小时动态心电图、胸部CT平扫、冠状动脉MRA、心脏超声+心脏收缩功能+左室舒张功能组织多普勒等检查。结果显示：患者血常规无异常，大便隐血阳性，生化结果中尿酸升高，氨基末端脑利钠肽前体升高，心肌酶无异常，血脂正常，同型半胱氨酸（14.7 μmol/L）、叶酸降低、24小时尿钠升高，甲状腺功能无异常，风湿免疫全套无异常，皮质醇节律调节无异常，儿茶酚胺代谢产物正常。双肾功能未见明显异常。肌电图显示四肢SSR异常。心脏超声提示三尖瓣少量反流；前降支（LAD）中段管壁有局限性轻中度狭窄可能。心电图提示心律失常，二度房室传导阻滞，出现窦性停搏。

案例分析

1. 检验案例分析

一般检查中，血红蛋白（Hb）152 g/L，尿常规无明显异常，丙氨酸转氨酶（ALT）13.6 U/L、天冬氨酸转氨酶（AST）18.6 U/L、空腹血糖（GLU）4.3 mmol/L、餐后2小时血糖（GLU-2 h）6.35 mmol/L、尿酸（UA）529 μmol/L↑，24小时尿钠（Na-24hU）300 mmol/24 h↑、血脂正常，同型半胱氨酸14.7 μmol/L、心肌酶无异常，氨基末端脑钠肽前体（NT-proBNP）355.9 pg/mL↑、肌红蛋白及肌钙蛋白正常。

为明确诊断及鉴别诊断，继续完善血液检查。甲状腺功能及儿茶酚胺代谢产物检验结果均无异常，因此排除了与此相关高血压的可能性。为排除低血糖引起的晕厥，复查空腹血糖及空腹C肽，以及餐后2小时血糖，结果显示空腹血糖及餐后2小时血糖结果正常，而C肽水平为1884 pmol/L↑。C肽是胰岛β细胞的分泌产物，与胰岛素共享一个前体——胰岛素原。C肽的测定在评估胰岛β细胞功能方面起着重要作用。目前临床上最常用的方法是测定外周血液中的C肽浓度。C肽与胰岛素不发生交叉反应，不受外源性胰岛素和胰岛素抗体的干扰，几乎不被肝脏摄取，代谢清除较慢。因此，血液中的C肽能够稳定且全面地反映胰岛β细胞的功能水平。C肽测定常被用于指导糖尿病的治疗。该患者C肽水平偏高，可能表示胰岛β细胞过度活跃或存在胰岛素抵抗。

患者风湿相关指标，包括抗链球菌溶血素 O（ASO）、类风湿因子、抗环瓜氨酸肽（抗 CCP）抗体以及抗核抗体（ANA）等，检测结果均无异常，因此风湿免疫性疾病引起的高血压及晕厥的可能性小。

考虑到血脂、同型半胱氨酸（Hcy），以及叶酸与心血管疾病的发生发展有着密切的关联，因此进一步检测了这些指标。结果显示，血脂及同型半胱氨酸在参考范围，Hcy 正常，叶酸水平降低。叶酸是高血压、高血脂、糖尿病、吸烟、肥胖等导致心脑血管疾病的危险因素之一，其水平降低导致的血浆 Hcy 水平升高也被认为是心血管疾病及动脉粥样硬化的独立危险因素，而高同型半胱氨酸血症是脑卒中明确的危险因素。已有的研究结果显示，中国高血压患者普遍存在高 Hcy、低叶酸现象，而叶酸缺乏会导致 Hcy 水平的升高。由于高血压和高同型半胱氨酸血症在脑卒中发病风险上具有协同作用，且我国高血压患者中约 3/4 伴有高 Hcy 血症，为强调其危害性和普遍性，我国提出 H 型高血压概念，即高血压合并高同型半胱氨酸血症（Hcy ≥ 10 μmol/L）。

此外，患者的 24 小时尿钠（Na-24hU）检测结果为 300 mmol/24 h↑。24 小时尿钠是评估高血压患者盐摄入量的常用方法之一，也是目前检测膳食中钠摄入量最准确的方法，是国际公认的金标准。在影响血压的环境因素中，高盐摄入被认为是重要的因素之一，高盐摄入可增强患者肾脏交感神经功能继而增加肾小管对钠的重吸收。在盐敏感患者，高盐摄入可明显增加血浆去甲肾上腺素水平，升高血压。还可以通过增加血管平滑肌细胞内 Na^+ 含量，来增加血管平滑肌细胞对升压物质（交感神经递质、血管紧张素 II 等）的反应性，高盐摄入会损害血管内皮功能，并降低一氧化氮生物合成，抑制血管扩张，增强阻力动脉的收缩性。因此，高盐摄入在血压升高的形成机制中起重要作用。由此可见，高钠可能是患者血压难以控制的原因之一，也反映患者饮食可能控制不佳。此外，有文献报道，Hcy 可促进钠重吸收，刺激血管平滑肌细胞增殖并改变血管壁的弹性，这也可能是患者血压控制不佳的原因之一。

综上所述，患者入院检查心肌酶、心肌标志物、血常规、肝肾电、血脂及同型半胱氨酸、甲状腺功能、叶酸以及其他免疫相关指标，绝大部分结果无明显异常，但存在 24 小时尿钠升高，以及高尿酸血症和叶酸降低。考虑患者为 H 型高血压可能，再者患者在规范治疗情况下血压仍在血压目标水平之上，因此也考虑患者为难治性高血压。对于患者血压控制不佳，则考虑患者饮食控制不佳，导致钠盐摄入过多，导致血压的升高，而对于患者的反复晕厥，则还需结合影像学相关检查及详细咨询患者病史。

2. 临床案例分析

结合患者病史、症状、体征以及能引起高血压的疾病的相关指标和实验室检测结果，以及患者用药史。患者存在窦性心律伴显著窦缓、二度房室传导阻滞、窦性停搏、LAD中段管壁局限性轻中度狭窄可能，此外患者既往直立倾斜试验结论：体位性心动过速、基础实验阴性；硝酸甘油药物实验（阳性）表现：血管抑制型。入院以来，通过临床试验，专科检查排除了肾实质性、肾血管性高血压以及内分泌性高血压的可能性，但患者存在高Hcy血症（Hcy ≥ 10 μmol/L），考虑 H 型高血压的可能性较大，以及患者血压在规范治疗情况下难以控制，此外该患者存在焦虑障碍，也不排除与精神压力相关的高血压。

患者首次出现晕厥是在规律服用琥珀酸美托洛尔后出现的，并且脉率减缓至 48 次 / 分，停用琥珀酸美托洛尔后改用其他降压药 1 月内未见晕厥发生，但血压控制不佳，再次加用琥珀酸美托洛尔后患者反复晕厥 8 次，而琥珀酸美托洛尔属于选择性 β1- 阻滞剂，用于治疗心血管系统疾病，如高血压、心绞痛、伴有左心室收缩功能异常等症状稳定的慢性心力衰竭。该药物的不良反应包括房室传导时间延长，心律失常以及晕厥。此外，在用药禁忌中二、三度房室传导阻滞患者不能使用该药，该患者在后续检查中 24 小时心电图监测发现有二度房室传导阻滞，因此考虑琥珀酸美托洛尔有加速该患者晕厥的可能性，但后续药物的使用改变后患者也出现晕厥，可见该患者晕厥原因较复杂。在患者病历中，直立倾斜试验结论：体位性心动过速、基础实验阴性；硝酸甘油药物实验（阳性）表现：血管抑制型。该结果是血管性迷走性晕厥诊断检查的一部分。其发病特点：①多有明显诱因，如站立、坐位或情绪刺激、疼痛、医疗操作或晕血；②典型症状为出汗、皮肤发热、恶心、脸色苍白；③发作时伴低血压和 / 或心动过缓；④意识恢复后常伴疲劳感。该患者无明显诱因晕厥，并且无出汗、恶心等典型症状，也存在不典型反射性晕厥的可能：具备下列 1种或多种特征，如无前驱症状、无明显诱因、不典型临床表现；倾斜试验可出现阳性结果，无器质性心脏病，并且该患者均于午后晕厥，不能排除血管迷走性晕厥的可能；此外心电图检查结果提示该患者存在二度房室传导阻滞、窦性停搏以及窦性心动过缓（最慢心率 36 bpm），2017 年 ACC/AHA/HRS/USA 指南指出，男性患者、存在心律失常或心功能异常、前驱症状短暂、心悸或无先兆症状、运动性晕厥等是心源性晕厥的可能性大，以上结果提示该患者反射性晕厥和心源性晕厥都有可能，还需要进一步完善鉴别诊断。

知识拓展

1. 高血压的分级分期分型管理

高血压是导致人类死亡的主要原因，其较高的患病率及相关并发症增加了死亡率和发病率。

（1）分级。目前按照《中国高血压防治指南（2024）修订版》，高血压分级分为 3 级。分级不仅是高血压管理的基础，也是目前大部分指南中高血压诊治的基础，其核心目标是降压达标。

（2）分期。高血压分期包括危险因素阶段、靶器官损害阶段以及临床合并症阶段 3 期。这样的分期理念与危险分层相似，但又与危险分层不完全相同。高血压分期着眼于当前风险，而危险分层主要用于预测未来 10 年心血管事件风险。高血压分期管理，可提供更有针对性、更有效的个体化降压药物治疗策略。

（3）高血压分型对于制订个体化的治疗方案非常重要。按照病因，高血压分为原发性和继发性高血压。原发性高血压的治疗包括治疗性生活方式干预、药物治疗以及器械治疗。而继发性高血压，重点是针对病因进行治疗，通常需要特定的诊断方法，选择有效的药物治疗或适当的介入治疗，以控制或治愈高血压。

2. 血管迷走性晕厥和心源性晕厥的诊断

（1）血管迷走性晕厥。多有明显诱因，如站立、坐位或情绪刺激、疼痛、医疗操作或晕血等。典型症状为出汗、皮肤发热、恶心、脸色苍白。发作时伴低血压和 / 或心动过缓，意识恢复后常伴疲劳感。老年患者表现可不典型。诊断主要依据典型病史、体格检查及目击者的观察。

（2）心源性晕厥的诊断。心律失常性晕厥的患者，心电图具有下列征象之一可诊断心律失常性晕厥：①在清醒状态下持续窦性心动过缓（<40 次 / 分）、反复窦房传导阻滞或窦性停搏 ≥ 3 s，并且非体育运动训练所致；②二度Ⅱ型或三度房室传导阻滞；③交替性左、右束支传导阻滞；④室性心动过速或快速的阵发性室上性心动过速；⑤非持续性多形性室性心动过速合并长或短 QT 间期；⑥起搏器或 ICD 故障伴有心脏停搏。

器质性心血管疾病性晕厥：在伴有心房黏液瘤、重度主动脉狭窄、肺动脉高压、肺栓塞或急性主动脉夹层、急性心肌缺血或心肌梗死的患者中发生晕厥，则高度可能为器质性心血管疾病性晕厥。

3. H 型高血压的治疗

（1）一般治疗。H 型高血压患者除进行一般的高血压患者的生活方式干预外，推荐尽可能多地摄入富含叶酸的食物。富含叶酸的食物包括肝、绿叶蔬菜、豆类、柑橘类水果、谷类等。然而，食物的制备和烹调会造成叶酸的流失，尤其在煮沸时损失更大。正常膳食摄入很难获取 >0.4 mg/d 的叶酸。

（2）药物治疗。对无心脑血管疾病的高血压患者，建议在降压治疗的基础上联合叶酸补充剂；对有心脑血管病的患者同样推荐，因为没有证据支持补充叶酸有害；从治疗依从性以及经济效益比出发对能够耐受者，推荐含有 0.8 mg 叶酸的固定复方制剂降压药物；如果固定复方制剂使用后血压不能达标，可以联合使用其他种类降压药物，直至血压达标。

案例总结

患者以"心悸、胸闷伴血压高 1 年多，反复晕厥 10 余次，再发两周"入院，既往病史及入院后检测结果显示，患者存在反复感染、多系统受累的临床表现，但多项检验检查指标无明显异常。该患者的诊断十分困难。此外，该患者的风湿免疫性疾病、内分泌免疫性疾病以及肾性疾病等所致高血压的证据不足，但患者在存在高血压的同时存在高同型半胱氨酸血症（Hcy ≥ 10 μmol/L），因此考虑 H 型高血压可能性较大，但该患者 Hcy 只检测了一次，还需后面进一步完善检查；此外患者血压在规律服药情况下仍难以控制，也考虑患者为难治性高血压。

关于昏厥病因，尽管直立倾斜试验结果为阳性，但也存在不典型反射性晕厥的可能：当具备无前驱症状、无明显诱因、不典型临床表现等特征时，直立倾斜试验可出现阳性结果。结合患者同时存在窦性心律伴显著窦缓、二度房室传导阻滞、窦性停搏，因此考虑两者均有可能，需要进一步完善检查。本案例提示我们对于发病原因复杂，起因不明的疾病需一步步完善相关检查以进行诊断及鉴别诊断。

专家点评

　　高血压的发生发展过程复杂，并且原因众多。本案例患者的高血压及晕厥病因尚未明确。在后续的诊治过程中，我们仍不能放松对高血压的筛查，因为随着疾病的发展，潜在的病因可能会逐渐显现。鉴于患者血压一直控制不佳，且 24 小时尿钠升高，因此需提醒患者严格控制饮食。根据患者目前的检查结果，晕厥的原因首先应考虑心源性晕厥，特别针对二度房室传导阻滞，可进一步排查心肌疾病，并评估房室结功能。此外，就本案例中患者 Hcy 检测结果在参考范围内，但大于 10 μmol/L，这可能会被临床医生忽视。因此，加强临床医生与检验科之间的沟通显得尤为重要，以确保对患者状况的准确评估和及时干预。

参考文献

［1］　中国高血压防治指南修订委员会，高血压联盟（中国）中华医学会心血管病学分会，中国医师协会高血压专业委员会，等 . 中国高血压防治指南（2018 年修订版）［J］. 心脑血管病防治，2019，19（1）：1-44

［2］　Williams B，Mancia G，Spiering W，et al. 2018 ESC/ESH Guidelines for the management of arterial hypertension ［J］. Eur Heart J，2018，39（33）：3021-3104.

［3］　Hiremath S，Sapir-Pichhadze R，Nakhla M，et al. Hypertension Canada's 2020 evidence review and guidelines for the management of resistant hypertension ［J］. Can J Cardiol，2020，36（5）：625-634.

［4］　中华心血管病杂志编辑委员会，中国生物医学工程学会心律分会，中国老年学和老年医学学会心血管病专业委员会，等 . 晕厥诊断与治疗中国专家共识（2018）［J］. 中华心血管病杂志，2019，47（2）：96-107。

［5］　Yaribeygi H，Maleki M，Sathyapalan T，et al. The effect of C-peptide on diabetic nephropathy：A review of molecular mechanisms ［J］. Life Sci，2019，237：116950.

［6］　中国医药教育协会临床合理用药专业委员会，中国医疗保健国际交流促进会高血压分会，中国妇幼保健协会围产营养与代谢专业委员会，等 . 中国临床合理补充叶酸多学科专家共识［J］. 中国医学前沿杂志（电子版），2020，12（11）：19-37.

［7］　Cui H，Wang F，Fan L，et al. Association factors of target organ damage：Analysis of 17，682 elderly hypertensive patients in China［J］. Chin Med J（Engl），2011，124（22）：3676-3681.

［8］ 郝玲，田熠华，谭明，等.我国部分地区 35~64 岁人群血浆叶酸水平与年龄性别差异比较［J］.营养学报，2002，24（4）：352-356.

［9］ 李建平，卢新政，霍勇，等.H 型高血压诊断与治疗专家共识［J］.中国医学前沿杂志(电子版)，2016，24（2）：123-127.

［10］ Rust P，Ekmekcioglu C. Impact of salt intake on the patho-genesis and treatment of hypertension［J］.Adv Exp Med Biol，2017，956：61-84.

［11］ 孙宁玲，牟建军，李玉明.高血压患者盐摄入量评估和血压管理临床流程专家建议书［J］.中华高血压杂志，2016，24（8）：727-728.

［12］ Grassi G，Dell，Oro R，Seravalle G，et al. Short- and long-term neuroadrenergic effects of moderate dietary sodium restriction in essential hypertension［J］. Circulation，2002，106（15）：1957-1961.

［13］ DiBona GF. Neural control of the kidney: Past, present, and future［J］. Hypertension，2003，41（3 Pt 2）：621-624.

［14］ Campese VM，Romoff MS，Levitan D，et al. Abnormal relationship between sodium intake and sympathetic nervous system activity in salt-sensitive patients with essential hypertension［J］. Kidney Int，1982，21（2）：371-378.

［15］ Linde CI，Karashima E，Raina H，et al. Increased arterial smooth muscle Ca2+ signaling，vasoconstriction，and myogenic reactivity in Milan hypertensive rats［J］. Am J Physiol Heart Circ Physiol，2012，302：H611-H620.

［16］ 李师承，陈连风，冯淑怡，等.高盐饮食对去甲肾上腺素诱导的 Dahl 盐敏感大鼠肠系膜动脉收缩反应的影响［J］.中国心血管杂志，2018，23（3）：264-269.

［17］ Toda N，Arakawa K. Salt-induced hemodynamic regulation mediated by nitric oxide［J］. J Hypertens，2011，29（3）：415-424.

［18］ Wu H，Wang B，Ban Q，et al. Association of total homocysteine with blood pressure in a general population of Chinese adults：A cross-sectional study in Jiangsu province［J］. BMJ Open，2018，8（6）：e021103.

［19］ 许德星，丁荣晶，袁丽霞.2017 年 ACC/AHA/HRS 晕厥诊治指南解读［J］.临床心电学杂志，2017，26（5）：375-382.

［20］ 中国高血压联盟《高血压患者高质量血压管理中国专家建议》委员会，陈歆，王继光.高血压患者高质量血压管理中国专家建议［J］.中华高血压杂志，2024，32（2）：104-111.

主动脉夹层术后血小板减少

20

作 者：景启明[1]，谭娇娜[2]，刘宁宁[1]（山西省心血管病医院，1 心外科；2 检验科）
点评专家：刘宁宁（山西省心血管病医院）

前 言

主动脉夹层是一种由多种病因引起的主动脉内膜撕裂，血液经内膜撕裂口由主动脉腔内（真腔）涌入主动脉壁中层（假腔），从而形成沿主动脉纵轴方向不同程度剥离，是一种具有极高致死性的心血管急症。初次发病死亡率约为 40%，前 24 小时死亡率每小时增加 1%~2%，年死亡率可高达 90%。临床常采用 Stanford 分型，根据夹层累及范围将其分为 A 型（累及升主动脉）和 B 型（仅涉及降主动脉）。

血小板是人体重要的血液成分，其主要功能是参与止血和组织修复，在促血小板生成素（thrombopoietin，TPO）的作用下由巨核细胞生成。我国专家共识建议将血小板计数 $<100 \times 10^9$/L 定义为血小板减少（thrombocytopenia，TP），血小板计数 $<30 \times 10^9$/L 定义为重度血小板减少。TP 在围手术期十分常见，有研究显示接受手术治疗的患者 30%~60% 术后出现血小板减少。经研究发现，主动脉夹层术后血小板减少的患者较常出现。现将我院收治的一例主动脉夹层患者的临床病例特点、诊断及治疗进行探讨，以期为临床提供更多的病例参考。

案例经过

患者，男，64 岁，因"头晕伴右上肢不适 11 小时"入院。

现病史：患者于 2023 年 7 月 27 日上午 9 时在休息过程中，感头晕伴右上肢不适，大汗，无胸痛、腹痛、恶心呕吐等不适，立即就诊于当地县人民医院，完善相关实验室检查后，考虑主动脉夹层。当地县人民医院建议患者转至上级医院，进行进一步治疗，遂就诊于我院急诊，考虑主动脉夹层 A 型。

既往史：既往患高血压病 2 年，最高血压达 180/110 mmHg，未规律服用降压药物及监测血压。

体格检查：颈静脉无怒张，心前区无异常隆起，未触及震颤，心界向左下扩大，心率 85 次 / 分，律齐，主动脉瓣无明显杂音，周围血管征（-），肝脾肋下未触及，双下肢无水肿，无杵状指、趾，双侧足背动脉搏动可。

2023 年 7 月 27 日相关检查结果如下。高敏心肌肌钙蛋白 13.03 ng/mL；肌红蛋白 3975 ng/mL；降钙素原 0.719 ng/mL；血小板计数 48×10^9/L；血红蛋白（Hb）124 g/L。

心电图：ST-T 改变。

心脏超声：主动脉夹层，主动脉增宽，左房、左室、右房增大，二、三尖瓣关闭不全（轻度），主动脉瓣关闭不全（中度），左室收缩功能未见异常，舒张功能减弱。

胸腹主动脉 CTA：主动脉夹层 A 型，并累积多个分支动脉，部分假腔血栓形成；右侧锁骨下动脉中远端未见显影，右侧椎动脉起始处显影不清，左侧副肾动脉变异。

案例分析

1. 临床案例分析

初步诊断：主动脉夹层 A 型、高血压病 3 级（极高危）、主动脉瓣关闭不全（中度）、心脏扩大、心功能 Ⅲ 级。

患者入院后完善相关实验室检查，给予降压、控制心率、止痛等治疗。在排除手术禁忌证后，于 2023 年 7 月 28 日在低温体外循环下行 Bentall 术 + 主动脉弓替换术 + "象鼻"支架植入术，手术顺利完成。术后给予患者血管活性药物辅助循环、维护心功能稳定以及加强呼吸道管理等治疗措施。术后第 1 天，血常规提示血小板计数 28×10^9/L，血红蛋白 101 g/L，胸腔引流液偏多。申请血小板未果，给予患者皮下注射重组人血小板生成素（rhTPO）15000 IU。术后第 2 天，患者出现双肺炎症，血常规提示白细胞计数 23.04×10^9/L，感染风险较高，请呼吸科会诊并将抗生素头孢呋辛改为头孢哌酮舒巴坦钠抗感染治疗；血小板计数 48×10^9/L，引流量仍偏多，再次申请血小板 1 个治疗量并给予输注。连续应用 5 天 rhTPO 后，患者的血小板计数平稳上升，连续应用 8 天后血常规提示血小板计数 206×10^9/L，予以停药。患者血小板计数上升以后，引流量也逐渐下降，全程仅输注 1 治疗量血小板，血小板计数逐步恢复至正常水平，于术后 17 天康复出院。

2. 检验案例分析

患者血常规指标变化如图 20.1 所示。

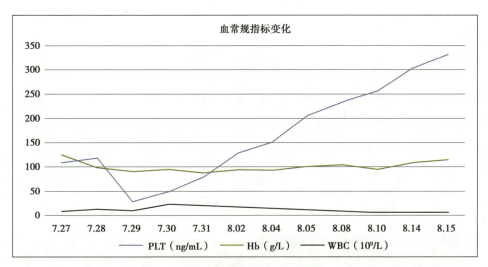

注：降钙素原（PCT），血红蛋白（Hb），白细胞计数（WBC）

图 20.1　血常规指标变化

由图 20.1 可以看出，患者于术后第 1 天出现血小板计数下降，最低值为 28×10^9/L，血红蛋白和白细胞较前变化不大，查看血细胞分析仪无血小板聚集等报警，手工涂片镜检可见血小板减少。综上，考虑此患者血小板降低为非失血性血小板下降，可能是由于主动脉夹层术中大量使用药物引起血小板数量短暂性下降。血小板减少的发病机制复杂，机体产生抗血小板膜糖蛋白特异性抗体介导的血小板破坏引起血小板数量减少是其主要的发病机制。抗血小板膜糖蛋白特异性抗体的检测是诊断 TP 的重要实验室指标，包括抗 GPIIb/IIIa 抗体、抗 GPIb/IX抗体、抗 GPIa/IIa 抗体、抗 GPV 抗体等，但对血小板数量影响较大的抗体主要是抗 GPIIb/IIIa 抗体和抗 GPIb/IX抗体。血小板生成素是刺激巨核细胞生长及分化的内源性细胞因子，对巨核细胞生成的各阶段均有刺激作用，包括前体细胞的增殖和多倍体巨核细胞的发育及成熟，从而升高血小板数量。本案例中使用的 rhTPO 是经提纯制成的完全糖基化人血小板生成素重组蛋白，与内源性血小板生成素具有相同的药理作用，能够有效提高使用者体内的血小板数目。

术后第 2 天患者出现白细胞和降钙素原升高，其中白细胞升高主要以中性粒细胞升高为主，考虑患者出现术后的细菌感染。研究发现，血小板在杀菌等抗病原体感染等方面起着十分重要作用。病原体感染导致血小板凋亡是血小板减少的重要因素。因此，深入研究感染性疾病伴随的血小板减少现象，对于预防和治疗感染性疾病及其引发的出血和血栓并发症具有重大意义。本案例中，患者经过正确的抗感染治疗后，白细胞计数明显下降，随之血小板计数逐渐回升，由此可见治疗有效。

知识拓展

我国主动脉夹层的患病率正呈现出逐年增长的趋势，且发病人群趋于年轻化。在性别比例上，男性患者更多。与此同时，高血压作为主动脉夹层的主要危险因素之一，其在患者中的发生率相对较低，而胸痛作为常见的症状，在这些患者中的发生频率也较低。相反，背部疼痛症状在患者中表现更突出。此外，不同地区的治疗策略和治疗水平也存在显著差异。

1. 主动脉夹层术后发生血小板减少的原因

主动脉夹层的发病过程伴随血小板激活、黏附及血栓形成，导致血小板消耗和出血倾向。血小板计数的降低反映了血小板的大量消耗，并可能伴随纤维蛋白原和其他凝血因子的消耗。另外，急性主动脉夹层可能合并血小板功能障碍，使出血倾向增加，导致夹层破裂的可能性增大，加重器官缺血。主动脉夹层手术过程中需要深低温体外循环，体外循环过程中对血液的反复吸引及滚压泵的应用均可造成血液的破坏，且体外循环管道材料表面的非生物相容性，膜肺中血液与空气的直接接触，以及肝素、鱼精蛋白的应用等因素的综合作用，导致血小板损伤、活化、沉积，同时血小板上黏附受体减少，血小板 - 白细胞复合物形成，血小板激活发生黏附、聚集而大量消耗，使血小板数量和功能下降。严重感染时，活化的血小板可以促进中性粒细胞募集到损伤部位，进一步导致血小板黏附、激活和聚集，消耗大量血小板；严重感染直接损伤巨核细胞，血小板产生减少，血小板生存时间缩短；严重感染与凝血功能障碍常合并出现，继发 DIC，血小板消耗过多，大量抗生素应用导致骨髓抑制。

2. 血小板减少带来的危害

正常情况下，血小板可发挥止血作用，在内皮水平上稳定血凝块。但主动脉夹层一旦形成，血液系统与非内皮化表面接触可诱发广泛的凝血反应，凝血酶大量形成，导致明显的凝血因子和血小板损失即消耗性凝血病。主动脉中膜撕裂继发的急性系统性炎症反应过程中，血小板作为关键介质被大量激活，不仅丧失了其正常的止血功能，还可作为炎症介质进一步激发炎症级联反应。对于主动脉夹层术后患者，血小板减少可导致出血风险增加，是术后非外科出血的主要原因，对患者的输血量、ICU 滞留时间、死亡率等均有显著影响。

3. 如何应对血小板降低

及时补充红细胞和其他血制品有助于改善贫血症状和恢复凝血功能以控制出血。但是大量证据显示，异体输血同样会增加术后严重不良反应，这些并发症可明显增加医疗费用和患者死亡率。因此，积极采取措施改善血小板数量和功能，对于改善临床预后具有重要意义。

目前临床上针对主动脉夹层术后血小板功能和数量异常采取了众多有意义的探索。例如，术前使用自体血小板分离，应用升血小板药物等。研究表明，rhTPO 是高特异性的血小板刺激因子，它是刺激巨核细胞生长及分化的内源性细胞因子，直接作用于骨髓造血干细胞，对巨核细胞生成的各阶段均有刺激作用，特异性升高血小板数目，目前临床应用广泛。

4. rhTPO 适用人群及停药指征

在临床过程中发现，对于术后血小板低于 $50 \times 10^9/L$ 的患者，采用 rhTPO 可以明显减少术后引流量，减少术后血小板、血浆、冷沉淀输入量，并能在一定程度上改善患者的凝血功能和全身炎症反应，降低术后早期肺功能不全和低氧血症的发生率，缩短拔管时间，减轻胸部伤口渗血，加速伤口愈合。

皮下注射 rhTPO（15000 U，qd），用药后血小板计数 $\geq 100 \times 10^9/L$ 或较给药前上升 $50 \times 10^9/L$ 即可停用。

案例总结

主动脉夹层的发病过程伴随血小板激活、黏附及血栓形成，导致血小板消耗和出血倾向，体外循环进一步导致血小板损伤、活化、沉积。因此，主动脉夹层术后患者血小板的数量和质量均较差，提高血小板的水平对于主动脉夹层术后患者尤为重要。输注血小板虽然可快速提升血小板水平，但维持时间较短，且血小板紧缺，申请难度较大。此案例中，患者术后出现血小板计数下降，但通过持续应用 rhTPO，使血小板持续稳定地增长，避免了再次输注血小板，并降低输血相关风险。

专家点评

急性 A 型主动脉夹层是心外科最危急的病症之一，不仅猝死率极高，手术风险也较大，发病后和手术过程中对凝血功能影响极大，血小板破坏严重。而凝血功能异常是 A 型主动脉夹层术后预后不佳的主要危险因素。迅速恢复正常的凝血功能，包括血小板的数量和功能，对于患者康复至关重要。本文作者从检验科医师的视角，全面分析患者的治疗过程，并查阅大量文献作出分析总结，实在难能可贵。主动脉外科的发展需要多学科的参与，特别是主动脉夹层这种全身脏器功能受损的疾病，特别需要检验科，以及其他兄弟科室的鼎力支持。

参考文献

［1］ Sayed A，Munir M，Bahbah EI. Aortic dissection：A review of the pathophysiology, management and prospective advances［J］. Curr Cardiol Rev，2021，17（4）：e230421186875.

［2］ 中国成人血小板减少症急诊管理共识专家组. 中国成人血小板减少症急诊管理专家共识［J］. 中华急诊医学杂志，2022，31（2）：161-168.

［3］ 赵霞. 血小板减少与血液中微粒的临床检验结果［J］. 中国药物与临床，2020，20（20）：3482-3483.

［4］ 苏天皎，赵久法.感染性疾病伴血小板减少症的临床分析［J］.血栓与止血学，2019，25（2）：185-189.

［5］ Li Y，Yang N，Duan W，et al. Acute aortic dissection in China［J］. Am J Cardiol，2012，110（7）：1056-1061.

［6］ 曹芳芳，张海涛，吴进林，等.Standford A 型主动脉夹层外科术后血小板降低与患者死亡率关联研究［J］.中华医学杂志，2022，102（7）：499-505.

［7］ 金祺，李呈龙，樊凡，等.急性 A 型主动脉夹层患者围术期血小板动态变化与预后相关性分析［J］.心肺血管病杂志，2020，39（2）：173-177.

［8］ Zhou SF，Estrera AL，Loubser P，et al. Autologous platelet-rich plasma reduces transfusions during ascending aortic arch repair：A prospective，randomized，controlled trial［J］. Ann Thorac Surg，2015，99（4）：1282-1290.

［9］ Murphy GJ，Reeves BC，Rogers CA，et al. Increased mortality postoperative morbidity，and cost after red blood cell transfusion in patients having cardiac surgery［J］. Circulation，2007，116（22）：2544-2552.

［10］ 金祺，李呈龙，樊凡，等.急性 A 型主动脉夹层患者围术期血小板动态变化与预后相关性分析［J］.心肺血管病杂志，2020，39（2）：173-177.

［11］ 黄毕，田力，樊晓寒，等.A 型急性主动脉夹层患者入院时血小板计数与住院死亡率的相关性研究［J］.中国循环杂志，2014，29（10）：814-818.

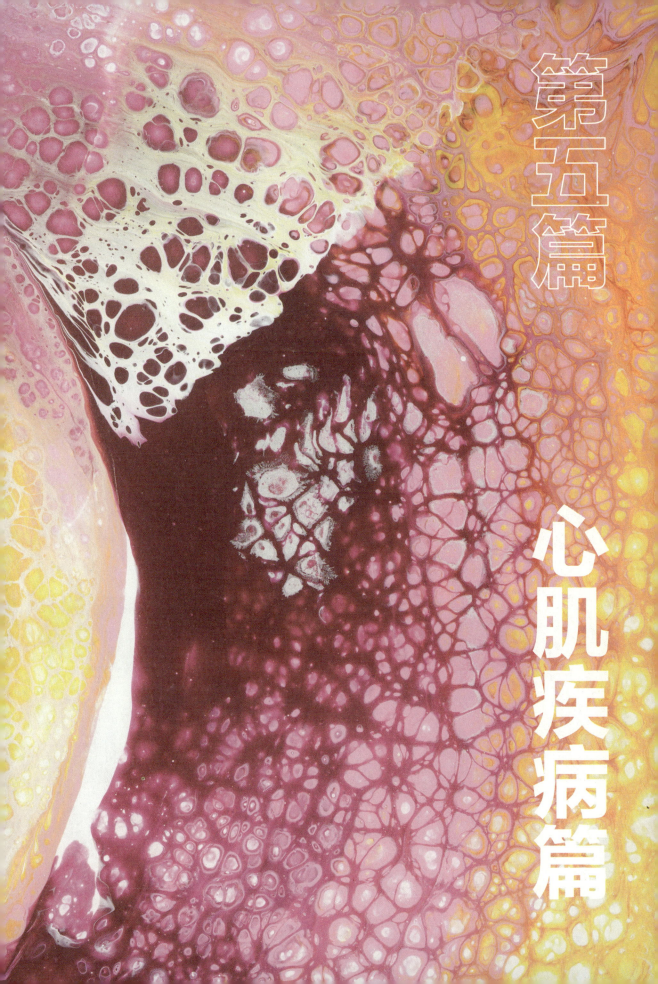

第五篇

心肌疾病篇

免疫检查点抑制剂相关心肌炎

21

作　　者：杨剑敏[1]，李梅[2]（宜昌市夷陵人民医院，1 检验科；2 肿瘤科）

点评专家：左江成（宜昌市夷陵人民医院）

前　言

　　患者，男性，61 岁，因"反复腹胀，乏力 7 年，再发加重 2 天"就诊我院肿瘤科。2024 年 1 月 17 日，心肌三项结果显示：肌红蛋白 266.6 ng/mL↑、肌酸激酶同工酶 35.02 ng/mL↑、高敏肌钙蛋白 T 457.2 pg/mL↑。遂请心血管内科会诊。心内科会诊后根据临床症状和心电图结果排除心梗，同时抽血送心内科复测心肌三项，结果显示：肌红蛋白 73.6 ng/mL↑，高敏心肌肌钙蛋白 I<0.01 ng/mL，肌酸激酶同工酶 23.69 ng/mL↑。患者在同一天使用两套不同的设备进行心肌三项指标检测时，结果差异较大，临床医生对此表示怀疑。

　　血清肌钙蛋白是一类在心肌和骨骼肌中表达的蛋白质，它们在心血管疾病诊断和骨骼肌损伤评估中具有重要作用。高敏心肌肌钙蛋白 I（hs-cTnI）和高敏心肌肌钙蛋白 T（hs-cTnT）在心肌损伤和心梗方面的作用差异不大。具体是什么原因导致两者差异，需要我们进一步探讨。

案例经过

患者于 2016 年开始出现乏力，偶有腹胀，进餐后明显，同年 9 月至某中心医院确诊为肝硬化，给予阿德福韦酯、安络化纤丸治疗，后症状反复出现。2023 年 10 月在我院行肝穿刺活检，免疫组化提示：肝细胞癌、乙肝，免疫组化结果：GPC-3（＋），CD34（显示血管），HSP70（-），HepPar-1（＋），CD10（-），GS（＋），Arg-1（＋），D2-40（-），CK19（＋），CK8/18（＋），HBsAg（＋），Ki-67（约 40%）。患者于 2023 年 10 月 27 日接受经皮超选择性肝动脉造影＋局部药物灌注及栓塞术，同时于 2023 年 11 月 14 日、2023 年 12 月 5 日、2023 年 12 月 26 日接受贝伐珠单抗靶向治疗联合信迪利单抗免疫治疗 3 周。此次因"反复腹胀，乏力 7 年，再发加重 2 天"于 2024 年 1 月 15 日来我院就诊。

就诊后行常规生化全套检查，实验室检查结果：2024 年 1 月 16 日，乳酸脱氢酶 305.10 U/L↑，α-羟基丁酸脱氢酶 254.10 U/L↑，肌酸激酶 482.30 U/L↑，肌酸激酶同工酶 33.16 ng/mL↑。2024 年 1 月 17 日，氨基末端脑钠肽前体 94.00 pg/mL↓，肌红蛋白 226.60 ng/mL↑，高敏心肌肌钙蛋白 T 457.20 pg/mL↑，肌酸激酶同工酶 35.02 ng/mL↑。

普通十五导联心电图检查结果：2024 年 1 月 15 日，①窦性心律；② PR 间期延长；③部分导联（V4）T 波改变。2024 年 1 月 18 日，①窦性心律；② PR 间期延长。

2024 年 1 月 17 日，心脏彩超和左心功能测定结果显示：①三尖瓣少量分流；②左室收缩功能正常，左室舒张功能降低。彩超甲状腺及颈部淋巴结：①甲状腺未见明显异常声像；②双侧颈部未见明显增大淋巴结。

因患者心肌损伤相关指标偏高，结合心电图结果提示，遂于 2024 年 1 月 17 日请心内科会诊，会诊结果考虑：①心肌损害？②急性冠脉综合征？针对患者心脏病变，会诊后抽血送心内科检查，心肌三项结果提示：肌红蛋白 73.6 ng/mL↑，高敏心肌肌钙蛋白 I<0.01 ng/mL，肌酸激酶同工酶 23.69 ng/mL↑；由于患者同日抽血送两套设备检查心肌三项指标，出现结果不符，特别是高敏肌钙蛋白变化较大，电话联系检验科予复诊。

检验科根据医生提供信息，提取当日标本进行复测，结果显示：肌红蛋白 239.4 ng/mL↑，高敏肌钙蛋白 T 455.20 pg/mL↑，结果差异不大，查当日质控、仪器状态均正常。在排除标本、仪器、试剂等原因后，检验科回复临床复测结果，建议密切关注指标变化。

心内科医生根据结果，给出会诊建议：①动态复查心肌三项、心电图等。②考虑到患者正在进行肿瘤靶向药物治疗，若为药物毒性引起，应给予对症治疗。肿瘤科根据会诊意见，使用甲泼尼龙琥珀酸钠（米乐松）进行抗炎治疗，并于 2024 年 1 月 18 日、1 月 20 日复查心肌三项指标见表 21.1。指标下降，治疗有效，效果显著。

表 21.1　治疗前后心肌三项结果对比

	单位	参考范围	1 月 17 日	1 月 18 日	1 月 20 日
Mb	ng/mL	28~72	266.6	99.35	49.32
hs-cTnT	pg/mL	0~14	457.2	173.8	141.6
CK-MB	ng/mL	0~4.87	35.02	35	8.25

注：肌红蛋白（Mb），高敏心肌肌钙蛋白 T（hs-cTnT），肌酸激酶同工酶（CK-MB）。

1. 检验案例分析

此病例在治疗上虽然能够得到满意结果，但是临床医生特别是心内科医生对检验科检测的 hs-cTnT 和心内科检测的 hs-cTnI 结果差异如此巨大存在疑问。针对疑问，检验科采取了相应验证手段。

（1）在确保仪器、试剂等状态正常和标本无误之后，重测该标本，且进行稀释验证，得到结果与前结果几无差异。

（2）同时将该份标本于第 2 天送上级医院复测心肌三项，显示结果为阴性，见表 21.2。通过结果对比发现，就 hs-cTnI 项目而言，心内科的 POCT 仪器结果和西门子的化学发光仪结果基本一致，排除 hs-cTnI 的结果错误可能。

表 21.2　不同厂家心肌三项结果对比

厂家	单位	参考范围	Mb	hs-cTnT/ hs-cTnI	CK-MB
罗氏（本实验室）	Mb ng/mL hs-cTnT pg/mL CK-MB ng/mL	Mb（28~72） hs-cTnT（0~14） CK-MB（0~4.87）	266.6↑↑	457.2↑↑	35.02↑↑
POCT 仪器（心内科）	Mb ng/mL hs-cTnI ng/mL CK-MB ng/mL	Mb<70 hs-cTnI<0.1 CK-MB<5.0	73.6↑	<0.01	23.69↑↑
西门子（上级医院实验室）	Mb ng/mL hs-cTnI pg/mL CK-MB ng/mL	Mb<110 hs-cTnI<47 CK-MB<5.0	231.45↑↑	12.46	23.05↑↑

患者 1 月 15 日的心电图检查结果和心肌酶谱异常结果，与 hs-cTnT 检测结果相符，表明患者确实存在心肌细胞受损或者心肌炎的情况。通过分析患者的病历资料，发现贝伐

珠单抗靶向治疗联合信迪利单抗免疫治疗史，这两种治疗药物均已知可能引起心肌损伤作为其副作用之一。基于此，我们有理由怀疑患者出现的免疫性心肌炎是由化疗药物引发的。免疫性心肌炎是导致肌钙蛋白检测结果异常的潜在原因。

《免疫检查点抑制剂相关心肌炎监测与管理中国专家共识（2020 版）》指出，2018年发表的一项研究显示，药物性心肌炎发病中位时间为用药后 34 天，81% 的心肌炎出现在用药后 3 个月内，发病时间相对早于其他器官免疫不良反应。患者自 2023 年 11 月 14日起接受贝伐珠单抗靶向治疗联合信迪利单抗免疫治疗，至 2024 年 1 月 15 日入院间隔近60 天。这一时间间隔与药物性心肌炎发病时间相符合。1 月 17 日，hs-cTnT（457.2 pg/mL）在使用甲泼尼龙琥珀酸钠（米乐松）糖皮质激素治疗后隔日迅速下降（173.8 pg/mL），其下降趋势与肌红蛋白和肌酸激酶在多平台的检测结果一致，进一步证实了该患者因化疗药物导致免疫性心肌炎，并且处于及时得到控制的状态。

2. 临床案例分析

问题 1：诊疗过程中对心肌损伤的原因是什么？

本案例中，患者 hs-cTnT 的异常升高提示心肌存在损伤，但心电图、超声心动图检查没有明显异常，且患者"无心慌、胸闷、气喘不适"等症状。这一情况与免疫抑制剂相关心肌炎的诊断分层中的"亚临床心肌损伤"相吻合，即患者表现为：仅有心脏损伤生物标志物升高（排除其他疾病所致），伴或不伴利钠肽升高，而无临床症状、心电图、超声心动图或心血管磁共振成像（CMR）改变。

《免疫检查点抑制剂相关心肌炎监测与管理中国专家共识（2020 版）》指出，免疫检查点抑制剂引起的免疫性心肌炎是高致死性免疫不良反应。因症状不典型，采用主动监测策略可以及时发现亚临床心肌损伤或轻症型心肌炎，有望减少严重心肌炎的发生。

hs-cTnT 对稳定的亚临床心肌损伤（cTn 保持相对稳定）和不稳定的亚临床心肌损伤（cTn 进行性升高）敏感，可以及时提示病情和指导临床用药。

问题 2：心内科检测 hs-cTnI 结果为阴性，而检验科检测 hs-cTnT 为高值阳性，为什么会出现这种矛盾情况？

查阅文献，在已经明确由免疫抑制剂引起的免疫性心肌炎的患者中，hs-cTnT 在患者发病时的检测灵敏度可以达到 100%，而同时间段 hs-cTnI 检测灵敏度为 89%，肌酸激酶检测灵敏度为 72%。

临床得到检验科回复以上 2 个问题后，以免疫检查点抑制剂治疗引起的免疫性心肌炎为诊疗方向，进行常规剂量的激素治疗，营养心肌。并在激素治疗第 2 天、第 4 天复查心肌三项结果向好，治疗有效。尽管 hs-cTnI 的阴性结果可能会对临床判断产生一定的误导，但通过与检验科、心内科的沟通，我们可以找到两者差异的原因，并为相关疾病的诊疗提供帮助。

知识拓展

1. 免疫检查点抑制剂相关心肌炎

免疫检查点抑制剂（immune checkpoint inhibitor，ICI）是近年来治疗肿瘤的一种新兴手段，它能够抑制免疫检查点的活性。这些免疫检查点能够下调 T 细胞活性来保护机体免受免疫系统过度活动的影响。通过抑制免疫检查点的活性，加强 T 细胞抗肿瘤的能力，进而增强自身免疫应答能力，以达到治疗肿瘤的目的。本案例使用了贝伐珠单抗和信迪利单抗组合治疗，其中贝伐珠单抗可抑制内皮细胞有丝分裂，减少新生血管形成，具有强效抑制作用，而信迪利单抗是程序性死亡受体 1（programmed death-1，PD-1）抑制剂，两者联用在晚期肝细胞癌中可获得更好的无进展生存期（PFS）和总生存期（OS）。但 ICI 在增强 T 细胞功能的同时，不可避免地会出现过度表达，免疫系统转而攻击自身健康细胞或组织，引起免疫相关不良事件（immune-related adverse events，irAEs）的发生。irAEs 易发于胃肠道、皮肤、内分泌腺和肝脏，心脏相对少见。ICI 相关心肌炎发病率为 0.09%~1.14%，但致死率高达 50%，有的甚至高达 67%。有学者总结 ICI 相关心肌炎的中位发病时间为 17~65 d，特别是两种 ICI 组合时，可能发病更早。

2. hs-cTnT 和 hs-cTnI 在心肌梗死和免疫检查点抑制剂相关心肌炎中的差异

心肌梗死患者 cTnT 和 cTnI 的释放动力学存在一定差异。有研究通过动态监测 ST 段抬高型心肌梗死患者的 hs-cTnT 和 hs-cTnI 及其他指标（图 21.1），发现 hs-cTnT 在约 11.8 h（10.4~13.3 h）出现第一峰，而在约 76.9 h（69.5~82.8 h）出现第二峰。hs-cTnI 在 11.8 h（10.7~11.8 h）出现第一峰，此后持续下降，表明 hs-cTnT 和 hs-cTnI 动力学存在显著差异。与 hs-cTnT 的双相曲线相比，cTnI 呈线性降低。

免疫检查点抑制剂相关心肌炎中临床表现可呈无症状、轻微症状、明显症状或暴发性心肌炎表现不等，初起症状多为非特异性，易被忽视。目前 ICI 相关心肌炎的确切机制仍

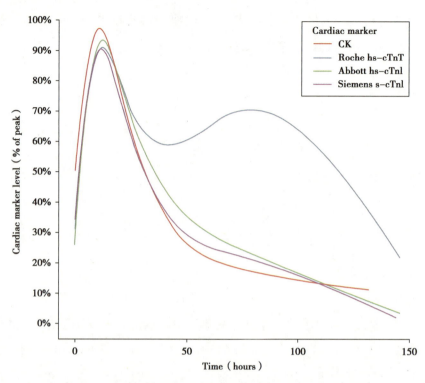

注：肌酸激酶（CK）；高敏心肌肌钙蛋白 T（hs-cTnT）；高敏心肌肌钙蛋白 I（hs-cTnI）；敏感性心肌肌钙蛋白 I（s-cTnI）

图 21.1　通过混合效应模型预测的心脏标志物动力学

不清楚，有研究发现这类患者心肌和肿瘤组织中有共同的高频 T 淋巴细胞受体序列，推测应用 ICI 后被激活的 T 淋巴细胞不仅可以靶向识别肿瘤，也可以识别骨骼肌和心肌共有抗原，从而诱发自身免疫性淋巴细胞性心肌炎。

一项针对 60 例因 ICI 相关心肌炎入院患者的研究表明（图 21.2），疾病早期 cTnI 和 CK 的峰值早于 cTnT，随后在数天内恢复正常，而 cTnT 在首次出现后数天内达到峰值，但持续升高数月。随着监测的时程不断延长，研究显示 cTnT 比 cTnI 和 CK 升高更常见，cTnT 对 ICI 心肌炎的敏感性高于 cTnI 或 CK。

循环中 hs-cTnT 水平与主要不良心血管事件（major adverse cardiovascular events，MACE）相关，与 CK 和 cTnI 相比，免疫检查点抑制剂相关心肌炎患者在 MACE 时更容易升高。免疫检查点抑制剂相关心肌炎入院前 72 小时内 cTnT 水平的动力学变化与 MACE 的风险相关，并且 hs-cTnI 及 CK 因检测灵敏度限制或自身免疫性抗体影响而无法检出，这时需要进行 hs-cTnT 的检测，以避免心肌病理受累的漏诊。

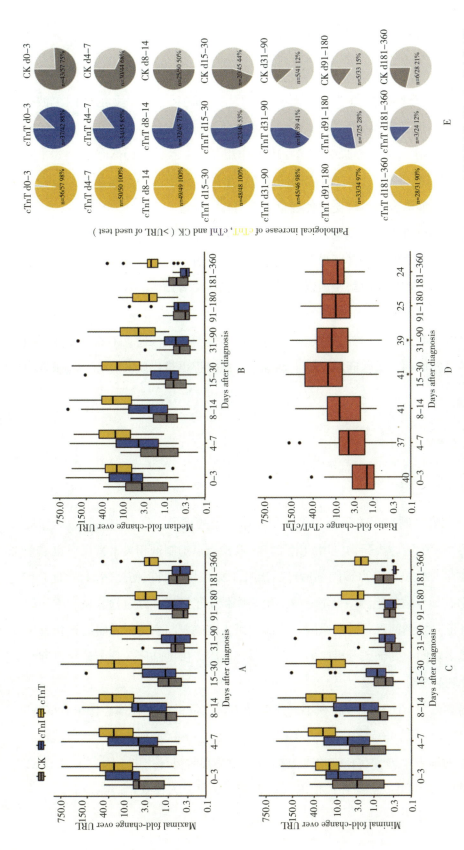

图 21.2　ICI 心肌炎入院后肌钙蛋白和 CK 的变化

注：肌酸激酶（CK）；心肌肌钙蛋白 I（cTnI）；心肌肌钙蛋白 T（cTnT）；参考上限（URL）。箱形图显示了 cTnT：URL、cTnI：URL 和 CK：URL 比值的最大值（图 A）、最小值（图 B）和中位数（图 C），以及四分位距在初次心肌炎诊断后 ICI 相关心肌炎诊断后次诊断后的特定随访时间范围内随时间的变化。图 D：在 ICI 相关心肌炎诊断后次诊断为初次心肌炎诊断后 ICI 相关心肌炎诊断后的特定随访时间范围内，随时间推移的最大 cTnT：URL 与 cTnI：URL 的比值。图 E：诊断后生物标志物大于 URL 的患者，浅灰色区域表示生物标志物水平低于 URL 的患者比例

案例总结

在本案例的整个诊疗过程中，患者表现出较为明显的心肌损伤指征，如心电图 T 波改变和生化指标的异常，但又有 hs-cTnI 结果正常的因素存在，一定程度上干扰了医生的判断。hs-cTnT 和 hs-cTnI 在大部分心肌疾病诊疗中的作用几无二致，但仍然存在例如本案例涉及的特殊情况。因此，了解 hs-cTnT 和 hs-cTnI 在不同疾病中的特点和差异，根据病史和其他辅助诊断，就能够合理地解释这种现象，打消临床疑虑。

由于免疫检查点抑制剂相关心肌炎诊断困难，一旦发病致死率高，应引起临床医生的高度关注。本病例中，主管医生在怀疑患者可能患有免疫检查点抑制剂相关心肌炎后，迅速认识到了其潜在的严重性，及时给予激素治疗，有效稳定患者病情。这一决策对于患者的治疗至关重要，避免了可能发生的更严重后果。

同时，本案例提示我们，检验与临床密不可分，两者需要及时沟通，不放过一点疑问和怀疑，通过沟通寻找原因，排除问题，打消疑虑，为患者提供最优质的服务，为患者的健康保驾护航。

专家点评

近年来，随着免疫抑制剂相关药物的研发和临床应用的进展，它们为抗肿瘤治疗提供了新的手段。然而，随着此类药物应用的增加，免疫检查点抑制剂相关不良反应也越来越受到关注。本案例是免疫检查点抑制剂治疗后出现了免疫性心肌损伤。然而，cTnT 和 cTnI 之间的动力学差异导致的检测结果不一致，给临床带来了困惑。经过检验科和临床的密切沟通，多方查证，找到两者差异的原因，并协助医生准确判断病情，及时处置化解风险。从临床医生提出疑问，到细致分析原因，最后解疑答惑，协助临床，整个诊疗过程凸显了沟通的重要性和必要性。

同时，我们需要注意 cTnT 和 cTnI 在不同疾病动力学之间的差异，如心梗患者 cTnT 的双峰释放曲线对标 cTnI 的单峰释放，以及免疫检查点抑制剂相关心肌炎中两者的差异，也是值得我们关注的地方。再者在免疫检查点抑制剂相关心肌炎诊疗中，通过了解 cTnT 和 cTnI 之间存在的差异，可以协助临床正确判断病情，尽早介入诊疗，避免被动局面出现，这具有重要的临床意义。

本案例的不足之处在于对肌钙蛋白的临床影响因素的分析做得不够深入。存在许多可影响 cTn 检测结果的因素，比如，纤维蛋白凝块、高胆红素、异嗜性抗体、巨肌钙蛋白复合物的存在以及仪器试剂差异等问题，都需要进行排除。

沟通是搭建检验与临床的桥梁，只有保持良好的沟通，才能发现诊疗过程中的疑点，正确诊断，精准施策。最后，希望我们在工作中要做到细致入微，加强沟通，当好"侦察兵"。

参考文献

［1］ 中国抗癌协会整合肿瘤心脏病学分会，中华医学会心血管病学分会肿瘤心脏病学学组，中国医师协会心血管内科医师分会肿瘤心脏病学专业委员会，等．免疫检查点抑制剂相关心肌炎监测与管理中国专家共识（2020 版）［J］．中国肿瘤临床，2020，47（20）：1027-1038.

［2］ Lehmann LH，Heckmann MB，Bailly G，et al. Cardiomuscular biomarkers in the diagnosis and prognostication of immune checkpoint inhibitor myocarditis［J］. Circulation，2023，148（6）：473-486.

［3］ 苏展，车金辉，裴锐锋．信迪利单抗联合贝伐珠单抗对晚期肝细胞癌的真实世界研究［J］．中国药师，2024，27（3）：485-490.

［4］ Brumbaugh AD，Narurkar R，Parikh K，et al. Cardiac immune-related adverse events in immune checkpoint inhibition therapy［J］. Cardiol Rev，2019，27（2）：97-107.

［5］ Wang F，Sun X，Qin S，et al. A retrospective study of immune checkpoint inhibitor-associated myocarditis in a single center in China［J］. Chin Clin Oncol，2020，9（2）：16.

［6］ Johnson DB，Balko JM，Compton ML，et al. Fulminant myocarditis with combination immune checkpoint blockade［J］. N Engl J Med，2016，375（18）：1749-1755.

［7］ Mahmood SS，Fradley MG，Cohen JV，et al. Myocarditis in patients treated with immune checkpoint inhibitors［J］. J Am Coll Cardiol，2018，71（16）：1755-1764.

［8］ 刘运炜，陈燕欣，曾治民，等．免疫检查点抑制剂相关心肌炎的研究进展［J］．中国肺癌杂志．2021，24（9）：668-672.

［9］ Laugaudin G，Kuster N，Petiton A，et al. Kinetics of high-sensitivity cardiac troponin T and I differ in patients with ST-segment elevation myocardial infarction treated by primary coronary intervention［J］. Eur Heart J Acute Cardiovasc Care，2016，5（4）：354-363.

信迪利单抗导致的免疫检查点抑制剂相关心肌炎

22

作　者：方靖舒[1]，林思阳[2]（广西壮族自治区人民医院，1 检验科；2 肿瘤内科）

点评作者：袁育林（广西壮族自治区人民医院）

前　言

患者，男，81 岁，因"左半结肠腺癌术后 3 年余，复发转移 1 年余"入院。在排除治疗相关禁忌后，给予患者西妥昔单抗靶向治疗和信迪利单抗免疫治疗。治疗后 1 周，患者出现全身乏力、双下肢轻度凹陷性水肿、腹泻等不适，复查实验室指标，发现心肌标志物、心肌酶谱等指标明显升高，考虑使用免疫检查点抑制剂（immune checkpoint inhibitor，ICI）引发的免疫检查点抑制剂相关心肌炎，于是展开对心肌标志物、心肌酶谱、心电图等指标进行监测和分析。

免疫检查点抑制剂是肿瘤领域的重要治疗药物，一方面提高了肿瘤患者的生存期，另一方面在治疗过程中也出现了相关不良事件（immune-related adverse events，irAEs），包括心血管系统的不良事件，最常见的心血管系统并发症是心肌炎。免疫相关性心肌炎临床表现往往不典型，缺乏特异性，容易漏诊误诊，但是致死率很高，所以早期识别和及时治疗是非常重要的。

案例经过

2018 年 6 月 22 日，患者在外院行左半结肠腺癌手术。术后病理结果显示：降结肠中分化腺癌，肿瘤浸润浆膜下层，可见脉管癌栓，未见神经侵犯。淋巴结无癌转移（0/8），另见纤维脂肪组织浸润性 / 转移性癌。术后未行化疗，自行口服用中药治疗。2020 年 1 月 21 日，因复查 CEA 增高住院，行 PET/CT 提示：降结肠癌术后，直肠右旁淋巴结转移，L5 椎体骨转移？考虑肿瘤复发并侵犯直肠右侧。2020 年 1 月至 2020 年 11 月，共计进行了 16 次化疗，具体化疗方案：伊立替康 + 贝伐珠单抗。2021 年 1 月至 2021 年 9 月在外院门诊口服卡培他滨化疗。2021 年 10 月 1 日，患者于我院肿瘤内科一区开始进行贝伐珠单抗靶向治疗。同时，患者进行曲氟尿苷替匹嘧啶片治疗 3 个疗程。3 程后出现 2 度白细胞减少、2 度接近 3 度血小板减少。2022 年 3 月 14 日至 2022 年 4 月 27 日期间，患者于我院接受了针对直肠病灶的姑息性放疗，并同时接受升血小板、止痛等对症支持治疗。放疗结束后，影像学检查显示直肠病灶较治疗前有所缩小，但肺部病灶较前增多。基于这一情况，医生建议患者后续继续接受靶向治疗和免疫治疗。

患者既往有高血压病史 30 年，最高 160 mmHg。目前，患者通过口服硝苯地平缓释片（Ⅱ），一天一次，血压控制尚可。患者还有 2 年的冠心病病史，曾服用田七胶囊、阿托伐他汀，现已停用。2021 年 12 月，患者在我院住院期间发现肌酐升高，最高达 180 μmol/L，后复查较前下降。否认肝炎、结核等传染病病史，否认糖尿病病史。1968 年行腰椎手术，2010 年行痔疮手术，2017 年行右侧疝气手术，2018 年行结肠癌手术。

入院后完善体格检查，体温 36.6 ℃，脉搏 77 次 / 分，呼吸 20 次 / 分，血压 129/75 mmHg。神清，双肺呼吸音清，未闻及干湿啰音，心率齐，各瓣膜听诊区未闻及杂音。专科检查结果显示，PS 评分：1 分，NRS 疼痛评分：2 分，腹部可见手术瘢痕，腹平坦，右下腹部轻度肌紧张，麦氏点轻微压痛，无反跳痛，肝脾肋下未触及，移动性浊音阴性，肠鸣音弱，余未见明显异常。

入院后完善相关检查，血常规：白细胞计数 2.80×10^9/L↓；红细胞计数 2.99×10^{12}/L↓；血红蛋白 94 g/L↓；血小板计数 75×10^9/L↓；粒细胞计数 1.54×10^9/L↓。血脂六项：高密度脂蛋白胆固醇 0.85 mmol/L↓；载脂蛋白 A1 10.70 g/L↓。肝功能全套检查，血电解质检查（钾、钠、氯、钙、磷、镁），空腹血糖，肾功能四项：总蛋白 59.3 g/L↓；白蛋白 35.1 g/L↓；间接胆红素 4.8 μmol/L↓；肌酐 109 μmol/L↑。消化道肿瘤标志物：细胞角蛋白 19 片段 13.20 μg/L↑；糖类抗原 CA19-9 186.00 U/mL↑；糖类抗原 CA72-4>250.00 U/mL↑；癌胚抗原 271.00 μg/L↑。凝血四项：血浆纤维蛋白原 4.01 g/L↑。尿常规分析：尿隐血 ±↑。心肌标志物未见异常、大便分析（仪器法）+隐血未见明显异常。心电图：窦性心动过缓。根据实验室检查结果，考虑患者为放化疗后骨髓抑制，予对症升白细胞、升血小板治疗，择期复查血常规，限期进行化疗、免疫治疗及靶向治疗。2022 年 5 月 28 日，患者复查血细胞，结果显示：白细胞计数 20.38×10^9/L↑；血红蛋白 95 g/L↓；血小板计数 75×10^9/L↓；粒细胞计数 17.99×10^9/L↑。患者开始接受 5- 氟尿嘧啶（减量 40%）联合西妥昔单抗靶向治疗 + 信迪利单抗免疫治疗，辅以止吐、护胃、护肝等治疗。

2022 年 6 月 2 日，患者出现全身乏力，双下肢轻度凹陷性水肿，腹泻等症状。血常规显示：C 反应蛋白 170.47 mg/L↑；白细胞计数 35.61×10^9/L↑；红细胞计数 2.81×10^{12}/L↓；血红蛋白 92 g/L↓；血小板计数 64×10^9/L↓；粒细胞比率 95.1%↑；粒细胞计数 33.86×10^9/L↑。血生化结果显示：丙氨酸转氨酶 92 U/L↑；天门冬氨酸转氨酶 248 U/L↑；尿素 10.53 mmol/L↑；肌酐 129 μmol/L↑；钾 3.37 mmol/L↓；碳酸氢根 21.2 mmol/L↓；乳酸脱氢酶 694 U/L↑；α - 羟基丁酸脱氢酶 403 U/L↑；肌酸激酶 9232 U/L↑；肌酸激酶同工酶 105 U/L↑。心肌标志物：肌钙蛋白 0.585 ng/mL↑；肌红蛋白 810.3 ng/mL↑；肌酸激酶同工酶 15.17 ng/mL↑；降钙素原 3.56 ng/mL↑；脑钠肽前体 3152.00 pg/mL↑。6 月 3 日，甲状腺功能 5 项结果显示：促甲状腺激素 0.30 μIU/mL↓；三碘甲状腺原氨酸 0.61 nmol/L↓；甲状腺素 35.06 nmol/L↓；游离三碘甲状腺原氨酸 3.32 pmol/L↓。心电图：窦性心动过缓；ST-T 改变。超声心动图：符合冠心病心脏改变。主动脉瓣退行性变并反流（轻度）。左室舒张功能减低，收缩功能正常范围低值，EF 51%。

经分析，考虑患者出现免疫相关性心肌炎。给予患者甲泼尼龙琥珀酸钠（80 mg/d）静脉注射。此外，患者还存在腹痛、腹泻症状，且感染指标升高，使用头孢哌酮舒巴坦进行抗感染治疗，辅以蒙脱石散止泻。后继续复查心肌标志物、心肌酶谱水平呈稳步下降趋势。6 月 8 日，复查脑钠肽前体，心肌标志物：肌钙蛋白 0.222 ng/mL↑；肌红蛋白 168.8 ng/mL↑；脑钠肽 1458.00 pg/mL↑，心肌酶谱：乳酸脱氢酶 437 U/L↑；α - 羟基丁酸脱氢酶 259 U/L↑；肌酸激酶同工酶 41 U/L↑，C 反应蛋白 5.82 mg/L；白细胞计数 18.27×10^9/L↑，各项指标较前明显下降，患者腹痛腹泻症状较前明显好转，将予甲泼尼龙琥珀酸钠改为 40 mg/d，停用抗生素。

6 月 11 日查心肌标志物未见明显异常，心肌酶谱基本正常，将甲泼尼龙琥珀酸钠的剂量改为 20 mg/d。患者在接受免疫治疗后出现药物相关性心肌炎，永久停用信迪利单抗。6月14日，患者接受第2次西妥昔单抗靶向治疗。6月15日，复查心肌标志物和感染指标无明显异常。6月16日，患者未诉特殊不适，办理出院。

案例分析

1.临床案例分析

患者在靶向治疗、免疫治疗以及化疗1周后出现乏力、双下肢凹陷性水肿、腹泻等不适。实验室检查结果心肌标志物、心肌酶谱指标明显升高，特别是高敏肌钙蛋白升高，提示发生急性心肌损伤，需要重点鉴别心肌损伤的原因。

结合患者有冠心病史，首先需要排除急性冠脉综合征引起的心肌损伤，急性冠脉综合征症状明显，最先出现的症状是胸痛，常伴有发热、心动过速和心律失常，患者常有烦躁不安、出汗、恐惧或濒死感。心电图往往会出现特征性改变：①ST段抬高呈背弓向上型，非ST段抬高型心肌梗死呈水平或压低；②病理性Q波；③T波倒置。患者无胸痛表现，心电图的改变也不支持该诊断。

患者白细胞计数、降钙素原、C反应蛋白升高，不除外感染性心肌炎。感染性心肌炎主要是由病毒诱发，也可由其他病原体引起，如细菌、立克次体、衣原体等。多数患者在发病前有发热、全身疼痛、咽痛、腹泻等症状，常出现心律失常症状，如第一心音明显减弱、舒张期奔马律、心包摩擦音、心脏扩大。心电图常可出现以下改变：①窦性心动过速、房室传导阻滞、窦房阻滞、束支阻滞；②多源、多对、成对期前收缩、自主房性或交界性心动过速、阵发性或非阵发性室性心动过速、房扑或室扑、房颤或室颤；③两个以上导联ST段呈水平型或下斜型下移≥0.05 mV，或ST段抬高，或出现异常Q波。有相关的病原学依据，也支持该诊断。该患者无发热、咽痛等前驱表现，无病毒性心肌炎的心电图的改变，亦无病原学诊断依据支持，所以不考虑感染性心肌炎。

从患者近期用药情况来看，会不会是使用抗肿瘤药物引起的呢？信迪利单抗属于免疫检查点抑制剂，使用过程中可引起免疫相关性不良事件，可累及皮肤、胃肠道、心脏、内分泌、肺等多个系统。患者使用免疫检查点抑制剂后出现腹泻症状，不除外免疫检查点抑制剂相关性肠炎。该患者的感染指标升高，有可能是免疫抑制治疗后，肠道机会性感染引起的肠炎。除此之外，甲状腺功能五项结果提示甲状腺功能减退症，考虑累及内分泌系统。结合患者临床表现、实验室检查、心电图、用药史，以及用药后出现多个系统并发症，因此考虑心肌损伤是免疫检查点抑制剂相关心肌炎引起的。

2. 检验案例分析

从检验的角度，我们应该加强与临床的沟通，一起参与对使用免疫检查点抑制剂的管理。因为免疫性心肌炎发生的早期症状往往不明显，心电图及超声心动图也缺乏特异性。心脏 MRI 检查可以显示心肌损伤部位，且能显示心肌水肿程度，对心肌炎有诊断价值，但心脏 MRI 检查并非常规检查项目，且费用较高，很多时候可能不会优先做该项检查。心肌活检是诊断心肌炎的金标准，如显示有心肌炎性细胞浸润，且有心肌损害的特征，可诊断心肌炎。但是该项目为有创检查，当患者症状不明显的时候，或者患者不耐受的时候，一般也不会常规进行该项目检查。这给临床的诊断带来困难，容易漏诊误诊。心肌标志物，特别是高敏肌钙蛋白的升高，是心肌损伤的特异性标志物，心肌出现轻微损伤即可升高，还可伴有脑型钠尿肽、心肌酶谱的升高，这些指标升高可以反映患者心脏受累，为临床的诊治提供思路。对于使用 ICI 的患者，在监测过程中，若发现心肌标志物、心肌酶谱、B 型钠尿肽升高等心肌损伤的情况，我们可以主动联系临床科室，要求警惕免疫相关性心肌炎的发生，以便临床早期诊断和及时治疗，改善预后。

知识拓展

免疫检查点抑制剂主要分为三类，分别是细胞毒性 T 淋巴细胞相关抗原 -4（CTLA-4）、程序性细胞死亡受体 1（PD-1）以及程序性死亡受体配体（PD-L1）。PD-1 是一种单体糖蛋白，表达于 T 淋巴细胞、NK 细胞、B 细胞、树突细胞、单核细胞和肿瘤细胞上。信迪利单抗属于重组全人源抗程序性死亡受体 1 单克隆抗体。ICIs 引起的心肌炎发病机制仍未清楚，目前认为肿瘤本身及免疫治疗均可能激活 T 细胞群的克隆，T 细胞群可迁移到心肌细胞中，因与心肌细胞主要组织相容性复合物 I 呈现相同的抗原，从而可引起交叉反应导致心肌炎。ICI 相关性心肌炎发生率为 0.09%~1.14%，但死亡率高达 50%。早期鉴别诊断，并及时治疗，可减轻不良反应，改善患者的预后。

从接受 ICI 治疗到出现心肌炎的时间间隔差异很大，81% 的心肌炎出现在用药后 3 个月内，发病时间相对早于其他器官出现免疫不良反应。临床上可呈无症状、轻微症状、明显症状或暴发性心肌炎表现。初起症状多为非特异性，易被忽视，如乏力、心悸和气短等，进一步发展可能出现端坐呼吸、下肢浮肿，甚至猝死等临床表现，ICI 相关心肌炎的诊断基于用药史、临床特征、心脏生物标志物、心电图和影像学检查。有研究表明，ICI相关心肌炎患者有90%以上有心肌标志物水平的升高，心肌标志物水平的升高程度反映了心肌损害的程度，通常暴发性心肌炎患者心肌标志物水平升高明显。此外，心肌标志物水平一定程度上反映预后。有研究表明，当心肌肌钙蛋白 T>1.5 ng/mL 时，主要心血管事件的风险增加4倍。根据2018年ASCO管理指南建议，肌钙蛋白（cTn）可用于指导ICI相关心肌炎的诊断和治疗。但是cTn水平升高提示心肌损伤，缺少特异性。除心肌标志物升高外，几乎所有患者都伴有脑型钠尿肽前体的升高，但是该指标对诊断心肌炎缺乏特异性。此外，还可以通过心电图、超声心动图、心脏MRI等指标的变化进行诊断。在ICI相关心肌炎的管理策略上，推荐主动监测方案（图22.1），即在每个周期治疗前进行基线的评估，监测心电图、心肌标志物、肌酸激酶（CK）、D-二聚体超声心动图等指标，在治疗中出现相关症状或体征时以及治疗后对上述指标进行复查，以便早期识别心肌炎，及时进行治疗。

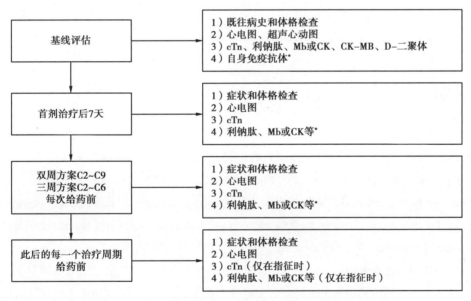

注：肌钙蛋白（cTn），肌红蛋白（Mb），肌酸激酶（CK），肌酸激酶同工酶（CK-MB）

图 22.1　ICIs 相关心肌炎主动监测方案

治疗上，停用ICI，首选激素治疗。对于轻症型心肌炎推荐静脉注射甲基强的松龙1~2 mg/（kg·d），病情改善后开始减量，每1~2周减量1次，建议至少持续4~6周。对重症型和危重型心肌炎患者推荐静脉注射甲基强的松龙（1 g/d）冲击治疗3~5天，病情改善后甲基强的松龙改为1~2 mg/（kg·d），减量过程可能持续6~8周，直至心脏损伤生物标志物恢复到基线水平后停用。

案例总结

本病例患者因"左半结肠腺癌术后 3 年余，复发转移 1 年余"入院。在使用信迪利单抗免疫治疗联合西妥昔单抗靶向治疗过程中，患者出现乏力、双下肢水肿、腹痛等临床表现，结合实验室检查心肌标志物、脑型钠尿肽前体的升高，以及心电图的变化，较早发现相关性心肌炎，并及时使用甲泼尼龙进行治疗，患者的情况很快得到好转。

本案例提示我们，ICI 在使用越来越广泛的同时，免疫相关性不良事件也越来越多，特别是免疫相关性心肌炎，致死率极高。我们应加强对肿瘤患者使用免疫抑制剂的管理。治疗前监测患者的心肌标志物、心肌酶谱、心电图、超声心动图等指标，将检测结果作为基线。治疗后或者治疗过程中，当患者出现突发乏力、胸痛、胸闷、水肿等不适时，立即复查监测指标。一旦监测到心肌标志物等指标升高，心电图或超声心动图出现新发异常，应警惕免疫相关性心肌炎发生的可能性，以便早期诊断并及时治疗，改善患者的预后。

参考文献

［1］ Kuhnly NM, Coviello, J. Immune checkpoint inhibitor-related myocarditis：Recognition, surveillance, and management［J］. Clin J Oncol Nurs, 2022, 26（1）：54-60.

［2］ Brahmer JR, Lacchetti C, Schneider B. Management of immune-related adverse events in patients treated with immune checkpoint inhibitor therapy：American Society of Clinical Oncology Clinical Practice Guideline［J］. J Clin Oncol. 2018, 36（17）：1714-1768.

［3］ 中国抗癌协会整合肿瘤心脏病学分会，中华医学会心血管病学分会肿瘤心脏病学学组，中国医师协会心血管内科医师分会肿瘤心脏病学专业委员会，等 . 免疫检查点抑制剂相关心肌炎监测与管理中国专家共识（2020 版）［J］. 中国肿瘤临床，2020，47（22）：1158.

［4］ 肖乾凤，王斯，刘燕扬，等 . 免疫检查点抑制剂相关性心肌炎的诊治［J］. 心血管病学进展，2022，43（7）：610-614.

［5］ Liu G, Chen T, Zhang X, et al. Immune checkpoint inhibitor-associated cardiovascular toxicities：A review［J］. Heliyon, 2024, 10（5）：e25747.

暴发性心肌炎 **23**

作　　者：王科勇[1]，雷江[2]（西安医学院第一附属医院，1 检验科；2 心内科）

点评专家：并发红（西安医学院第一附属医院）

前　言

　　心肌炎的病因包括感染性因素和非感染性因素，其中病毒感染是主要致病因素，约占所有病例的 70%~80%，包括柯萨奇病毒、流感病毒、副流感病毒、腺病毒等。心肌炎的发病机制复杂，可能涉及患者的遗传背景、机体免疫状态、病毒毒力及环境等多种因素的相互作用。目前认为，病毒性心肌炎的发病机制主要包括：病毒直接侵犯心肌细胞，免疫性心肌损伤，继发性多器官功能衰竭。

　　暴发性心肌炎是心肌炎中最为严重和特殊的类型，又称"急性重症病毒性心肌炎"，是一种快速进展的心脏弥漫性炎症，可能导致心脏功能急剧下降。它不是基于病因的诊断，而是作为一个寻找各种病因的临床综合征。该病起病急骤，病情发展迅速，患者很快出现血流动力学异常，以心力衰竭、心律失常及心源性休克为主要表现。若未及时诊断和早期治疗，死亡率可达 50%~70%。儿童和青壮年多发，冬春季多发。感染后病原体直接侵蚀心肌细胞及其他组织细胞并在细胞内复制，引起心肌变性、坏死和功能失常。与普通心肌炎区别在于，免疫系统异常过度激活，浸润的炎症细胞和组织细胞瀑布式释放出大量细胞因子和炎症介质，引起细胞毒性反应、免疫攻击心脏，造成弥漫性心肌损伤，导致病情恶化，并且常伴有多器官受累，如肝肾功能异常、凝血功能异常、呼吸系统受累。在急性期采取以生命支持为依托的综合救治方案治疗后，预后通常良好。

此外，贫血、剧烈运动、劳累过度、缺氧、营养不良以及妊娠分娩等因素均可削弱患者自身抵抗力，增加感染病毒的风险，从而增加心肌损伤的机会，诱发暴发性心肌炎。

案例经过

患者，女，53 岁，3 天前突发晕厥，意识不清，倒地约数秒钟后意识恢复，伴全身乏力，无胸闷、胸痛，无肢体活动障碍，无大小便失禁，患者未进一步诊治。10 月 22 日，自测体温波动在 37.6~38.5 ℃，就诊于我院神经内科。心电图提示：窦性心动过速、一度房室传导阻滞、右束支阻滞，ST-T 改变。颅脑 CT 未见明显异常。血分析提示：白细胞计数 12.22 × 10⁹/L、中性粒细胞百分比 78.5%。遂转至心内科，心脏超声结果显示：室间隔增厚、左室收缩功能正常，二尖瓣反流（少 - 中量）；二尖瓣反流（少量）；心包积液（微量）。心肌肌钙蛋白 I 7246 ng/L，血压 83/56 mmHg，以"急性冠脉综合征 / 心肌炎 / 心律失常 / 发热待查"收入院。自发病以来，神志清，精神可，食纳及夜休一般，二便正常，体重无明显变化。个人史、既往史等无特殊情况。

复查心电图，结果提示：三度房室传导阻滞。行急诊冠脉介入治疗，冠脉分布为右冠优势型，冠状动脉未见异常，远端血流 TIMI 3 级。追问病史，患者 3 天前有运动后着凉病史。根据患者心电图、心肌肌钙蛋白、心肌酶的异常表现，初步考虑为暴发性心肌炎。暂时给予患者抗感染治疗，同时联合使用激素、人血免疫球蛋白，以增强免疫功能；辅以果糖、极化液等药物营养心肌。此外，密切动态监测心肌损伤、心力衰竭标志物及血分析等。

入院后主要检查：

①生化、免疫、血、尿、便常规检查无明显异常，降钙素原（PCT）0.21 ng/mL。

②心肌损伤、心力衰竭标志物等变化见表 23.1。

表 23.1　心肌损伤、心力衰竭标志物变化趋势

	10 月 22 日	10 月 23 日	10 月 24 日	10 月 25 日	10 月 26 日	10 月 27 日	10 月 29 日
CRP（mg/L）	28.28			8.56		2.9	0.499
NT-proBNP（pg/mL）	14878	15337	12654	8871			1191
cTnI（ng/L）	7 320	13203	2 314	583	257		143

注：C 反应蛋白（CRP），氨基末端脑钠肽（NT-proBNP），心肌肌钙蛋白 I（cTnI）。

③病毒十项检测：风疹病毒 IgG 阳性、弓形虫 IgG 阳性、单纯疱疹病毒 1 IgG 阳性、单纯疱疹病毒 2 IgG 阳性、巨细胞病毒 IgG 阳性。

④心脏超声：EF 47%，左室前壁、前间壁运动幅度减低，左室收缩功能减低；彩色血流显示：二尖瓣反流（中量），二尖瓣反流（少量），主动脉瓣反流（少量）。

⑤床旁胸片：两肺多发斑片和小片状模糊增高影，考虑存在感染病灶；主动脉型心影，如图 23.1 所示。

10 月 26 日，患者诉胸闷不适，伴咳嗽、咳粉红色泡沫样痰。可闻及奔马律，诊断急性心力衰竭，对症治疗后快速稳定。至 11 月 3 日，患者各项指标良好，办理出院。

11 月 15 日，患者因再次乏力且逐渐加重来我院就诊，心肌损伤、心力衰竭指标均显著升高，EB 病毒衣壳抗原（1∶10）阳性、EB 病毒核抗原 IgG 抗体（1∶10）阳性。病毒十项检测：巨细胞病毒 IgG 抗体阳性、单纯疱疹病毒 IgG 抗体阳性、风疹病毒 IgG 抗体阳性。巨细胞病毒 IgM 抗体阴性（抗体阳性谱较前有所变化）。自身免疫抗体阴性、降钙素原 0.05 ng/mL。胸片示两肺散在多发斑点和小片状模糊阴影，范围较前次扩大，如图 23.2 所示，考虑感染可能。其余检查结果较前次入院未见明显改变。家属要求转至外院继续治疗。

11 月 30 日，患者突发意识不清，送至我院急诊，心率及血压测不出，无自主呼吸，急救后心率及血压恢复，转至重症监护室。白细胞计数 27.41 × 10⁹/L，CRP 10.07 mg/L，

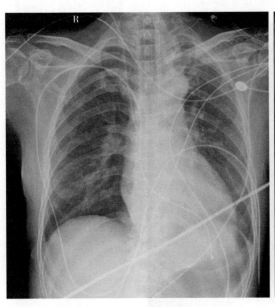

图 23.1　第 1 次入院胸片检查

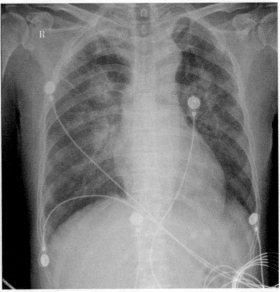

图 23.2　第 2 次入院胸片检查

高敏肌钙蛋白 I 189 ng/L，NT-proBNP 23544 ng/mL，诊断为暴发性心肌炎诱发的心源性猝死，并发心力衰竭、心律失常、肝肾功能不全。住院期间持续意识模糊，合并感染、凝血功能异常，病情反复，多次室速发作，整体状况较初次入院显著恶化。家属拒绝 ECMO 治疗，积极对症治疗后，患者于 12 月 6 日抢救无效死亡。

此次住院的主要相关检查结果如下。①心损标志物变化见表 23.2。②其他主要检验指标变化如图 23.3 所示。③床旁胸片（图 23.4）显示两肺多发感染性病变，较前范围增大；右侧胸腔积液，较前新出现；两肺支气管炎；"普大型"心影，心界向两侧扩大，心胸比约 0.59。

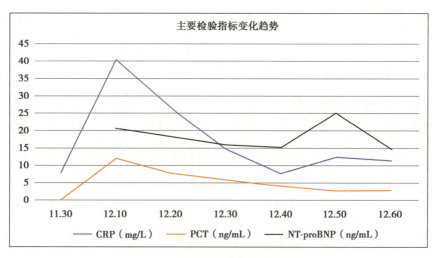

图 23.3　主要检验指标变化趋势

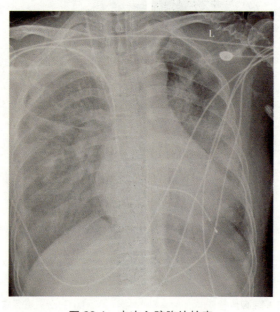

图 23.4　末次入院胸片检查

表 23.2　心损标志物变化趋势

	11 月 30 日	12 月 1 日	12 月 2 日	12 月 3 日	12 月 4 日	12 月 6 日
cTnI（ng/L）	1189	331	126	72	71	306

案例分析

1. 临床案例分析

该患者初期症状不典型，但通过及时的筛查和明确诊断，以及规范治疗，病情得以稳定。患者最终死亡的主要原因是呼吸骤停、持续昏迷引起的缺氧缺血性脑病，以及心脏泵功能衰竭诱发的多系统功能衰竭。患者此前因病情反复入院，结合 2024 年发布的《年成人暴发性心肌炎诊断和治疗指南》，不排除首次住院治疗中糖皮质激素及免疫球蛋白停药过早，错过最佳治疗时机，或者体内病原体未能彻底清除，反复诱发心肌炎。

该指南强调，急性期患者救治使用"以生命支持为依托的综合救治方案"，强调极早识别、极早诊断、极早预判和极早救治，使住院死亡率降至 3.7%~8.1%。其核心内容包括机械生命支持和免疫调节治疗。其中免疫调节治疗包括：

①及早使用足够剂量糖皮质激素：确诊后立刻开始使用，每天甲泼尼松龙 200~500 mg（或 3~8 mg/kg）静脉滴注（紧急时可在静脉注射地塞米松 10~20 mg 基础上再用甲泼尼松龙），连续 3~5 天后依病情（通常在左心室射血分数 >40% 时开始）逐步减量。出院前改为口服泼尼松 20~40 mg/d，维持 1~3 个月；

②及早静脉使用足够剂量免疫球蛋白：尽早开始使用丙种球蛋白，每天静脉注射 10~20 g，使用 3~5 天后减半至 5~10 g 持续应用 3~5 天，总量约 2 g/kg。

既往认为激素效果不确定，不建议常规使用，而最新观点认为，激素的使用不仅没有促进病毒扩散，还减少了心肌病毒滴度，这与显著增加干扰素产生有关。及早联合使用足够剂量的糖皮质激素和免疫球蛋白治疗取得显著成效。相关研究证实，以足够剂量的糖皮质激素和免疫球蛋白为核心治疗途径，患者生存期及左室功能均有显著改善。而本案患者住院期间用药 5 天余，出院后亦未长期维持使用，且没有使用抗感染药物，对于病毒和炎症并未起到彻底的控制效果，可能导致心肌潜在持续性不可逆损伤。另外，患者每次入院胸片均存在感染征象，且呈逐次加重表现，考虑为病毒或病毒合并细菌感染，但未得到有效控制，可能促进患者病情进展。

2. 检验案例分析

患者突发晕厥，无胸闷胸痛，无肢体感觉及运动异常，颅脑 CT 亦未见神经系统异常，但心肌损伤标志物显著升高，心电图显示心律失常改变，初步考虑急性冠脉综合征可能。然而，结合冠脉造影及病毒抗体筛查以及心电图结果，可以排除其可能，进而明确诊断为暴发性心肌炎。

存在的问题主要为病毒抗体筛查阳性，但未对感染病原体进行明确及定量检测，仅能作为辅助证据，也无法对抗感染疗效进行监测。目前对于病情复杂者，可以采用病毒核酸检测或 NGS 技术明确病原体，精准且高效。患者前两次入院，白细胞计数不高，降钙素原正常，C 反应蛋白轻度升高，均符合病毒感染表现。末次住院，降钙素原在临时心脏起搏器植入术后显著升高，且短期内下降明显，考虑为手术损伤引起。如确为病毒感染，那么反复发作则需考虑病毒感染每次住院均未得到有效控制，或因为免疫异常对其存在易感性，在病因未查明的情况下，可能影响治疗效果。

知识拓展

1. 暴发性心肌炎的诊治难点

患者发病初期，主要以呼吸道、消化道感染前驱表现或其他心血管系统以外表现为主，大多无法引起患者及医生的足够重视，如果对这些患者通过各项检查来排除，又有过度检查之嫌。另外，由于起病急，进展迅速，少数早期及晚期患者表现出心脏病变时已经达到严重心力衰竭或心源性休克，医护人员常来不及诊治，患者便已经死亡。虽然心内膜活检可以作为心肌炎诊断的金标准，并且能显著降低死亡率，提高远期预后水平，但尚无法作为常规检查为医患双方接受。按照最新专家共识，急性期患者的死亡率已经显著下降，但远期预后则要求严格规范地治疗和随访。

病毒感染引起的心肌炎复发率相对较低，但对于免疫异常引起的心肌炎则较难明确真正病因，无法彻底治愈，多次复发会对心肌产生不可逆损伤。因此，对于这类患者，早期识别、及时诊断和规范治疗至关重要，以减少复发和远期心脏损伤的风险。

2.病毒抗体阳性的原因

抗体检查属于病原体血清学筛查，而非确诊手段。其特异性主要与单克隆抗体的制备、抗原决定簇的选择以及检测方法的灵敏度相关。通常情况下，灵敏度高的检测方法特异性相对较低，两者之间存在一定的对立关系。抗体假阳性常见于自身免疫病、肿瘤患者以及老年人群，此类人群均易检出非特异性的自身抗体或异嗜性抗体，这些因素可能干扰抗体检测的结果。因此，抗体阳性并不等同于感染，仍需结合临床实际。

案例总结

本案患者以短暂晕厥为首发症状，因无其他异常，未能引起足够重视。初次就诊时伴乏力及发热，病情已进展，筛查心电图、颅脑 CT 及心肌标志物后基本明确病灶。但尚无法明确诊断。追问病史了解感染前驱病史，冠脉造影未见异常，相关病毒抗体筛查阳性，通过这些证据基本明确暴发性心肌炎的诊断，诊疗相对及时，经过对症治疗后病情趋于稳定，不存在疑难问题。但该患者短期内多次入院，主要考虑治疗不彻底，体内病原体未完全清除，首次住院未对病原学指标及胸片感染灶进行持续监测和处理，这可能为不良预后埋下隐患，提示临床治疗需要按照指南规范实施，重视激素及免疫球蛋白联合疗法。其次，考虑该患者多次发作为新发感染所致，间隔时间较短，但均引起严重心肌损伤，则须了解患者是否存在免疫功能低下或者异常，以及对某种病原体的易感性，须从病因着手，积极规避不良诱因，从源头防治。

专家点评

该案例是一篇关于成人暴发性心肌炎诊断及救治的案例，详细阐述了一名 53 岁女性患者的诊疗经过。首先，文章介绍了暴发性心肌炎的定义、临床特征和病理生理机制，强调该病病情进展极其迅速，死亡风险极高。接着，详细描述了该患者的症状、体征、实验室检查和影像学结果及多次住院病情变化情况，最后对患者多次救治过程中治疗情况进行分析总结。在诊断方面把握了危及生命的"大"方向，如及时准确诊断、激素冲击及免疫治疗等，在急性期采取包含足够剂量糖皮质激素和足够剂量免疫球蛋白的免疫调节治疗。

然而，在暴发性心肌炎患者出院前和出院后需要对患者的病情进行规律且充分的评估，出院后需要对患者进行康复期治疗和长期随访，以帮助患者恢复其心功能并预防并发症的发生。对于病情复杂者，可以采用病毒核酸检测或 NGS 技术明确病原体，进行精准而高效治疗。

通过对该患者临床资料的抽丝剥茧，层层递进，综合分析，强调了早期诊断和规范治疗的重要性，并提出了一些诊断治疗建议，该案例报道为临床诊疗提供了思路，强调了多学科合作及新的检测技术在暴发性心肌炎诊治中的重要性。

参考文献

［1］ 褚志祥，王猛，朱海燕．爆发性心肌炎的诊治进展［J］.临床急诊杂志，2019，20（9）：687-691.

［2］ 中华医学会心血管病学分会，中华心血管病杂志编辑委员会．中国成人暴发性心肌炎诊断和治疗指南［J］.中华心血管病杂志，2024，52（1）：10-33.

［3］ Jiang L，Zhang K，Zhang C，et al. Left ventricular function changes and echocardiographic predictors in adult survivors of fulminant myocarditis treated with the Chinese protocol［J］. Sci Rep，2023，13（1）：6274.

［4］ Huang F，Ammirati E，Ponnaiah M，et al. Fulminant myocarditis proven by early biopsy and outcomes［J］. Eur Heart J，2023，44（48）：5110-5124.

［5］ 刘奕彦，叶青．免疫层析法检测 2019 新型冠状病毒抗体假阳性的原因分析和对策［J］.病毒学报，2021，37（3）：712-718.

病毒性暴发性心肌炎

24

作　　者：张黎[1]，陈福磊[2]（青岛心血管病医院，1 检验科；2 心内科）
点评专家：黄晓（青岛心血管病医院）

前　言

　　19 岁女性患者，学生，主诉感冒后胸闷 1 天。入院前查心肌标志物心肌肌钙蛋白 I（cTnI）2.69 ng/mL，肌酸激酶同工酶（CK-MB）18.0 ng/mL。考虑到患者年龄较小且伴有上呼吸道感染病史，拟诊断为病毒性心肌炎，但考虑到病毒性心肌炎症状无特异性，须入院接受进一步鉴别诊断，并开展后续的观察治疗。

　　病毒性心肌炎的症状个体差异性大，病程长短不一，且后期可能发展为暴发性心肌炎，目前并无特异性诊断指标，需结合多种检查手段诊断。考虑到患者心肌标志物升高，可以初步判断患者存在心肌损伤的情况，需要对心肌损伤的原因进行鉴别诊断。同时患者出现胸闷，呼吸困难等症状，需要鉴别是心源性还是肺源性。

案例经过

　　患者感冒后胸闷 1 天，呈持续性，时轻时重，自觉平躺后症状缓解。既往身体健康，家族无遗传病史，否认家族猝死病史。查体：体温 37 ℃，呼吸 18 次 / 分，血压

97/64 mmHg，心率 117 次 / 分，心律齐，听诊心音正常，无杂音。双肺呼吸音清，未闻及干湿啰音。腹部查体（-）。颈部回流征阴性，双下肢无浮肿。入院后完善三大常规、生化、胸部 CT、心脏 CTA 以及心脏超声等检查，以评估心肺及全身状况。后期加做甲状腺功能五项及病毒九项病因学检查。心脏超声示：三尖瓣轻度反流，心脏内部结构正常，EF 值 55%。核磁共振显示室间隔异常延迟强化。实验室回报结果如下。①血常规：中性粒细胞百分比 79.9%↑，淋巴细胞百分比 11.9%↓，中性粒细胞计数：7.57×10^9/L，单核细胞计数 0.7×10^9/L，血小板计数（PLT）359×10^9/L，降钙素原（PCT）0.33 ng/mL。②血生化：天冬氨酸转氨酶（AST）76.3 U/L，丙氨酸转氨酶（ALT）60.0 U/L，肌酸激酶（CK）319 U/L，γ- 谷氨酰转移酶（GGT）60 U/L，α- 羟基丁酸脱氢酶（α-HBDH）199.0 U/L，Fe 6.31 μmol/L。肌酸激酶同工酶（CK-MB）66.11 ng/mL，高敏感心肌肌钙蛋白（hs-cTn）2.09 ng/mL，肌红蛋白（Mb）97.34 ng/mL，氨基末端脑肽前体（NT-proBNP）3150 pg/mL。病因学筛查结果：甲状腺功能五项阴性，病毒九项结果抗巨细胞病毒 IgG 抗体阳性。

结合患者临床症状和辅助检查结果，考虑病毒性心肌炎。患者心衰指数升高，心肌酶较治疗前升高，不排除病情进一步进展，予以抗心衰治疗减轻心脏负荷。予以辅酶 Q10、腺苷，以营养心肌。

患者于入院第 3 天下午突发乏力、不适、胸闷、恶心、翻白眼，意识模糊。体格检查：血压 76/54 mmHg，脉搏测不出来，心音弱，不齐。无创心电监护仪示规律 P 波，散在 QRS 波，大量长间歇，考虑三度房室传导阻滞；立即展开抢救，抢救成功。遂急查心肌标志物，生化等实验室检查，床旁心电图示：LEVF 为 30%，室颤电击后，左室壁运动减低，二尖瓣少量反流，三尖瓣少量反流，左心功能减低，右侧胸腔积液（少量）。

实验室回报急查结果：丙氨酸转氨酶（ALT）272.7 U/L，天冬氨酸转氨酶（AST）288.5 U/L，尿素氮（BUN）10.0 mmol/L，血糖（GLU）22.84 mmol/L，二氧化碳结合力（CO2CP）17.3 mmol/L，钠（Na）127.0 mmol/L，氯（Cl）：94.5 mmol/L，白细胞计数 11.35×10^9/L，中性粒细胞百分比 92.3%，血小板计数 381×10^9/L，D- 二聚体 4.9 mg/L，肌酸激酶同工酶（CK-MB）134.20 ng/mL，高敏心肌肌钙蛋白 T（hs-cTnT）4.7 ng/mL，肌红蛋白（Mb）305.4 ng/mL，氨基末端脑钠肽（NT-proBNP）20458 pg/mL。

结合患者临床表现和实验室检查结果，考虑心肌受损进一步恶化，考虑暴发性心肌炎，累积房室结，随机出现三度房室传导阻滞。左心功能减低，NT-proBNP 进一步升高，考虑合并左心衰。为防止病情进一步恶化，拟行临时起搏器植入术，术后患者入 CCU 接受密切观察。

患者于入院第 4 天凌晨突发昏迷，无尿。转入 ICU 行 ECMO 体外循环支持。

案例分析

1. 检验案例分析

一般检查结果中，提示患者存在炎症。血常规结果见表 24.1，主要血生化结果见表 24.2。

表 24.1 血常规结果

项目	8 月 31 日	9 月 2 日	9 月 3 日
白细胞计数（10^9/L）	9.48	11.35	12.75
中性粒细胞百分比（%）	79.9	92.3	81.40
淋巴细胞百分比（%）	11.9	5.8	11.7
单核细胞百分比（%）	7.4	1.9	6.8
中性粒细胞计数（10^9/L）	7.57	10.47	10.38
淋巴细胞计数（10^9/L）	1.13	0.66	1.49
单核细胞计数（10^9/L）	0.70	0.22	0.87
血小板计数（10^9/L）	359	381	406
C 反应蛋白（mg/L）	10.8	30	45.1

表 24.2 主要生化指标结果

项目	8 月 31 日	9 月 2 日	9 月 3 日
ALT（U/L）	35.5	272.7	253.3
AST（U/L）	76.3	288.5	214.6
GGT（U/L）	60	—	250
UREA（mmol/L）	4.5	10	11.8
Cr（mmol/L）	51	89	134

注：尿素（UREA），肌酐（Cr）。

主要生化指标的变异提示患者存在持续性的肝肾损伤，推测原因是心脏射血功能下降所造成的器官灌注不足。后期患者出现低血压、心源性休克、无尿等症状也证实了这一点。

患者甲状腺功能五项结果正常，可以排除甲状腺激素相关的心脏病，为心肌炎的诊断提供鉴别诊断依据。考虑到患者有感冒病史，在入院第二天加做了病毒九项的检查，检查结果显示巨细胞病毒抗体 IgG 阳性，虽无直接证据表明巨细胞病毒感染是此次暴发性心肌炎的直接原因，但在一定程度上为后期的免疫治疗提供了间接的支持。

心肌标志物 hs-cTn，CK-MB，NT-proBNP 在评价心肌损伤及心衰方面的作用至关重要。特别是 hs-cTn 的升高与心肌损伤面积存在相关性。本案例中，患者的心肌标志物检测结果如表 24.3 所示。其中，hs-cTn 进行性升高提示患者心肌损伤面积进一步扩大，在心电图上的表现为从室性期前收缩伴窦性心动过速到三度房室传导阻滞，这表明心肌损伤已经累及房室结。NT-proBNP 的持续升高在一定程度上反映心脏收缩功能的减低。在本例中 NT-proBNP 的进行性升高，同时心脏超声显示左心 EF 值从 55% 下降至 33%，提示患者左心功能在快速降低，临床上最终发展成为急性心衰。另外相关研究表明，NT-proBNP 可作为暴发性心肌炎的独立危险因素之一，因此动态监测 NT-proBNP 有助于及早识别暴发性心肌炎，有助于临床及早介入，提高患者生存率。

表 24.3 心肌标志物检测结果

项目	8 月 30 日	9 月 2 日	9 月 3 日
hs-cTn（ng/mL）	0.69	2.09	4.7
CK-MB（ng/mL）	18.1	66.11	134.2
Mb（ng/mL）	—	97.34	3054
NT-proBNP（pg/mL）	—	3150	20458

2. 临床案例分析

结合患者病史、症状以及辅助检查结果，患者存在病毒性心肌炎的诊断较为明确。这一诊断主要基于对心肌损伤病因的筛查，以及排除其他可能导致心肌损伤的原因。在本案例中，治疗的难点在于识别患者病情从病毒性心肌炎转变为暴发性心肌炎的转变。通过动态监测患者的心肌标志物，特别是 NT-proBNP 的快速升高，为临床提供了及时的预警信号。结合心脏超声以及心电图的表现，我们能够快速准确地捕捉到疾病的进展，并据此展开后续的治疗。

知识拓展

病毒性心肌炎（viral myocarditis）是一种由病毒感染引起的心肌炎症，常见的病原体包括柯萨奇病毒、腺病毒和肠病毒等。尽管大多数病毒性心肌炎患者症状轻微且可自愈，但部分病例可能进展为暴发性心肌炎（fulminant myocarditis）。这是一种严重且迅速发展的疾病，具有较高的死亡率和并发症风险。

一般认为，心肌炎症细胞浸润并伴有邻近的心肌细胞变性和坏死是心肌炎的主要组织病理学证据。2024 版《中国成人暴发性心肌炎诊断和治疗指南》认为暴发性心肌炎的发病机制涉及心脏固有免疫过度激活和炎症风暴形成。暴发性心肌炎首先是心肌受到病原攻击损伤后诱导髓源性中性粒细胞激活进入受损的心脏中招募新的中性粒细胞和单核巨噬细胞，他们在心脏中发育转化成不同亚型的炎症细胞，产生大量炎症因子及促进心肌细胞转化和损伤。因此，推荐对疑诊暴发性心肌炎患者的血浆炎症因子水平进行常规检查和动态监测，对疾病的诊断、治疗效果和预后评价具有重要意义。

根据 2024 版《中国成人暴发性心肌炎诊断和治疗指南》指出暴发性心肌炎的诊断建议从拟诊（临床表现、心电图、心脏损伤标志物、心脏超声及炎症因子筛查），确诊（冠状动脉造影、心肌活检或心脏磁共振成像），病因诊断（病原学和毒物检测）3 个方面进行。

在治疗方面强调"极早识别、极早诊断、极早预判和极早救治"，推荐"以生命支持为依托的综合救治方案"。根据我国多中心试验的成熟经验和多地的临床实践，指南推荐"以生命支持为依托的综合救治方案"对暴发性心肌炎患者进行救治。其核心内容包括：（1）机械循环支持：用机械循环装置维持循环稳定和保证器官灌注，让衰竭的心脏休息，而非强心和血管活性药升血压；（2）免疫调节治疗：用足够剂量的糖皮质激素和足够剂量的静脉免疫球蛋白调节免疫，为治本之策；（3）使用神经氨酸酶抑制剂帮助减轻心肌损伤；（4）其他治疗：包括必要时呼吸机辅助呼吸、临时起搏器植入和血液净化治疗等。再次推荐及早使用足量的糖皮质激素和静脉免疫球蛋白。

总之，病毒性心肌炎进展为暴发性心肌炎是一个复杂且危急的过程，需要多方面的协作和及时的干预。通过遵循最新的指南和基于证据的治疗策略，可以有效提高患者的生存率和生活质量。

案例总结

患者因"感冒后胸闷 1 天"等症状入院。通过分析现病史、心肌标志物检测结果以及病原体检测结果，拟诊为病毒性心肌炎。通过心脏 CTA 以及心脏彩超的结果，排除了导致心肌损伤的其他病因。并且通过心脏 MRI 检查，确定了心肌损伤的部位。本案例中，患者病情进行性恶化，最终进展为以心律失常、难治性心衰为主要特点的暴发性心肌炎。

本案例提示我们，暴发性心肌炎的病情发展迅速，临床工作中需要提高对暴发性心肌炎的重视。采用心肌标志物动态监测加上心脏超声心动图的联合应用可以及早识别暴发性心肌炎，从而尽早介入治疗，挽救患者生命。暴发性心肌炎并非罕见病，因此对于心肌炎患者的精准诊断并制定合理的治疗策略非常重要。我们必须利用必要的检验、检查技术实现对于疾病的动态监测。只有及早识别、及早诊断、及早预判和及早救治，我们才能更好地提高患者生存率和改善预后生活质量。

专家点评

本案例中，19 岁女性患者因感冒后胸闷 1 天入院，初步考虑为病毒性心肌炎。病毒性心肌炎的症状个体差异大，且无特异性诊断指标，需结合多种检查手段进行诊断。患者心肌标志物（cTnI 和 CK-MB）显著升高，这提示了心肌损伤的存在，但需进一步鉴别心肌损伤的具体原因。同时，患者出现胸闷和呼吸困难，需要鉴别是心源性还是肺源性。诊断过程中，心脏超声、心脏核磁共振和实验室检查结果为病毒性心肌炎的诊断提供了支持，但仍需警惕病情进展为暴发性心肌炎的可能性。

患者在入院后第 3 天出现突发乏力、胸闷、恶心等症状，心电监护结果提示三度房室传导阻滞，结合心肌标志物和生化指标的急剧升高，考虑病情进一步恶化为暴发性心肌炎。暴发性心肌炎的特征包括急性心力衰竭、心源性休克和严重心律失常。患者最终进展为急性心衰，并需行 ECMO 体外循环支持。心肌标志物（如 hs-cTnI、CK-MB 和 NT-proBNP）的动态监测在评估心肌损伤和心功能方面起到了关键作用。

本案例中，临床与检验工作者的紧密合作对于及时识别和诊断暴发性心肌炎至关重要。心肌标志物的动态监测、心脏超声和心电图的结果为临床决策提供了重要依据。特别是在患者病情急剧恶化时，实验室和临床团队的快速反应和有效沟通确保了抢救措施的及时实施。案例中提到的病毒学筛查结果（巨细胞病毒抗体 IgG 阳性）为免疫治疗提供了间接支持，也体现了病因学检查在诊断过程中的重要性。

未来在暴发性心肌炎的诊断和治疗方面，需进一步加强以下几个方面。

①早期识别和预警：通过心肌标志物、炎症因子和心脏影像学的综合应用，提高早期识别暴发性心肌炎的能力。

②多学科协作：加强临床与检验、影像等多学科团队的协作，提高诊断和治疗的精准度。

③个体化治疗策略：基于患者的具体病情和病因，制订个体化的治疗方案，包括机械循环支持、免疫调节治疗和必要的器官支持治疗。

④指南和规范：遵循最新的临床指南和基于证据的治疗策略，持续更新和优化暴发性心肌炎的诊疗流程。

总之，本案例通过心肌标志物的动态监测和多种检查手段的综合应用，成功识别并处理了一例复杂的暴发性心肌炎，为临床实践提供了宝贵的经验和启示。

参考文献

［1］ 中华医学会心血管病学分会，中华心血管病杂志编辑委员会. 中国成人暴发性心肌炎诊断和治疗指南［J］. 中华心血管病杂志，2024，52（1）：10-33.

［2］ 洪莹晖，王彤. 急性暴发性心肌炎的诊治进展［J］. 中华急诊医学杂志，2024，33（7）：868-875.

心脏淀粉样变性

25

作　　者：许娜[1]，魏茂强[2]（天水市第一人民医院，1 检验科；2 心血管内科重症监护室）

点评专家：孙丽芳（天水市第一人民医院）

前　言

心脏淀粉样变性（cardiac amyloidosis，CA）是指身体内有一种蛋白出现折叠错误后形成淀粉样纤维物质，这种纤维样物质沉积于心脏（间质），导致心脏出现功能障碍。实际上，心脏只是淀粉样变性损伤身体器官的其中之一，这种异常蛋白通过血液流动，可以损害身体的任何部位，常见受累器官有肝、肾、神经、心脏、胃肠道等，受累组织则以皮肤、舌、淋巴结等较常见，全身所有组织和器官均可受累。人体内多种蛋白都有可能发生异常折叠，导致淀粉样变，这些蛋白常被称为"淀粉样前体蛋白"。据医学研究报道，目前已发现超过 30 种此类蛋白。不同的蛋白出现淀粉样变后损害身体的器官有所差异。虽然淀粉样变性有很多不同类型，但引起 CA 的主要有两种类型（占 95% 以上），即免疫球蛋白轻链淀粉样变性（light chain amyloidosis，AL）和甲状腺素运载蛋白型淀粉样变性（transthyretin amyloidosis，ATTR）。

在美国，超过 12.5 万人受到影响，全世界可能有 800 万人，预计到 2050 年，这一数字将增加到 2600 万人。心脏受累是系统性淀粉样变性患者生存的主要决定因素，据报道高达 90% 的 AL 型淀粉样变性患者存在心脏受累。心脏淀粉样变性患者预后差，1 年生存率仅为 50%，5 年生存率仅为 25%，全因死亡率的独立影响因素包括氨基末端脑钠肽前体（NT-proBNP）、肌钙蛋白 T、糖类抗原 125（CA125）、白蛋白、血氯、免疫球蛋白水平。

案例经过

患者，女，56 岁，汉族，农民，长期居住在农村。主诉：间断头晕 4 年，再发 3 月，加重 1 天。入院前 4 年无明显诱因出现头晕，偶有黑蒙，持续数分钟可自行缓解，曾就诊于当地诊所，测血压为 190/95 mmHg，因服用降压药而出现头晕症状加重，故未规范服用降压药，头晕症状时有反复，未进一步诊治。3 月前，头晕明显加重，伴全身无力，伴恶心、呕吐，偶有黑蒙，发作较前频繁，约每日均有发作，20 天前上述症状加重，出现晕厥 1 次，持续约数分钟后自行缓解，患者多次就诊于当地诊所，服用感冒药治疗，症状未见缓解。1 天前，头晕症状明显加重，伴恶心、呕吐，呕吐物为大量胃内容物，后有鲜血约 10 mL，遂就诊当地县医院。心电图提示"三度房室传导阻滞"，遂转至我院急诊科。患者于急诊科接受临时起搏器植入术后收住我科。

体格检查：患者体形消瘦，神志清，精神差。血压 114/81 mmHg，呼吸 21 次 / 分，脉搏 60 次 / 分，双肺（-）；叩诊心界无扩大，心率 60 次 / 分，起搏心律，各瓣膜瓣听诊区未闻及病理性杂音。腹（-）。双下肢无水肿。

入院后初步完善各项检查、检验，结果如下。

实验室检测结果：血钾 7.31 mmol/L↑；尿酸 509 μmol/L↑，尿素 10.8 mmol/L↑，肌酐 192 μmol/L↑（肌酐波动在 192~401 μmol/L）。血常规：白细胞 16.97×10^9/L↑；红细胞 3.29×10^{12}/L↓；血红蛋白 92 g/L↓；血小板 135×10^9/L。心肌梗死标志物：肌钙蛋白（-），肌酸激酶同工酶 6.05 ng/mL↑，肌红蛋白 157 ng/mL↑；氨基末端脑钠肽 3507 pg/mL↑；24 小时尿蛋白定量 3.24 g↑；尿微量蛋白 1530 mg/L↑。肿瘤标志物：糖类抗原 12589.58 U/L↑，糖类抗原 19-9 48.86 U/L↑。肝功能：白蛋白 29.8 g/L↓，球蛋白 47.4 g/L↑；天冬氨酸转氨酶 3685 U/L↑，丙氨酸转氨酶 3023 U/L↑。

心脏彩超提示，EF 55%，左室舒张功能不全，左室收缩功能未见明显异常，室壁运动未见明显异常。腹部彩超提示，脾脏轻度增大。头胸 CT 提示，双肺散在小结节，散在条索，少量心包积液。全腹 CT 提示，脾大。

心电图结果显示：三度房室传导阻滞，交界性逸搏心律，T 波改变，肢导联低电压

（38次/分）。

根据以上检查，初步诊断：①心律失常，三度房室传导阻滞，交界性逸搏心律；②肾功能不全，肾病综合征？③高钾血症；④急性消化道出血，急性胃炎？⑤轻度贫血；⑥急性肝功能损伤；⑦高血压病3级（极高危）。

入院后，急诊科为患者紧急植入临时起搏器（60次/分），同时采取抑酸药物保护胃黏膜，连续性肾脏替代治疗（CRRT）以保护肾功能、降低血钾水平。经对症支持治疗后，血钾恢复正常，心率恢复为窦性心律，心率波动在60~90次/分，病情有所好转，遂拔除起搏器，并计划进行心脏MRI进一步检查病因。

然而，两天后患者无明显诱因突发意识丧失、四肢抽动，心电监护显示三度房室传导阻滞，并反复出现心室停搏（最长持续10 s），心率降至10余次/分。医生立即给予胸外按压，并给予异丙肾上腺素泵入，急诊再次植入临时起搏器；复查血钾水平正常（图25.1），故排除高钾血症所致的三度房室传导阻滞。患者心律失常，三度房室传导阻滞，反复发作心室停搏，心脏彩超未见明显异常，NT-proBNP明显升高（图25.2），多脏器功能衰竭，病因尚不明确，需进一步完善检查以确定病因。

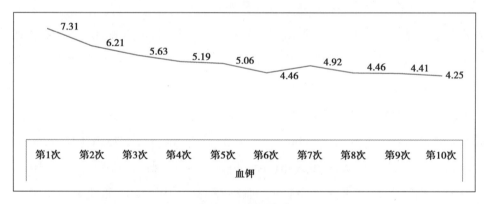

图25.1　血钾变化

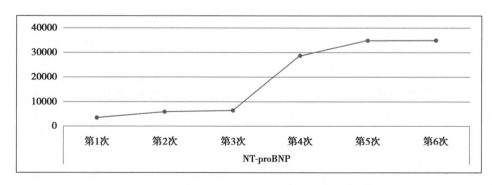

图25.2　NT-proBNP变化

结合临床症状，患者反复头晕 4 年余，间歇性三度房室传导阻滞，反复发作心室停搏，患者住院期间出现心率减慢伴随血压降低，血压与心率呈明显依赖性，高钾血症是否只是一个诱因？患者为什么反复心脏彩超提示正常，但 NT-proBNP 明显高于正常值？是高血压引起的 EF 值正常性心衰吗？还是肾功能不全引起的？或者还有其他疾病原因？

血免疫固定电泳结果显示，重链 IgG 阳性，λ 轻链阳性；λ 轻链 36.20 g/L↑。尿免疫固定电泳结果显示：λ 轻链 1.34 g/L↑；血清蛋白电泳结果显示白蛋白 39.8%↓，α1 球蛋白 7.4%↑，α2 球蛋白 11.3%↑，β1 球蛋白 3.90%↓，β2 球蛋白 3.50%↓，γ 球蛋白 34.1%↑。免疫球蛋白提示，免疫球蛋白 A 0.07 g/L↓，免疫球蛋白 G 25.80 g/L↑，免疫球蛋白 M 0.26 g/L↓。

此时诊断考虑心脏淀粉样变可能？

取患者腹部皮下脂肪组织，进行活检，结果显示：符合淀粉样变性。免疫组化结果见图 25.3：Lambda（+），Kappa（-）；刚果红染色呈砖红色（+），Masson 三色染色呈灰蓝色。

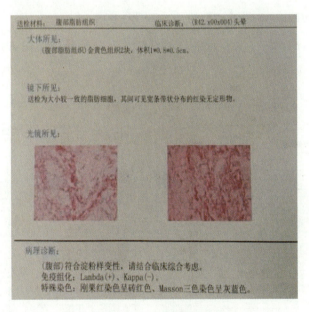

图 25.3　免疫组化结果

患者腹部脂肪活检提示淀粉样变，提示全身多脏器、组织淀粉样变，心脏淀粉样变诊断基本明确，患者考虑心脏淀粉样变，病变累及传导系统，致三度房室传导阻滞心室停搏，遂行永久性心脏双腔起搏器植入。

通常，心脏淀粉样变性的诊断流程大致分为 3 步：①确定诊断，②确定分型，③根据预后分期系统进行预后评价。遂进行骨髓穿刺活检，完善免疫分型及组化检查。

第一次骨髓活检的结果不支持多发性骨髓瘤。患者消瘦、体弱，进食、消化极差，起搏器术后仍多次发作头晕，发作时测血压 84/48 mmHg，心率 60 次/分，血压与心率呈明显的相关性，遂调整起搏器的起搏频率为 90 次/分，患者再未发作头晕。

患者症状高度考虑多发性骨髓瘤？故再次行骨髓活检（图 25.4 和图 25.5）。结果为：①骨髓细胞形态学分析报告：骨髓增生尚活跃，粒系比值增高占 68.5%，红系减低占 9%，浆细胞占 4.5%，请结合临床及免疫组化。疑似多发性骨髓瘤！②骨髓病理诊断：造血组织增生不均，建议加做免疫组化进一步确诊；③肿瘤免疫分型：CD45（-），且 FSC/SSC 均较淋巴达的分布区域可见异常细胞群体，约占有核细胞的 3.5%，其阳性表达 CD38、CD138、cLambda，考虑为异常浆细胞，须结合临床。

患者多发性骨髓瘤不能确诊，再次复查化验，结果如下。

①血清蛋白电泳：白蛋白 38.2%↓，α1 球蛋白 3.5%↑，α2 球蛋白 10.1%，β 球蛋白 10.7%，γ 球蛋白 37.5%↑；M 蛋白 33%↑，M 蛋白 21.32↑，A/G 0.62↓；

②肌酐 273 μmol/L↑，尿素 8.9 mmol/L↑，尿酸 365 μmol/L；血钾：4.2 mmol/L；

③总蛋白 64.6 g/L↓，白蛋白 25 g/L↓，球蛋白 39.6 g/L；

④血清免疫球蛋白系列：免疫球蛋白 G 23 g/L↑，免疫球蛋白 A<0.26 g/L↓，免疫球蛋白 M 0.22 g/L↓，κ 轻链 0.33 g/L↓，λ 轻链 6.83 g/L↑，κ/λ 0.05↓；

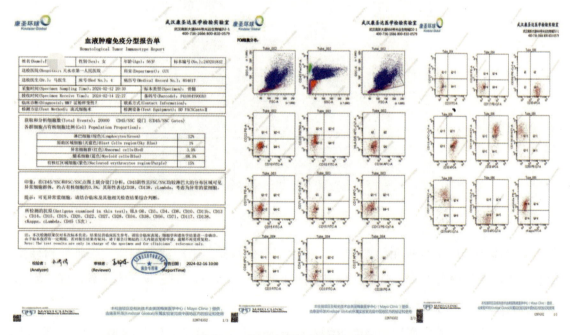

图 25.4　血液肿瘤免疫分型报告单

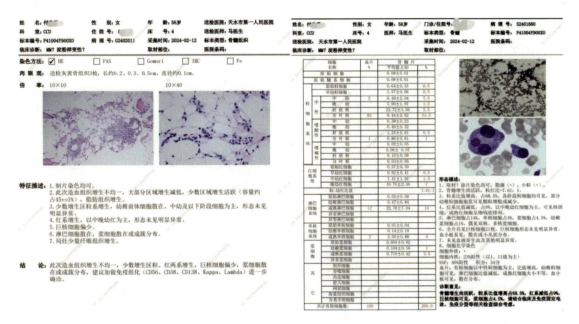

图 25.5　骨髓活检结果

⑤血红蛋白 88 g/L↓；

⑥全消化道造影：胃底部充盈缺损影、考虑胃癌；胃镜提示：胃炎、胃溃疡；

⑦头颅平片未见病变，骨盆骨质未见明显异常，双侧肱骨未见骨、关节病变，双侧股骨未见骨、关节病变；

⑧ NT-proBNP 29 900 pg/mL。

患者最后诊断：①原发性轻链型淀粉样变，心脏淀粉样变，肾脏淀粉样变，消化道淀粉样变；②心脏淀粉样变限制型心肌病，心律失常，三度房室传导阻滞，心室停搏，永久性双腔起搏器植入术后，心功能Ⅳ级；③慢性肾功能不全，低蛋白血症；④消化道淀粉样胃溃疡，急性消化道出血；⑤中度贫血；⑥急性肝功能损伤；⑦高血压病 3 级（极高危）。

案例分析

1. 临床案例分析

原发性轻链型淀粉样变的诊断标准要满足以下 5 条标准：①具有受累器官的典型临床表现和体征；②血、尿中存在单克隆免疫球蛋白；③组织活检可见无定形粉染物质沉积，且刚果红染色阳性（偏振光下可见苹果绿双折光）；④沉积物免疫组化、免疫荧光、免疫电镜或质谱蛋白质组学证实为免疫球蛋白轻链沉积；⑤除外多发性骨髓瘤、华氏巨球蛋白血症或其他淋巴浆细胞增殖性疾病。

患者心脏、肾脏、消化道、肝脏多脏器功能受累，主要器官受累诊断标准如下。①肾脏：24 小时尿蛋白 >0.5 g/L，主要为白蛋白尿；②心脏：超声心电图提示室间隔 >12 mm（无其他病因），或 NT-proBNP>332 ng/L；③肝脏：肝脏总界 >15 cm（无心功能不全时），或碱性磷酸酶超过正常上限的 1.5 倍；④周围神经：存在对称性的四肢感觉运动异常，⑤胃肠道：需经活检证实；腹部皮下脂肪活检刚果红染色阳性，故诊断为系统性淀粉样变；患者血清 λ 轻链 36.2 g/L↑，升高 5 倍，免疫球蛋白 G 25.8g/L↑，骨髓活检免疫分型：CD45 阴性且 FSC/SSC 均较淋巴达的分布区域可见异常细胞群体，约占有核细胞的3.5%，其阳性表达 CD38、CD138、cLambda，2 次骨髓活检结果不支持多发性骨髓瘤，故诊断最后考虑原发性轻链型淀粉样变。

2. 检验案例分析

如何帮助临床诊断和治疗心脏淀粉样变性？

（1）诊断方面。

系统性淀粉样变性由于沉积的淀粉样蛋白和受累器官有所不同，因此临床表现不均一。心脏淀粉样变性（CA）是指身体内有一种蛋白出现折叠错误后形成淀粉样纤维物质，这种纤维样物质沉积于心脏（间质），导致心脏出现功能障碍。心肌肌钙蛋白 T（cTnT）和氨基末端脑钠肽前体（NT-proBNP）对评估原发性系统性淀粉样变患者的左心室舒张压升高具有重要的临床意义。NT-proBNP 不仅是反映心力衰竭的敏感指标，还可以较好地评估 CA 患者的预后。相关研究表明，CA 患者合并有 cTnT 升高，则提示预后不佳。通过测量血清中游离 κ 和 λ 轻链的浓度以及二者比值，可诊断免疫球蛋白轻链型心脏淀粉样变。其中，免疫球蛋白轻链淀粉样变性（AL）型患者的 κ 和 λ 轻链比值异常，若比值 <0.26 提示为 λ 型，比值 >1.65 者提示为 κ 型。

血、尿检测存在 M 蛋白的证据，即血、尿免疫固定电泳（IFE）和血清游离轻链（FLC）定量联合检测存在一项或多项异常，或骨髓检查提示有异常增生的单克隆性浆细胞或 B 细胞（提示 AL-CA）；组织活检病理检查证实有淀粉样变纤维沉积，且淀粉样蛋白的前体蛋白为免疫球蛋白轻链（提示 AL-CA）或 TTR（提示 ATTR-CA），具体病理表现如下。①刚果红染色阳性，偏振光显微镜下为苹果绿双折光。②电镜下可见杂乱排列、僵硬的、线性的、无分支的纤维丝状结构，直径 8~14 nm。③免疫组化：a. 淀粉样蛋白沉积为强而均匀的免疫染色时被认定为阳性。b. 若沉积物染色不均匀、较弱，不认为是淀粉样蛋白的证据。c. 如果对不同淀粉样前体蛋白的抗体多于一种，染色呈明显阳性，则将该病例归类为混合型淀粉样变性。d. λ 轻链和 κ 轻链抗体可识别 AL 淀粉样变。淀粉样沉积物中轻链的鉴定。

（2）治疗方面。

轻链型淀粉样变性的治疗目的是降低体内单克隆免疫球蛋白 AL 水平，阻止淀粉样蛋白在重要脏器的进一步沉积，对不适合自体外周血干细胞移植的患者，以抗浆细胞治疗为主。血液学的完全缓解是治疗的首要目标，因为它与患者的器官反应和提高总体生存率密切相关。

抗浆细胞治疗：快速深度的血液学缓解是提高 AL 患者器官缓解率的重要前提，是改善患者心脏及总体预后的关键因素。首先，推荐符合移植条件的初治 AL 患者首选自体造血干细胞进行移植治疗，而对于大部分不符合移植条件的患者则推荐抗浆细胞的化疗方案。常用于治疗 AL 的药物包括蛋白酶体抑制剂、免疫调节剂、烷化剂及地塞米松等。硼替佐米＋环磷酰胺＋地塞米松为常用一线化疗方案，该方案简称为 CyBorD 方案。据研究报道，在 CyBorD 方案基础上联合达雷妥尤单抗可显著提高血液学完全缓解率和心脏缓解率，并延长患者的无进展生存期。本案例中，患者采用了 RVD 方案（硼替佐米＋米那度胺＋地塞米松）进行化疗。现病情略好转，患者可自行少量行走，已进行第二次化疗（第一次发病至今已有 5 月余）。患者生活基本可自理，活动耐力仍差，饮食较差，消化不良，大小便正常，肾功能轻度异常，再未行连续肾脏替代疗法治疗。随访时复查检查结果如下。

①血免疫固定电泳：血清免疫球蛋白 G、λ 轻链阳性，κ 轻链、血清免疫球蛋白 A、M 阴性；

②肾功能＋电解质：肌酐 124 μmol/L ↑，尿素 9.5 mmol/L↑，尿酸 290 μmol/L，eGFR 41.52 mL/（min·1.73 m²）；血钾 4.2 mmol/L，血氯 107 mmol/L；

③肝功能：总蛋白 64.5 g/L↓，白蛋白 28.7 g/L↓，球蛋白 35.8 g/L↑，天冬氨酸转氨酶 26 U/L，丙氨酸转氨酶 16 U/L；

④心肌损伤标志物：肌钙蛋白（-），CK-MB 3.2 ng/mL，肌红蛋白 43 ng/mL；NT-proBNP 4360 pg/mL；

⑤心脏彩超：EF 68%，左室舒张功能不全 I 级，左室收缩功能未见明显异常，室壁运动未见明显异常，起搏器植入术后。

血清蛋白电泳：白蛋白：39.8%↓，α1球蛋白7.4%↑，α2球蛋白11.3%↑，β1球蛋白3.90%↓，β2球蛋白3.50%↓，γ球蛋白34.1%↑；

此外，CA患者的治疗还需要注意防治心血管疾病。

心力衰竭治疗：以控制症状的支持治疗为主。AL-CA患者表现为限制型心肌病，治疗慢性心力衰竭的"金三角"药物对AL-CA患者疗效不佳，甚至可能恶化病情，故不推荐神经内分泌系统拮抗剂的使用。对发生失代偿性心力衰竭的患者应以容量控制为主，可使用袢利尿剂缓解充血。但应避免过度利尿，防止因血容量降低而引起的心输出量下降，需监测电解质水平。

心源性猝死防治：对有晕厥病史、伴心脏传导阻滞或症状性心动过缓的AL-CA患者应植入起搏器，而心脏再同步化治疗可进一步改善心脏结构功能异常。AL-CA猝死多与心脏电机械分离有关，因而植入型心律转复除颤器（ICD）治疗对延长患者的生存期获益并不明显，不推荐在CA患者中植入ICD进行猝死一级预防。

心律失常治疗：AL-CA患者常合并传导阻滞、低心排血量，因而对β受体阻滞剂、钙通道阻滞剂及地高辛的耐受性普遍不佳。胺碘酮是控制AL-CA患者房性或室性心律失常的首选药物。对于症状明显或血流动力学不稳定的患者，可以考虑采用直流电复律，但术前应行经食管超声心动图检查排除心腔内血栓。AL-CA患者的消融术后长期成功率显著低于正常人群，故一般不推荐行消融术。

知识拓展

轻链型淀粉样变性（AL）是一类由单克隆免疫球蛋白轻链错误折叠而形成淀粉样物质沉积于各个组织器官，造成器官功能障碍的罕见疾病。其发病主要与克隆性浆细胞异常增殖有关，少部分与淋巴细胞增殖性疾病有关。AL型淀粉样变性可累及全身多个器官，肾脏及心脏最常受累，其他受累器官包括肝脏、自主或外周神经、消化道、皮肤软组织等。但由于其进展迅速或非特异性临床症状，早期容易漏诊，往往在疾病不可逆转时才被发现，延误治疗。其累及心脏表现为轻链型心脏淀粉样变，可引起心力衰竭、心律失常、心肌梗死、瓣膜及心包疾病等。超过30种蛋白前体参与各种淀粉样变性，其中5种经常渗入心脏并引起心脏淀粉样变性：免疫球蛋白轻链、免疫球蛋白重链、淀粉样转甲状腺素蛋白、血清淀粉样蛋白A和载脂蛋白A1。免疫球蛋白轻链和淀粉样转甲状腺素蛋白是最主要的两种，占所有 CA 的 95% 以上。

　　多发性骨髓瘤（multiple myeloma，MM）是一种克隆浆细胞异常增殖的恶性疾病，多发于老年人。根据《中国多发性骨髓瘤诊治指南（2024 年修订）》，MM 常见症状包括骨髓瘤相关器官损伤的表现，即血钙增高，肾功能损害，贫血，骨病，以及继发性淀粉样变性等相关表现。多发性骨髓瘤继发性淀粉样变性被定义为，在确诊多发性骨髓瘤的基础上，伴随组织或器官发生淀粉样变性的情况。对于怀疑淀粉样变性的 MM 患者，需行腹壁皮下脂肪或受累器官活检，并行刚果红染色、κ 及 λ 染色。怀疑心功能不全及怀疑合并心脏淀粉样变性者，需行超声心动图检查，有条件的可行心脏 MRI 检查。

专家点评

　　该患者反复三度房室传导阻滞、室性逸搏，病因不明，行血、尿检测均提示 λ 轻链明显高于正常，免疫球蛋白 G 升高。2 次行骨髓检查提示有异常增生的浆细胞，但比例未达到多发性骨髓瘤诊断标准（10%），最后经外送骨髓活检及免疫组化，确诊为系统性淀粉样变性。

　　该案例诊治思路清晰，鉴别诊断明确，实验室检测指标齐全，很好地说明了淀粉样变性的疾病特点，可为临床同类患者诊断与治疗提供参考。拓展知识面广，治疗策略解读明确，值得推广并交流分享。

参考文献

［1］ 中国医师协会血液科医师分会，中华医学会血液学分会 . 中国多发性骨髓瘤诊治指南（2024 年修订）［J］. 中华内科杂志，2024，63（12）：1186-1195.

［2］ 安云飞，王晰晗，蔡蓓，等 . 血清游离轻链比值在心肌淀粉样变性诊断中的应用价值探讨［J］. 国际检验医师杂志，2021，42（1）：99-102.

［3］ 张聪丽，冯俊 . 血清游离轻链检测在原发性轻链型淀粉样变中的诊断及预后价值［J］. 中华血液学杂志，2016，37（11）：942-945.

［4］ 史云静，金玮 . 轻链型淀粉样变性的心血管病诊治要点［J］. 罕见病研究，2023，2（1）：

27-35.

［5］ 夏宁，常开丽，张培先，等. 多发性骨髓瘤合并心肌淀粉样变性诊治进展［J］. 中国心血管病研究，2023，21（3）：198-202.

［6］ 张璐，智光. 心脏淀粉样变性的诊断和治疗进展［J］. 中华老年心脑血管病杂志，2014，16（4）：437-439.

［7］ Gillmore JD，Maurer MS，Falk RH，et al. Nonbiopsy diagnosis of cardiac transthyretin amyloidosis［J］. Circulation，2016，133（24）：2404-2412.

［8］ Ritts AJ，Cornell RF，Swiger K，et al. Current concepts of cardiac amyloidosis：Diagnosis，clinical management，and the need for collaboration［J］. Heart Fail Clin，2017，13（2）：409-416.

系统性轻链淀粉样变性

26

作　　者：胡谢飞 [1]，冉阳 [2]（重庆市急救医疗中心，1 检验科；2 心内科）

点评专家：张颖，李维（重庆市急救医疗中心）

前　言

　　患者，男性，67 岁，因"反复喘累、胸闷 1 年，加重 1 天"就诊。患者近 1 年心脏彩超提示心肌肥厚进行性加重，伴心力衰竭症状进行性加重，外院未明确心衰病因并予以心衰常规治疗效果欠佳入院。入院后初步检查结果显示 NT-proBNP 2620.95 pg/mL，心脏彩超提示室间隔厚度 18 mm，左室后壁厚度 15 mm。此外，血游离 κ 轻链升高（226.8 mg/L），考虑心脏淀粉样变性，需进一步完善检查进行诊断及鉴别诊断，以便开展后续治疗。

　　不明原因的心肌肥厚需进行病因查找，最常见的病因为心脏淀粉样变性，其中转甲状腺素蛋白心脏淀粉样变（transthyretin cardiac amyloidosis，ATTR-CA）和免疫球蛋白轻链型心脏淀粉样变（light chain cardiac amyloidosis，AL-CA）是最常见的类型，需根据不同类型选择合适的治疗方案。

案例经过

　　如前所述，患者主要临床表现为活动后喘累、胸闷等不适。既往身体健康状况良好，否认"高血压、糖尿病、冠心病"病史。否认父母及兄弟姐妹存在相关病史。体格检查：体温 36.5℃，脉搏 72 次 / 分，呼吸 20 次 / 分，血压 112/80 mmHg。慢性病容，双肺少量湿啰音。心界无扩大，听诊心率 72 次 / 分，节律不齐，可闻及频发早搏，各瓣膜区未闻及明显杂音，双下肢轻度水肿。入院后完善三大常规、肝肾功、氨基末端脑钠肽（NT-proBNP）、心肌酶谱、肌钙蛋白、心脏彩超、心脏磁共振、血清游离轻链，以及肥厚型心肌病基因型等筛查。结果显示肌钙蛋白轻度升高，NT-proBNP 明显升高，血游离 κ 轻链升高，进一步完善骨髓穿刺活检、免疫蛋白分型；因心肌活检难度较大，遂选择行皮下脂肪活检以明确有无淀粉样蛋白沉积。

实验室检查结果：血清游离 κ/λ 为 11.28，比值异常升高；骨髓穿刺提示骨髓增生活跃，浆细胞占 5.5%；尿本周氏蛋白电泳阳性，为 κ 游离轻链型；骨髓活检及皮下脂肪活检均提示刚果红染色阳性，符合淀粉样变性特征。

综合患者临床表现及实验室相关检查结果，考虑诊断为系统性轻链淀粉样变（IgA-κ 阳性）、AL-CA。

案例分析

1. 检验案例分析

一般检查结果中，血常规检查：红细胞计数 4.15×10^9/L↓，血红蛋白 127 g/L↓；凝血功能：D- 二聚体 0.54 μg/mL↑，凝血酶原时间 14.7 s↑，纤维蛋白原 4.47 g/L↑；肝功能：天冬氨酸转氨酶 58 U/L↑，γ- 谷氨酰转移酶 92 U/L↑，前白蛋白 172 mg/L↓，甘胆酸 3.38 mg/L↑；心肌酶谱：乳酸脱氢酶 332 U/L↑，肌酸激酶同工酶 5.77 ng/mL↑；血生化：镁 1.05 mmol/L↑，胱抑素 C 1.26 mg/L↑；心肌损伤标志物：高敏肌钙蛋白 I 69.59 ng/L↑，氨基末端脑钠肽 2620.95 pg/mL↑；免疫球蛋白定量：免疫球蛋白 M 0.29 g/L↓，游离 κ 轻链 226.8 mg/L↑，κ/λ 11.28↑。

从患者的一般检查结果可知，患者主要存在轻度贫血，肝功能轻度异常，心脏功能异常。心肌损伤标志物升高幅度较大，伴随肌钙蛋白的轻度升高，提示患者心脏的代偿功能已经受损，心脏的结构或功能出现问题，从而导致心脏无法有效泵血，血液回流到心脏内，引起心室扩大和心功能减退。免疫球蛋白定量检查中，出现游离 κ 轻链的增高，需考虑是否存在心脏淀粉样变性。

为进一步明确诊断，继续完善检查结果。

（1）骨髓穿刺涂片检查和骨髓活检。

在血液中有游离 κ 轻链增高的情况下，骨髓穿刺涂片检查可帮助医生观察骨髓中是否存在异常增生的浆细胞，这些浆细胞可能会产生过量的 κ 轻链，导致血清中游离 κ 轻链水平升高。骨髓活检可提供更直接的证据来支持是否存在浆细胞肿瘤（如多发性骨髓瘤），可直接显示骨髓中浆细胞的数量和形态，以及它们是否侵犯其他组织。

1）骨髓涂片检查：①取材，涂片，染色良好，脂肪滴（1+），小粒（1+）；②骨髓增生活跃，粒细胞：红细胞 =4.71；③粒系比例尚可，中性分叶核粒细胞多于杆状核粒细胞，形态大致正常；④红系比例略低，以中晚幼红细胞增生为主，形态未见明显异常。成熟红细胞大小基本一致，血红蛋白充盈可；⑤淋巴细胞占 22.5%，形态未见明显异常。浆细胞占比为 5.5%；⑥全片共观察到巨核细胞 57 个。血小板聚集、散在易见。骨髓穿刺如图 26.1 所示。

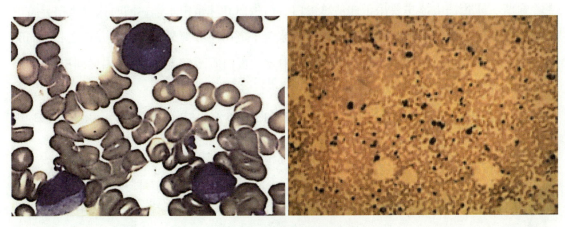

图 26.1　骨髓穿刺检查结果

2）骨髓活检：CD38 少数（＋）CD138 少数（＋）；CD56 少数（＋）。异常浆细胞散在可见（占比约 2%），如图 26.2 所示。

患者此次骨髓涂片检查结果中，浆细胞的比例达到了 5.5%，活检提示异常浆细胞散在可见（占比约 2%）。多发性骨髓瘤（multiple myeloma，MM）是骨髓中单克隆 B 细胞增生引起的恶性增殖性肿瘤，细胞分泌过多的克隆性免疫球蛋白轻链片段释放到外周血液循环，沉积于组织及器官而导致淀粉样变性，异常折叠的淀粉样物质如果沉积在心肌细胞外基质中可引起心脏淀粉样变性（cardiac amyloidosis，CA），导致心脏结构和功能障碍。根据以上结果，浆细胞比例 <10%，可排除患者存在多发性骨髓瘤，但浆细胞比例 >3%，

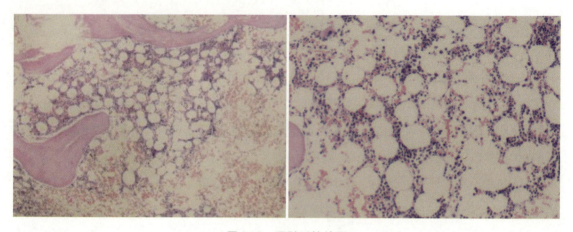

图 26.2　骨髓活检结果

考虑患者可能存在浆细胞肿瘤。

（2）血清、尿蛋白电泳。

血清、尿蛋白电泳主要用于评估总蛋白、白蛋白和球蛋白水平，同时检测蛋白异常的区带模式，帮助诊断多种疾病。血清蛋白电泳属于蛋白质分离最为简便的方式之一，同时也可以获得血清蛋白的整体图谱，对于血清中异常蛋白质（α 至 γ 球蛋白区间出现 M 条带）的筛选效果十分突出。

1）血清蛋白电泳：总蛋白 48 g/L↓，白蛋白 51.5%↓，α1- 球蛋白 6.5%↑，α2- 球蛋白 12.8%↑，M 蛋白含量 0.0 g/L（图 26.3）。

2）尿蛋白电泳：κ 轻链阳性（+）↑，κ 游离轻链阳性（+）↑。λ 轻链和 λ 游离轻链为阴性（-），如图 26.4 所示。

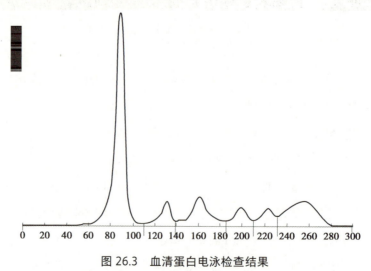

图 26.3　血清蛋白电泳检查结果

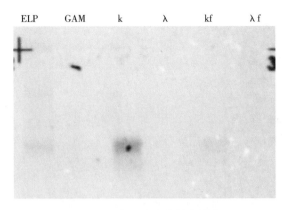

图 26.4　尿本周氏蛋白检查结果

血清、尿蛋白电泳结果表明患者的血清中存在球蛋白相对增加，未发现 M 蛋白的增高。但患者尿液中，κ 轻链、κ 游离轻链泳道发现沉淀条带，尿本周氏蛋白阳性，类型为 κ 游离轻链型。需进行血清免疫固定电泳以明确免疫球蛋白类型。

（3）血清免疫固定电泳。

血清免疫固定电泳技术是在血清蛋白电泳的基础上，使用特定抗体检测免疫球蛋白，主要用于区分免疫球蛋白类型，包括 IgA、IgG、IgM、IgD、IgE 及 κ 轻链、λ 轻链。具有较高的检出灵敏度和特异度，对单克隆免疫球蛋白的早期检出率明显地要优于血清蛋白电泳，常用于单克隆免疫球蛋白增殖病、本周氏蛋白和游离轻链病、重链病、多组分单克隆免疫球蛋白病、定位蛋白图谱中的寡克隆、多克隆免疫球蛋白病等多种免疫疾病的辅助诊断。

此次检查结果中（图 26.5），IgA 泳道发现沉淀条带，IgA 阳性（+）↑，κ 泳道发现两条沉淀条带，κ 轻链阳性（+）↑，患者的免疫球蛋白类型为 IgA-κ 伴 κ 游离轻链型。IgG、IgM、IgD、IgE 为阴性（-）。

结合患者骨髓涂片与组织活检、蛋白电泳、免疫固定电泳结果，提示患者存在系统性轻链型淡粉样变性的可能性较大。系统性轻链型淡粉样变性的临床表现多样，可累及多个器官，其中肾脏和心脏是最常见的受累器官，其他受累器官还可包括肝脏、自主或外周神经、消化道、皮肤软组织等。确定性诊断还需病理学方面的证据予以证实。

2. 临床案例分析

《系统性轻链型淀粉样变性诊断和治疗指南（2021 修订）》推荐选择淀粉样变性可能累及（临床症状或者实验室检查证实）的器官或组织进行活检，并结合临床易操作性和

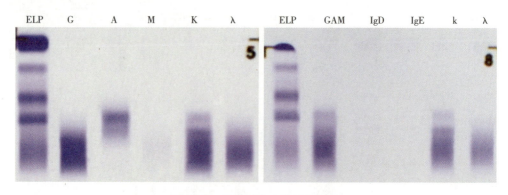

图 26.5　免疫固定电泳检查结果

安全性。可选取的活检部位包括肾脏、心脏、皮肤脂肪、舌、骨髓、胃肠道等。脂肪抽吸活检简单易行，但阴性结果并不能排除淀粉样变性。一般来说有症状的器官或组织活检阳性率 >95%，皮下脂肪为 75%~80%，而骨髓仅为 50%~65%。联合皮下脂肪活检和骨髓活检可提高诊断阳性率。由于心肌活检风险性较高，仅在有经验的单位开展。目前刚果红染色是诊断淀粉样变性最经典、最特异的检查手段。

（1）补充骨髓组织刚果红染色。

骨髓组织刚果红染色阳性（＋），这提示患者存在骨髓淀粉样变性。染色结果如图 26.6 所示。

（2）补充皮下脂肪活检。

诊断心脏淀粉样变性需取心肌活检，但考虑其可行性及风险性，选用皮下脂肪组织代替。相关活检结果显示皮下脂肪活检刚果红染色阳性（＋），如图 26.7 所示。

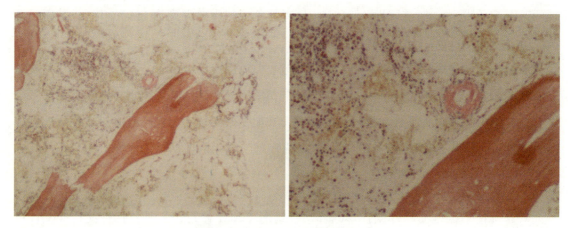

图 26.6　骨髓组织刚果红染色结果

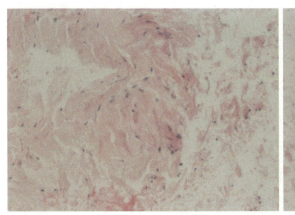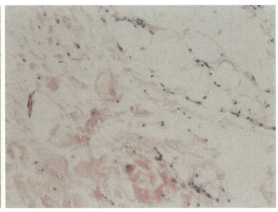

图 26.7　脂肪组织刚果红染色结果

结合患者临床表现，实验室检查结果和病理检查结果，患者为异常浆细胞分泌 IgA-κ 游离轻链并沉积于组织、器官，且其主要累及器官为心脏。故该患者系统性轻链淀粉样变（IgA-κ 阳性），AL-CA 诊断明确。

知识拓展

临床上，心脏淀粉样变性主要分型为转甲状腺素蛋白心脏淀粉样变（ATTR-CA）和免疫球蛋白轻链型心脏淀粉样变性（AL-CA），其中 AL-CA 中又可分为 λ 轻链型、κ 轻链型，λ 轻链型患者数量约为 κ 轻链型的 2~3 倍。

轻链型淀粉样变性是由单克隆免疫球蛋白轻链错误折叠形成淀粉样蛋白，沉积于组织器官，造成组织结构破坏、器官功能障碍并进行性进展的疾病，临床表现多样，可累及多个器官。肾脏及心脏是最常见的受累器官，其他受累器官包括肝脏、自主或外周神经、消化道、皮肤软组织等。其主要诊断依据包括：

（1）临床表现、体格检查、实验室或影像学检查证实有组织器官受累。

（2）组织活检病理证实有淀粉样蛋白沉积，具体病理表现为：①刚果红染色阳性；②免疫组化、免疫荧光或免疫电镜检查结果为轻链限制性表达；③电镜下可见细纤维状结构，无分支，僵硬，排列紊乱，直径为 8~14 nm。

（3）血液或尿液中存在单克隆免疫球蛋白或游离轻链的证据，或骨髓检查发现有单克隆浆细胞 /B 细胞。

治疗主要包括以下两个方面。

（1）血液系统：以心脏受累为主的患者建议使用梅奥 2004 分期系统，该患者分期为Ⅲa 期，对于符合自体造血干细胞移植条件的患者应首选移植，对于该患者心力衰竭重，一般情况差，不符合移植条件，推荐含硼替佐米的联合治疗方案，目前该患者使用：达雷妥尤单抗 800 mg+ 硼替佐米 2 mg+ 地塞米松 10 mg 方案化疗。

（2）心脏情况：对于该患者心肌肥厚所致心力衰竭，以积极治疗原发病为主，定期评估心脏彩超了解有无肥厚减轻；对于心衰治疗，适当使用袢利尿剂可改善症状；该患者病程中出现血栓栓塞、房室传导阻滞，予以抗凝以及永久起搏器植入。

案例总结

患者以"反复喘累、胸闷 1 年"起病，主要表现为心力衰竭。心脏彩超提示心肌肥厚进行性加重，外院曾行相关肥厚型心肌病病因筛查，但均阴性。此次因病情加重来我院就诊，游离轻链及免疫固定电泳作为无创性检查为心肌肥厚病因筛查提供线索。此外，通过骨髓穿刺涂片为进一步检查提供方向。最终通过骨髓活检及脂肪组织活检，明确病因为系统性轻链型淀粉样变性。且该患者病程中出现严重心脏并发症：阵发性房颤引起血栓导致肠系膜动脉栓塞、心脏受累引起病态窦房结综合征导致晕厥，这些并发症均通过相关治疗得以缓解。目前，该患者经过 3 月化疗，症状明显缓解，心肌肥厚有减轻趋势。

本案例提醒我们，即使在外院已经排除了相关诊断，但面对患者病情反复、治疗效果欠佳，可能随着病情进展，可能会出现新的检验、检查等方面证据。临床及检验医师不应忽略这些变化。尤其对于此类罕见病，如不能明确诊断，往往生存率低，经过合理检查，明确诊断后，患者可以改善生活质量，延长生存时间。

专家点评

专家点评 1

本案例中，患者因"反复喘累、胸闷 1 年，加重 1 天"就诊，临床表现主要为心力衰竭，且已在外院进行了一系列关于心力衰竭病因的检查和治疗，但效果不佳。在诊断过程中，临床医师更加注重考虑罕见病的可能，根据患者病情，进行了心脏彩超、NT-proBNP、血清游离轻链等一系列检查，发现患者存在系统性轻链型淡粉样变性的可能。但此时患者的诊断仍不明确，接下来应该如何诊断，检验和临床的合作尤为重要。

本案例能对患者进行最终的诊断，主要依赖三个方面。首先，临床医师对患者的病情进行了细致的观察和分析，发现了心肌淀粉样变性的线索。其次，检验科室迅速响应，进行了血清游离轻链、免疫固定电泳、骨髓涂片等一系列检查，为临床诊断提供了有力的支持。在这个过程中，检验和临床的沟通非常关键，检验科室不仅提供了检查结果，还对结果进行了详细的解释，帮助临床医师理解检查结果与患者病情之间的关系。最后，本案例中还体现了检验科室的技术实力和对罕见病诊断的敏感性。心肌淀粉样变性是一种罕见病，诊断难度大，但检验科室通过细致的检查和深入的分析，最终确认了诊断。这一过程不仅展现了检验科室的技术水平，也体现了他们对临床需求的高度重视。

总的来说，本案例中检验和临床的合作非常成功，不仅为患者明确了诊断，还为其后续治疗提供了重要的指导。这种合作模式值得我们学习和推广，以提高医疗质量和患者满意度。

专家点评 2

随着各种疾病的诊断技术不断提高，很多疾病的诊断已进入基因、分子水平，为临床提供了更多精准化治疗方向。对该病例的复盘，我们可以总结经验：首先，临床医师要有高度的警觉性和责任心，善于从临床发现问题，并不断抽丝剥茧，查找病因。其次，随着现在各种诊断技术的进步，以前很多难以诊断的疾病得以更好地识别和理解，这不仅使得医生能够更早地发现疾病，还为患者提供了更多的治疗选择和更好的治疗效果。最后，特别是对于疑难患者，多学科协作显得尤为重要。这包括了检验科的大力协作，以及血液科、影像科等相关科室的共同努力。通过多学科协作，医生们可以共享资源和信息，共同讨论和解决治疗难题。

相信在不断提高的诊断技术、临床医师的专业能力和责任感，以及多学科协作的基础上，医务人员可以更好地为患者服务，提供精准化、个性化的治疗方案。这将有助于提高疾病的治疗效果，改善患者的生活质量，并推动我国医疗健康事业的发展。

参考文献

［1］ 罗敏琪，张宏斌，许珏，等.联合检测血清尿酸、β2微球蛋白和尿液轻链在多发性骨髓瘤早期诊断中的应用［J］.实用医学杂志，2018，34（14）：2416-2419，2424.

［2］ 李光照，姜正明，户富栋，等.多发性骨髓瘤致心脏淀粉样变的临床特点分析［J］.中国实用医刊，2020，47（12）：22-25.

［3］ 魏娜，王剑，陆捷.4种检测项目对多发性骨髓瘤诊疗价值的研究［J］.检验医学与临床，2022，19（11）：1486-1489.

［4］ 翟妮，王昌敏.免疫固定电泳在多发性骨髓瘤辅助诊断中的临床价值［J］.检验医学与临床，2021，18（5）：582-584，588.

［5］ 中国系统性轻链型淀粉样变性协作组，国家肾脏疾病临床医学研究中心，国家血液系统疾病临床医学研究中心.系统性轻链型淀粉样变性诊断和治疗指南（2021年修订）［J］.中华医学杂志，2021，101（22）：1646-1656.

［6］ 史云静，金玮.轻链型淀粉样变性的心血管病诊治要点［J］.罕见病研究，2023，2（1）：27-35.

［7］ Arbelo E，Protonotarios A，Gimeno JR，et al. 2023 ESC Guidelines for the management of cardiomyopathies［J］. Eur Heart J，2023，44（37）：3503-3626.

［8］ Garcia-Pavia P，Rapezzi C，Adler Y，et al. Diagnosis and treatment of cardiac amyloidosis：A position statement of the ESC Working Group on Myocardial and Pericardial Diseases［J］. Eur Heart J，2021，42（16）：1554-1568.

［9］ Bloom MW，Gorevic PD. Cardiac Amyloidosis［J］. Ann Intern Med，2023，176（3）：ITC33-ITC48.

［10］ Medarametla GD，Kahlon RS，Mahitha L，et al. Cardiac amyloidosis：evolving pathogenesis，multimodal diagnostics，and principles of treatment［J］. EXCLI J，2023，22：781-808.

肥厚型心肌病合并心脏淀粉样变

27

作　者： 汤贺[1]，张妍[2]（首都医科大学附属北京安贞医院，1 检验科；2 心内科）

点评专家： 袁慧（首都医科大学附属北京安贞医院）

前　言

患者，男，65 岁，于 10 天前无明显诱因出现心悸，伴大汗，无头晕、黑矇、意识丧失等不适，持续约 1 小时未缓解，就诊于当地医院。心电图提示室性心动过速。4 天前，患者再次出现心悸症状，伴恶心、呕吐，不伴有头晕、黑矇等症状。再次就诊于当地医院，心电图提示室性心动过速，予电复律后转为实性心律。2024 年 3 月 6 日，为行射频消融术，患者入我院住院治疗。于同年 3 月 10 日，该患者再次入院，并接受室速及房颤的射频消融治疗。

因患者室速形态复杂，室速发作解剖部位复杂，不能除外日后室速再发可能，患者及家属同意 ICD 植入，留院继续治疗。超声心动图提示：LVEF 55%，心功能尚可，室间隔厚度 15 mm，符合肥厚型心肌病诊断标准。考虑有心脏病家族史及白血病史，行心血管磁共振成像以排除法布雷病、心脏淀粉样变性等心肌病变，需进一步明确诊断。

案例经过

患者，男，65 岁，于 10 天前无明显诱因出现心悸，伴大汗，无头晕、黑矇、意识丧失等不适，持续约 1 小时未缓解，就诊于当地医院行心电图提示室性心动过速，并予药物治疗后症状好转（具体不详），住院期间行冠脉造影未见异常。4 天前再次出现心悸症状，伴恶心、呕吐。无头晕、黑矇等不适。再次就诊于当地医院，心电图提示室性心动过速，予电复律后转为实性心律。2024 年 3 月 6 日，为行射频消融术，患者入住我院接受治疗。入院后完善各项检查，结果如下。

体格检查：体温 36.5℃，脉搏 78 次 / 分，呼吸 18 次 / 分，血压 134/79 mmHg，心脏查体未见异常；辅助检查，经胸超声心动图显示，LVEF 58%，心功能尚可，双房增大，余心腔内径正常范围；室间隔与左室壁对称性增厚，以后间隔中间段为著，最厚处约 15 mm。完善术前相关检查后，未发现明显手术禁忌，于 2024 年 3 月 7 日拟行室速射频消融治疗。但因术中未成功诱发室速，随后监测多次室速发作，伴血流动力学不稳定，新发心房颤动。待患者状态恢复后，于 2024 年 3 月 10 日，再次行室速 + 房颤射频消融治疗。

因患者室速形态复杂，室速发作解剖部位复杂，不能除外日后室速再发的可能。根据《2023 年欧洲心脏病学会心肌病指南》及《全皮下植入型心律转复除颤器中国专家共识（2023）》，建议进一步行 ICD 植入预防猝死，患者及家属同意 ICD 植入，留院继续治疗。

案例分析

1. 检验案例分析

射频消融术后，完善了该患者相关检查，结果如下。

2024 年 3 月 12 日，氨基末端脑钠肽（NT-proBNP）6849.00 pg/mL↑，ALT 64 U/L↑，丙氨酸转氨酶（AST）71 U/L↑，总蛋白（TP）54.1 g/L↓，白蛋白（ALB）32.1 g/L↓，直接胆红素（DBil）5.00 μmol/L↑，胱抑素 C（Cys-C）1.23 g/L↑，葡萄糖（GLU）8.89 mmoI/L↑，钠（Na）130.7 mmol/L↓。

2024 年 3 月 13 日，丙氨酸转氨酶（ALT）74 U/L↑，天冬氨酸转氨酶（AST）59 U/L↑，总蛋白（TP）56.8 g/L↓，白蛋白（ALB）34.0 g/L↓，胱抑素 C（Cys-C）1.54 mg/L↑，钠（Na）130.9 mmol/L↓，钾（K）4.86 mmoI/L，氨基末端脑钠肽（NT-proBNP）9008.00 pg/mL↑。

为明确诊断，进一步完善相关检查，血清免疫固定电泳 + 游离轻链定量：FLC-κ 73.9 mg/L↑，κ/λ 2.7↑，λ/κ 0.4↓，血、尿免疫固定电泳未见单克隆免疫球蛋白条带。全血细胞分析 +C 反应蛋白：C 反应蛋白（CRP）37.08 mg/L↑，淋巴细胞百分比 19.8%，中性粒细胞计数 7.95×10^9/L，单核细胞计数 1.05×10^9/L，红细胞计数 4.14×10^{12}/L，血细胞比容 38.50%，辅助检查：外周血细胞形态显示白细胞数量增多，分类如上所示，部分中性粒细胞胞浆可见空泡变性现象，反应性淋巴细胞约占 1%。

进一步完善影像学检查，结合超声心动图提示 LVEF 55%，心功能尚可，室间隔厚度 15 mm，符合肥厚型心肌病诊断标准。进一步追问病史及家族史，考虑有心脏病家族史及白血病史，行心血管磁共振成像以排除法布雷病、心肌淀粉样变等心肌病变。同时，为进一步明确心肌受累病因，完善了心内膜心肌活检，心内膜活检病理报告提示心内膜纤维性增厚，心肌细胞纵横交错排列紊乱，根据形态学表现提示肥厚型心肌病改变，心肌活检刚果红染色（-），暂无心肌淀粉样变证据。进一步行心肌电镜检查，电镜结果显示：右心室心肌肌丝间隙增亮，Z 线增粗，线粒体大量堆积，心肌间质可见纤维样结构电子致密物，符合心肌淀粉样变的诊断。最终。该患者被诊断为肥厚型心肌病合并轻链型淀粉样变性。

2. 临床案例分析

患者自诉术后感活动耐量下降，平卧时感胸闷、憋气，食欲差且体重骤降 10 kg。血压 140/70 mmHg，心率 60 次/分，查体未见明显异常。

完善影像学检查，结合超声心动图提示 LVEF 55%，心功能尚可，室间隔厚度 15 mm，符合肥厚型心肌病诊断标准。进一步追问病史及家族史，患者姐姐 72 岁因心脏病猝死、弟弟 64 岁猝死，考虑有心脏病家族史，行心脏核磁排除法布雷病、心肌淀粉样变等心肌病变。结合家族有白血病病史，同时不能除外浆细胞病存在可能。

心血管磁共振成像（CMR）显示心肌纤维化，左心室间隔壁非对称性肥厚，左心室舒张及收缩功能减低，室间隔延迟强化，考虑心脏淀粉样变可能性大。

知识拓展

心脏淀粉样变性是错误折叠的淀粉样蛋白沉积于心肌之间，导致的心衰、心律失常和心肌缺血为主要表现的一组疾病，最常见的类型是免疫球蛋白轻链型（AL-CA）和甲状腺素运载蛋白型（ATTR-CA）本例患者超声心动图示室间隔厚度 15 mm，符合 HCM 室壁厚度 >15 mm 的诊断标准，但由于其心脏病家族史，需高度警惕法布雷病、心肌淀粉样变等心肌病变。心脏淀粉样变患者 CMR 提示左心室壁均匀增厚，心房增大，左心室收缩功能轻度减低，限制性心室舒张功能异常，部分伴有心包积液，细胞外容积增加；钆延迟增强（LGE）提示广泛心内膜下显像增强，提示心肌组织纤维化，可见室壁弥漫性粉尘状或透壁性显像增强。本例患者 CMR 结果显示左心室间隔壁非对称性肥厚，这与典型的免疫球蛋白轻链型心肌淀粉样变并不完全一致。

在实验室检查方面，对于 AL-CA 的诊断，以下检测方法显示出极高的敏感性：血 / 尿免疫固定电泳、血 / 尿蛋白电泳以及血清游离轻链定量。这些检测的单独检出率为 69%~91%，而联合使用时，检出率可提高至 98% 到 99%。基因检测能够识别超过 130 种与 ATTR 淀粉样变相关的 TTR 变异，其中最常见的是异亮氨酸取代缬氨酸的变异。区分遗传型 ATTR（ATTRv）和野生型 ATTR（ATTRwt）对于预后判断、治疗选择、家族筛查和遗传咨询至关重要。同时，心脏标志物如 cTn、BNP/NT-proBNP，也用于 AL-CA 预后分期、疗效评估。

心脏淀粉样变性的金标准是对患者行心肌活检术。取到心肌组织样本后进行刚果红染色，在偏光显微镜下观察，组织呈现苹果绿颜色。同时，将心肌纤维切割后联合质谱分析，可以几乎 100% 确定淀粉样变性的类型。近年来，99Tcm-PYP 显像为无创检查和诊断 ATTR-CA 提供了重要的诊断价值，其诊断 ATTR-CA 的灵敏度和特异度分别高达 99% 和 86%，但阳性者仍需要心内膜心肌活检加淀粉样蛋白鉴定（质谱）才能最终明确诊断，因为 AL-CA 也可能出现核素检查 ATTR 假阳性，且 ATTR 阳性结果并不能完全排除 AL-CA 的其余可能。

本案例提示我们，在发现非特异性指标改变的时候，不可用简单的惯性思维做出判断，而应该采用必要的检验手段，不断佐证，基于客观事实和对患者的整体判断进行分析，最终对患者做出精准的诊断。

专家点评

为患者做出正确的诊断如同抽丝剥茧，过程虽然曲折且让人感到困惑，但最后在临床和检验共同努力下，共同完成了这一充满挑战的工作。

在临床表现及家族病史方面，该患者在住院治疗期间食欲减退，体重骤减，且家族心脏病史及白血病史，考虑心肌淀粉样病变累及消化道所致，因此行心脏核磁排除法布雷病、心脏淀粉样变性等心肌病变。在检验结果方面，虽然在血、尿免疫固定电泳未见单克隆免疫球蛋白条带，但是血清免疫固定电泳及游离轻链定量的结果显示 FLC-κ 73.9 mg/L↑，κ/λ 2.7↑，λ/κ 0.4↓，因此考虑心脏淀粉样变性的可能性大。患者的 NT-proBNP 结果持续处于高值，同时患者 CRP 较高，但无较明显的炎症反应，这两项指标也佐证了对心脏淀粉样变性的猜测。

对于患者的诊断需要各个学科的配合和沟通。例如，本案例中患者的心肌活检刚果红染色（-），使我们暂时排除了心脏淀粉样变性，但是进一步行心肌电镜检查显示：右心室心肌肌丝间隙增亮，Z 线增粗，线粒体大量堆积，心肌间质可见纤维样结构电子致密物，符合心脏淀粉样变性的诊断。因此结合病理结果的综合分析对患者的诊断尤为重要。

临床和检验工作者应该密切合作，共同完成工作中的挑战，对我们服务的每一位患者负责，使患者能够得到准确的诊断和对症的治疗。

参考文献

［1］Ommen SR，Ho CY，Asif IM，et al. 2024 AHA/ACC/AMSSM/HRS/PACES/SCMR Guideline for the management of hypertrophic cardiomyopathy：A report of the American Heart Association/American College of Cardiology Joint Committee on clinical practice guidelines［J］. Circulation，2024，149（23）：e1239-e1311.

［2］中华医学会心电生理和起搏分会，中国医师协会心律学专业委员会. 全皮下植入型心律转复除颤器中国专家共识（2023）［J］. 中华心律失常学杂志，2023，27（5）：376-389.

［3］Fine NM，Davis MK，Anderson K，et al. Canadian Cardiovascular Society/Canadian Heart Failure Society Joint position statement on the evaluation and management of patients with cardiac amyloidosis［J］. Can J Cardiol，2020，36（3）：322-334.

［4］翟莉，吕俊刚，李明，等. 限制型心肌病与心肌淀粉样变性心力衰竭的临床研究［J］. 中国分子心脏病学杂志，2020，20（5）：3517-3521.

［5］国家心血管病中心心肌病专科联盟，中国医疗保健国际交流促进会心血管病精准医学分会"中国成人肥厚型心肌病诊断与治疗指南2023"专家组. 中国成人肥厚型心肌病诊断与治疗指南2023［J］. 中国循环杂志，2023，38（1）：1-33.

［6］ Fontana M，Pica S，Reant P，et al. Prognostic value of late gadolinium enhancement cardiovascular magnetic resonance in cardiac amyloidosis［J］. Circulation，2015，132（16）：1570-1579.

［7］ 秦莹，孙筱璐，王东，等 . 野生型转甲状腺素蛋白心脏淀粉样变一例［J］. 中华心血管病杂志，2021，49（10）：1023-1026.

［8］ Gillmore JD，Maurer MS，Falk RH，et al. Nonbiopsy diagnosis of cardiac transthyretin amyloidosis［J］. Circulation，2016，133（24）：2404-2412.

类风湿关节炎所致心脏受累 **28**

作　　者：巴明慧[1]，陶真宁[2]（北部战区总医院，1 检验科；2 风湿免疫内科、心血管内科）
点评专家：万楠（北部战区总医院）

前　言

　　患者，男性，74 岁，主因"半年体重下降 5 kg，时感胸闷、心前区不适"就诊我院，既往有类风湿性关节炎。心肌酶未见异常。相关检测结果明确诊断为类风湿性关节炎。由于心电图等检查未见异常，初步考虑为类风湿关节炎所致心脏受累。

　　类风湿关节炎（rheumatoid arthritis，RA）是一种以侵蚀性、对称性多关节炎为主要临床表现的慢性、全身性自身免疫性疾病，类风湿性关节炎的心脏受累，最常见的是心包炎，多见于类风湿因子阳性、有类风湿结节的患者，但不足 10% 的患者会出现临床症状，近半数患者可通过超声心动图检查发现。

案例经过

　　2023 年末起患者自觉消瘦，近半年体重减轻 5 kg，时有胸闷，心前区不适。患者病来一般状态可，无晨僵，无口干眼干，无脱发及光过敏，无雷诺综合征，无反复发作的口腔溃疡。饮食睡眠尚可，二便正常。体格检查：体温 36.3 ℃，脉搏 80 次 / 分，血压

142/87 mmHg，呼吸 18 次 / 分。心肺腹未见异常。专科体格检查：双膝关节无明显肿胀，压痛（±），骨擦感（+），无明显活动受限；余四肢各关节未发现异常；双下肢无浮肿。

入院后完善相关检查，化验结果显示：凝血、D- 二聚体正常；氨基末端脑钠肽前体（NT-proBNP）85.47 pg/mL；高敏心肌肌钙蛋白 T（hs-cTnT）7 ng/L；肌红蛋白（Mb）39.0 ng/mL；甲状腺功能、肝功能、心肌酶谱正常；肾功能正常；骨质疏松五项：25-羟基维生素 D 37.17 ng/mL，甲状旁腺激素（PTH）91.93 pg/mL↑，N 端中分子片段（N-MID）7.13 ng/mL↓；尿 α1 微球蛋白 9.55 mg/L；尿 β2 微球蛋白 0.23 mg/L↑；尿微量白蛋白 / 尿肌酐比值（ACR）正常；血脂：总胆固醇（TC）5.26 mmol/L↑，高密度脂蛋白胆固醇（HDL-C）1.80 mmol/L↑，其余检测结果均正常。

炎症及免疫监测：抗核抗体（ANA）阴性；抗环瓜氨酸肽抗体（CCP）18.39 RU/mL↑；抗中性粒细胞胞质抗体（ANCA）阴性；血沉（ESR）8 mm/h；白介素 -6（IL-6）1.41 pg/mL；抗链球菌溶血素"O"（ASO）<57.5 IU/mL；类风湿因子（RF）115.0 IU/mL↑；C 反应蛋白（CRP）<3.00 mg/L；免疫球蛋白 G（IgG）8.19 g/L；免疫球蛋白 A（IgA）0.996 g/L；免疫球蛋白 M（IgM）0.321 g/L↓；补体 C3 0.912 g/L；补体 C4 0.384 g/L；抗人球蛋白试验（coombs 试验）阴性；其他检查：心电图显示为窦性心律，无明显异常；双肾输尿管膀胱前列腺超声示：膀胱壁毛糙、欠光滑，考虑炎性改变；膀胱憩室；前列腺钙化灶。

综合患者临床表现和实验室检测结果，考虑诊断为类风湿关节炎。至于患者其他症状如胸闷、心前区不适等为心脏受累表现。

案例分析

1. 检验案例分析

患者反复多关节肿痛，化验血沉、CRP、RF、CCP 增高，根据 2009 年 ACR 分类标准，患者存在：①关节受累数：大于 10 个关节（至少 1 个为小关节），评分 5 分；②血清学：类风湿因子、抗 CCP 抗体至少 1 项高滴度阳性，评分 3 分；③滑膜炎持续时间：大于 6 周，评分 1 分；④急性时相反应物：CRP 或 ESR 增高，评分 1 分，总分共 10 分，类风湿关节炎诊断明确。患者肺内病变重，无血液系统、肾脏受累，长期应用来氟米特和雷公藤进行治疗，复查炎症指标大致正常。目前类风湿关节炎病情活动评分：DAS28

（ESR）：2.95；DAS28（CRP）：2.96；SDAI：10.4；CDAI：10.1，提示病情低度活动。治疗方面，继续使用来氟米特和雷公藤。针对患者消瘦情况，完善胸部增强 CT 未见明显肿瘤征象，暂不支持肺部肿瘤，建议患者完善肠镜，患者拒绝。针对患者的胸闷症状，医生建议患者完善冠脉 CT，但被患者拒绝。

2. 临床案例分析

作为一种全身性自身免疫性疾病，类风湿性关节炎通常不仅会对关节造成损害，还会对其他组织和器官造成损害，包括心脏、肾脏、肺、消化系统、眼睛、皮肤和神经系统。过多的并发症与 RA 患者的预后密切相关，甚至会导致死亡率的增加。

案例总结

结合患者病史、症状、体征及实验室检查结果，患者类风湿关节炎诊断比较明确；在临床症状方面，由于 ECG、心肌酶谱、脑钠尿肽原等检查均无明显异常，很难归因于心脏原发疾病。考虑到类风湿关节炎对全身多系统的损害，诊断为类风湿关节炎心脏病。

知识拓展

研究发现 RA 患者更容易因舒张功能障碍而发生心力衰竭，这可能与全身性炎症有关。CRP、ESR、RF、ACPA 和炎症细胞因子水平升高可能导致 RA 心衰的进展。

甲氨蝶呤（methotrexate，MTX）是治疗类风湿性关节炎的"金标准"药物，这得益于其他显著的免疫抑制和抗炎作用，以及对二氢叶酸还原酶的抑制作用。许多研究已经证明了甲氨蝶呤的疗效。大约 25%~40% 单独接受 MTX 治疗的患者实现了显著的病情改善，这主要是因为 MTX 可以通过降低 RA 的疾病活动程度、降低 RA 患者心血管疾病的风险，并降低其死亡率，进而改善微血管内皮功能。此外，与接受阿达木单抗的患者相比，甲氨蝶呤似乎能改善血脂，保护内皮细胞，从而具有心脏保护作用。羟氯喹（hydroxychloroquine，HCQ）同样被证实能保护 RA 患者的血管内皮细胞，降低 RA 患者的心血管疾病风险。HCQ 能降低低密度脂蛋白和甘油三酯血清值，并发挥抗血小板聚集作用，因此被认为具有心脏保护作用。肿瘤坏死因子抑制剂治疗可以抑制内皮细胞出现功能障碍，从而降低心血管疾病风险，还能减少促炎细胞因子和内皮黏附分子的表达来减缓动脉粥样硬化的进展。在一项对照研究中，与标准的改善疾病的抗风湿药物相比，肿瘤坏死因子抑制剂可改善 RA-CVD 患者的心肌炎症和心肌灌注。

专家点评

许多研究表明，RA 患者的心血管疾病发生率为 30%~60%，主要包括心包炎、心肌炎和心力衰竭以及冠状动脉疾病。流行病学调查表明，RA 的滑膜组织和循环免疫细胞释放促炎细胞因子，如 TNF-α 和 IL-6，直接导致全身炎症和心血管疾病的发生。过度活跃的免疫细胞，如 T 淋巴细胞和 B 淋巴细胞，可能通过多种机制影响心血管系统。值得一提的是，RA 中的自身抗体影响心血管系统所有结构的级联，从心肌到心脏瓣膜、传导系统和脉管系统。ACPA 阳性患者的疾病活动性更严重，将进一步导致动脉粥样硬化，增加心血管疾病死亡率。此外，ACPA 也见于非 RA 合并心血管疾病的患者，并有不良后果。影像学方法对于 RA 引起的心脑血管疾病风险的检测和评估是必不可少的。在临床实践中，颈动脉超声、主动脉脉冲波速度或动脉增强指数、踝 - 肱指数、超声心动图和心脏磁共振可用于评估 RA 患者的心脑血管疾病风险。RA 患者心脑血管疾病的早期发现和诊断对预后和治疗至关重要。

参考文献

［1］ Rezuş E, Macovei LA, Burlui AM, et al. Ischemic heart disease and rheumatoid arthritis-two conditions, the same background ［J］. Life（Basel）, 2021, 11（10）: 1042.

［2］ Chen J, Norling LV, Cooper D. Cardiac dysfunction in rheumatoid arthritis: the role of inflammation ［J］. Cells, 2021, 10（4）: 881.

［3］ Błyszczuk P, Szekanecz Z. Pathogenesis of ischaemic and non-ischaemic heart diseases in rheumatoid arthritis ［J］. RMD Open, 2020, 6（1）: e001032.

［4］ Schwartz DM, Burma AM, Kitakule MM, et al. T cells in autoimmunity-associated cardiovascular diseases ［J］. Front Immunol, 2020, 11: 588776.

［5］ Wu R, Gao W, Yao K, et al. Roles of exosomes derived from immune cells in cardiovascular diseases［J］. Front Immunol, 2019, 10: 648.

［6］ Amaya-Amaya J, Montoya-Sánchez L, Rojas-Villarraga A. Cardiovascular involvement in autoimmune diseases［J］. BioMed Res Int, 2014, 2014: 367359.

［7］ Dijkshoorn B, Raadsen R, Nurmohamed MT. Cardiovascular disease risk in rheumatoid arthritis anno 2022［J］. J Clin Med, 2022, 11（10）: 2704.

［8］ Hermans MPJ, van der Velden D, Montero Cabezas JM, et al. Long-term mortality in patients with ST-segment elevation myocardial infarction is associated with anti-citrullinated protein antibodies［J］. Int J Cardiol, 2017, 240: 20-24.

［9］ Patel RB, Shah SJ. Drug targets for heart failure with preserved ejection fraction: A mechanistic approach and review of contemporary clinical trials［J］. Annu Rev Pharmacol Toxicol, 2019, 59: 41-63.

［10］ DeMizio DJ, Geraldino-Pardilla LB. Autoimmunity and inflammation link to cardiovascular disease risk in rheumatoid arthritis［J］. Rheumatol Ther, 2020, 7（1）: 19-33.

［11］ Friedman B, Cronstein B. Methotrexate mechanism in treatment of rheumatoid arthritis［J］. Joint Bone Spine, 2019, 86（3）: 301-307.

［12］ Johnson TM, Sayles HR, Baker JF, et al. Investigating changes in disease activity as a mediator of cardiovascular risk reduction with methotrexate use in rheumatoid arthritis［J］. Ann Rheum Dis, 2021, 80（11）: 1385-1392.

［13］ England BR, Thiele GM, Anderson DR, et al. Increased cardiovascular risk in rheumatoid arthritis: Mechanisms and implications［J］. BMJ, 2018, 361: k1036.

［14］ Nirk EL, Reggiori F, Mauthe M. Hydroxychloroquine in rheumatic autoimmune disorders and beyond［J］. EMBO Mol Med, 2020, 12（8）: e12476.

［15］ Dos Reis Neto ET, Kakehasi AM, de Medeiros Pinheiro M, et al. Revisiting hydroxy-chloroquine and chloroquine for patients with chronic immunity-mediated inflammatory rheumatic diseases［J］. Adv Rheumatol, 2020, 60（1）: 32.

［16］ Lo CH, Wei JC, Wang YH, et al. Hydroxychloroquine does not increase the risk of cardiac arrhythmia in common rheumatic diseases: A nationwide population-based cohort study［J］. Front Immunol, 2021, 12: 631869.

［17］ Rempenault C, Combe B, Barnetche T, et al. Metabolic and cardiovascular benefits of hydroxychloroquine in patients with rheumatoid arthritis: a systematic review and meta-analysis ［J］. Ann Rheum Dis, 2018, 77（1）: 98-103.

［18］ Meyer PW, Anderson R, Ker JA, et al. Rheumatoid arthritis and risk of cardiovascular disease［J］. Cardiovasc J Afr, 2018, 29（5）: 317-321.

［19］ Ntusi NAB, Francis JM, Sever E, et al. Anti-TNF modulation reduces myocardial inflammation and improves cardiovascular function in systemic rheumatic diseases［J］. Int J Cardiol, 2018, 270: 253-259.

蜂蜇伤引起的中毒性心肌炎

29

作　者：王舒淇[1]，胡杨景添[2]（川北医学院附属医院，1 检验科；2 神经外科）

点评专家：雷燕（川北医学院附属医院）

前　言

在日常工作中，笔者发现一急诊患者的心肌酶谱结果异常，其中肌酸激酶（CK）>3000 U/L，随即找出该患者的血液样本，发现样本呈现异常的"黑色"，起初怀疑是否因为未进行离心处理。经仔细检查确认样本已经离心处理，且血浆呈"酱油色"，与下层的血细胞几乎融为一体。面对这种异常的样本状态，笔者心中充满疑惑，但仍旧迅速上机进行稀释并再次测定，得到结果肌酸激酶水平为 3139 U/L。再次查看样本状态，确认样本血浆中是否有微小凝块或纤维。随后立即用另一台仪器复查，结果一致。与此同时，患者的心肌损伤标志物以及心衰指标结果也出来了。查看其血液样本，同样是酱油色的血浆。

回顾当日质控，显现所有检验项目均在控，是血浆颜色引起的检测结果异常，还是患者突发心肌炎、急性心肌梗死？这些能不能解释患者血液颜色的变化？在一连串的疑问中，我们查看了患者的病历，得知这是一位 70 岁老年男性，因蜂蜇伤致全身多处疼痛 12 小时，解肉眼血尿 9 小时，急诊入院。进一步查阅相关文献资料，我们了解到蜂蜇伤患者除了蜇伤处可出现红肿、疼痛、瘙痒和灼伤感，还可能伴发一系列并发症，例如溶血、中毒性心肌炎、过敏性休克、横纹肌溶解、多器官功能障碍等，严重者甚至可危及生命。

案例经过

如前所述，患者入院前 12 小时不慎被蜂蜇伤全身多处，以头部、颈部及左上肢为主，随即出现剧烈疼痛，蜂蜇伤处皮肤周围红肿，部分伤口处发黑，伴头晕，无视物转、视物模糊，无恶心、呕吐，无心慌、气促、呼吸困难，无风团样皮疹，无皮肤瘙痒，无瘀斑、瘀点；入院前 9 小时，患者开始解酱油色小便，小便量不详，无腰痛，无畏寒、发热，无皮肤黄染。既往史无特殊。体格检查：脉搏 62 次 / 分，呼吸 20 次 / 分，血压 137/77 mmHg。心肺腹（﹣），双下肢无水肿。入院后完善三大常规、肝功能、肾功能等检验项目进行病情评估。结果显示：白细胞升高，以中性粒细胞升高为主；尿液呈酱油色，隐血阳性；肌酐轻度升高。进一步完善：①凝血功能检测，明确患者是否发生凝血功能障碍。②血气分析，明确患者是否发生代谢性酸中毒或者其他类型的电解质紊乱。③心肌酶谱、心肌损伤标志物、心衰指标等，明确患者心脏功能情况。

实验室检测结果回报如下，凝血功能检测，凝血酶时间（TT）21.30 s，纤维蛋白降解产物（FDP）41.30 mg/mL，部分凝血活酶时间（APTT）125.70 s，血浆凝血酶原时间（PT）16.10 s。血气分析结果显示，葡萄糖（GLU）8.60 mmol/L，酸碱度（pH）7.44，钾（K）4.50 mmol/L，钠（Na）129.00 mmol/L，二氧化碳分压（PCO2）33.0 mmHg，氧分压（PO2）77.0 mmHg。心肌损伤标志物结果：肌红蛋白（Mb）1509.00 ng/mL，肌酸激酶同工酶质量（CK-MB mass）12.29 ng/mL，高敏心肌肌钙蛋白 T（hs-cTnT）0.032 ng/mL。

综合患者临床表现和实验室检测结果，考虑诊断为：全身多处蜂蜇伤，伴蜂毒中毒，多器官功能障碍综合征（MODS），中毒性心肌炎、急性肾损伤、横纹肌溶解、凝血功能障碍。

案例分析

1. 检验案例分析

一般检查结果中，血常规指标显示患者存在炎症反应：白细胞计数（WBC）$20.9 \times 10^9/L \uparrow$，中性粒细胞百分比（NEUT%）92.80%↑；肝、肾功能检查结果提示患者肝肾功能出现异常，门冬氨酸转氨酶（AST）296 U/L↑，丙氨酸转氨酶（ALT）127 U/L↑，γ-谷氨酰转移酶（GGT）352 U/L↑，亮氨酸氨基肽酶（LAP）93 U/L↑，总胆红素（TBil）147.4 μmol/L↑，间接胆红素（IBil）131.1 μmol/L↑，总胆汁酸（TBA）76.8 μmol/L↑，肌酐（Cr）106.7 μmol/L↑；尿常规（干化学法）：亚硝酸盐（NIT）+，蛋白质（PRO）3+，隐血（BLD）3+，酮体（KET）2+，白细胞酯酶 500 Leu/μL。

为评估患者多器官脏器功能，继续完善检查结果如下。

（1）凝血功能检测（外院9月23日）：凝血酶时间（TT）21.30 s，纤维蛋白原降解产物（FDP）41.30 mg/L，部分凝血活酶时间（APTT）125.70 s，血浆凝血酶原时间（PT）16.10 s。患者出现凝血功能紊乱，须警惕弥散性血管内凝血（DIC）的发生。

（2）血气分析相关检测。血气分析可以提供急诊或危重症患者酸碱平衡及电解质水平的重要生化指标，为患者的诊疗及预后判断提供极为重要的临床依据。患者急诊血气分析：葡萄糖（GLU）8.60 mmol/L，酸碱度（pH）7.44，钾（K）4.50 mmol/L，钠（Na）129.00 mmol/L，二氧化碳分压（PCO_2）33.0 mmHg，氧分压（PO_2）77.0 mmHg。虽未见明显异常，但需警惕严重代谢性酸中毒、高钾血症等内环境紊乱。

（3）心肌酶谱、心肌损伤标志物和心衰指标。心肌酶谱结果见图29.1：肌酸激酶（CK）3139 U/L，肌酸激酶同工酶（CK-MB）121.7 U/L，乳酸脱氢酶（LDH）1835 U/L，α-羟丁酸脱氢酶（α-HBDH）1488 U/L。心肌损伤标志物＋心力衰竭指标（图29.2）：肌红蛋白（Mb）>3000.00 ng/mL，肌酸激酶同工酶质量（CK-MB mass）22.96 ng/mL，心肌肌钙蛋白T（cTnT）0.089 ng/mL；氨基末端脑钠肽前体（NT-proBNP）2661 pg/mL。考虑患者出现横纹肌溶解以及心肌损伤，需警惕蜂毒对心脏、肾脏的直接毒性损伤，以及横纹肌溶解产物对肾小管造成阻塞及毒性损伤，进而继发肾小管坏死的可能。

患者血浆呈酱油色（图29.3），通过查阅相关文献及试剂盒说明书，比色法测定的指标相较于电化学发光法测定的指标更容易受溶血或黄疸的影响，但考虑到患者因被蜂蜇伤后蜂毒素导致的急性溶血或横纹肌溶解等病变无法从采血过程或采取其他方法避免，以上情况均与临床进行了沟通，建议通过连续的检测，根据指标的连续性变化了解患者病情进展。

本例患者在入院时已经出现酱油色尿，并且采集的血液经离心后呈明显酱油色变化，所以血气分析、肝功能、肾功能、心肌损伤、凝血指标等一系列评估患者器官功能损害的指标应尽快报告临床，有利于临床对患者病情进行正确的评估，进而采取相应治疗措施控制病情进展。

医院检验报告单

姓　名：　　　　　性　别：男　　　　科　别：　　　　　唯一标识：
ID　号：　　　　　年　龄：70岁　　　床　号：66　　　身份证号：
标　本：血浆　　　诊　断：　　　　　项　目：肝功+肾功+心肌酶谱+电解质

项目名称	结果		单位	参考区间	项目名称	结果		单位	参考区间
*白蛋白	34.1	↓	g/L	40.0-55.0	*肌酐	165.6	↑	umol/L	57.0-111.0
亮氨酸氨基肽酶	59	↑	U/L	20-44	*尿酸	357.4		umol/L	210.0-430.0
*总胆红素	68.6	↑	umol/L	1.7-26.0	*钾	3.63		mmol/L	3.50-5.30
腺苷脱氨酶	36	↑	U/L	0-25	*钠	133.4	↓	mmol/L	137.0-147.0
5`-核苷酸酶	6		U/L	1-11	乳酸	5.53		mmol/L	0.50-2.20
a-L-岩藻糖苷酶	18.8		U/L	0-40	氯	95.6	↓	mmol/L	99.0-110.0
*直接胆红素	4.7		umol/L	0.0-7.0	总二氧化碳	20.6		mmol/L	20.2-30.0
*丙氨酸转氨酶	92	↑	U/L	9-50	总钙	2.10	↓	mmol/L	2.11-2.52
*碱性磷酸酶	85		U/L	45-125	无机磷	0.83	↓	mmol/L	0.85-1.51
前白蛋白	135.8	↓	mg/L	150.0-400.0	镁	0.85		mmol/L	0.75-1.02
总胆汁酸	20.8	↑	umol/L	0.0-10.0	间接胆红素	63.9	↑	umol/L	1.7-17.0
球蛋白	26.3		g/L	20.0-40.0	*肌酸激酶	3139	↑	U/L	25-180
白蛋白：球蛋白比值	1.30	.		1.20-2.41	α羟丁酸脱氢酶	1488	↑	U/L	60-180
胆碱酯酶	5751		U/L	4000-13000	*乳酸脱氢酶	1835	↑	U/L	120-250
*γ-谷氨酰转移酶	138	↑	U/L	10-60	肾小球滤过率估算值	35.8		ml/min³	
*总蛋白	60.4	↓	g/L	65.0-85.0	超敏C反应蛋白	32.18	↑	mg/L	0.00-9.00
*门冬氨酸转氨酶	353		U/L	15-40	*尿素	11.88	↑	mmol/L	3.60-9.50

项目名称	结果		单位	参考区间
肌酸激酶-MB活性	121.7	↑	U/L	1-25

图 29.1　生化检测结果

医院检验报告单

姓　名：　　　　　性　别：男　　　　科　别：　　　　　唯一标识：
ID　号：　　　　　年　龄：70岁　　　床　号：66　　　身份证号：
标　本：血浆　　　诊　断：　　　　　项　目：★Tnt+★MYO+★ProBNP+★CKMB质量

项目名称	结果		单位	检测方法	参考区间
肌酸激酶-MB质量(CK-MB)	22.96	↑	ng/mL		0-4.87
超敏心肌肌钙蛋白-T(hsTnt)	0.089	↑	ng/mL		0-0.014
脑利钠肽前体(ProBNP)	2661.00	↑	pg/ml		0-300
肌红蛋白(MYO)	>3000.00	↑	ng/mL		<72.00

备注：诊断急性心衰时，ProBNP水平为年龄<50岁，结果大于450/mL；年龄50-75岁，结果大于900 pg/mL，年龄>75岁，结果大于1800 pg/mL；肾小球滤过率GRF<60 ml/min时，结果大于1200 pg/mL

图 29.2　心肌损伤标志物和心力衰竭指标

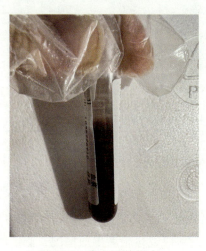

图 29.3　离心后的样本

2. 临床案例分析

患者入院后多次检测心肌损伤标志物提示异常，在患者入院后第二天邀请心内科会诊，结合患者病史，考虑中毒性心肌炎，建议在积极治疗基础疾病的同时，可加用营养心肌药物，例如维生素 C、环磷酸腺苷、曲美他嗪等药物。由表 29.1 可见，患者心肌酶谱、心肌损伤标志物以及心衰指标随着治疗过程逐渐好转。

表 29.1　患者相关检测指标随时间变化

检测日期	9月24日	9月25日	9月26日	9月27日	9月29日	10月1日
CK-MB mass（ng/mL）	22.96	50.91	/	18.74	/	2.39
hs-cTnT（ng/mL）	0.089	0.123	/	0.035	/	0.025
proBNP（pg/mL）	2661	2097	/	682.4	/	897.9
Mb（ng/mL）	>3000	>3000	/	2156	/	53.61
CK（U/L）	3139	13618.2	15543.5	7813	2256.2	339.3
CK-MB（U/L）	121.7	176.3	179.1	108.7	41.1	20.2
LDH（U/L）	1835	1681.5	1448.4	1124	739.9	626.9
HBDH（U/L）	1488	1308.5	1163	897.3	732.3	606.5
APTT（s）	171.3	75.7	24.8			
TT（s）	36.8	254.7	19.2			
FDP（g/mL）	21.8	19.9	7.2			
D-D（g/mL）	10.32	9.04	3			
Crea（μmol/L）	165.6	160	264.4	215.3	195	183
TB（μmol/L）	68.5	51.97	36.4	27.5	22.83	24.26
WBC（10^9/L）	19.16	31.32	25.6.3	19.88	22.2	18.6
RBC（10^{12}/L）	3.34	3.75	3.28	2.87	2.61	2.76
PLT（10^9/L）	117	111	64	56	84	124

患者急诊入院后被收入肾脏内科进行血浆置换治疗，虽然 APTT 较前一日明显下降，但 TT 明显升高，经血液内科会诊后，考虑 TT 升高与血浆置换过程中使用肝素有关，其次也与患者基础疾病有一定关联，建议积极治疗基础疾病的同时，避免使用肝素进行抗凝，动态监测凝血功能指标，密切观察患者出血情况，必要时联系输注新鲜冰冻血浆支持治疗。

知识拓展

　　蜂蜇伤是指蜂尾刺破皮肤，致使蜂毒毒素侵入人体，从而引起的局部或全身中毒反应。蜂毒毒素包含多种成分，包括生物胺类（如组胺、乙酰胆碱、5-羟色胺）；肽类（如蜂毒肽、肥大细胞脱颗粒肽）；酶类（磷脂酶 A2、磷脂酶 B）等。其中，组胺可引起平滑肌、横纹肌紧张收缩，在使皮肤产生痛感的同时也会引起机体发生变态反应，导致皮疹、休克等严重过敏症状；肽类成分可能导致患者出现溶血、出血及神经毒作用；酶类成分则可能破坏生物膜磷脂结构，引起膜转运障碍，影响细胞功能，从而导致严重的变态反应及血管内溶血。

　　蜂蜇伤后出现最早、最常见的临床表现是过敏反应，患者常表现为局部瘙痒、红斑、风团等，轻症者可自行缓解或经治疗后好转，重症者则可引起恶心、呕吐、腹痛、腹泻，甚至喉水肿、呼吸困难、过敏性休克以及心脏骤停。此外，蜂毒引起的横纹肌溶解、血管内溶血，可出现腰痛、血尿、酱油色尿、肌红蛋白尿等肾功能损伤的症状，伴胸闷、胸痛、咳嗽、气促、黄疸、肝功能异常、心肌酶谱异常、凝血功能障碍等。若未得到有效救治，可能迅速进展为多器官功能障碍综合征，进而严重威胁患者生命。蜇伤处还可表现局部毒性反应，出现红肿、疼痛、瘙痒和灼热感，蜇伤中心处出现坏死、化脓或者黑痂。

　　对于被蜂蜇伤的患者而言，采取及时的治疗措施是非常重要的。一经诊断，即需围绕是否立即心肺复苏、蜇伤的皮损数量、有无全身过敏反应及过敏反应分级、有无基础疾病或过敏史、是否出现器官功能损害的早期表现这五个方面来对患者情况做出评估。然后开始对患者伤口进行处理，对于重症者来说，在对生命体征作评估的同时应进行早期的抗过敏及抗休克治疗。在初步处理后尽快转入有高级生命支持和血液净化治疗的医疗机构。对于轻度过敏反应可口服抗组胺类药物，而中重度过敏反应需使用肾上腺素或糖皮质激素进行治疗。治疗过程中需积极进行液体复苏，适当的静脉水化，保证组织灌注、尿量增加，有助于促进毒素和代谢产物排出；给予碳酸氢钠碱化也有助于防止蜂毒所致横纹肌溶解及溶血导致的急性肾损害。最后，应用血液透析可去除体内的中小分子蜂毒素和有害代谢产物，纠正酸碱平衡及水、电解质紊乱；血液置换可清除体内与血浆蛋白结合的蜂毒素以及大分子代谢产物，并且能补充白蛋白、免疫球蛋白、凝血因子等血浆因子。

案例总结

本病例始于临床工作中的一个意外发现———一管"黑色"血液，这引起了我们对蜂蜇伤这一疾病的深入探究。通过学习，我们了解到蜂蜇伤会引起过敏反应，严重者可发生多器官功能障碍，甚至危及生命。在自然气候宜人的西南地区，尤其是在夏秋季，蜂蜇伤时有发生。因此，从防患于未然的角度出发，我们在户外活动时，需要加强个人防护。遇到毒蜂时应尽快躲避，避免用手进行拍打或驱赶。若不幸被蜂蜇伤，一定要及时就医。

作为检验工作者，本案例还提示我们，在发现问题的同时，能结合患者病情发出准确且及时的报告，对于评估和控制患者病情十分重要。

专家点评

检验科处于急诊诊疗的第一线，是抢救急、危、重患者的重要环节，检测结果影响着临床决策。在我国，蜂蜇伤是急诊科常见疾病之一，大量蜂蜇伤会引起严重的临床反应，如果处理不当，会出现过敏性休克、急性喉头水肿、急性肾损伤、多器官功能障碍综合征等严重威胁生命的临床症状。对于蜂蜇伤的治疗，主要采取"早评估早治疗"的原则，采取抗过敏性休克的治疗方式，同时做好器官损伤的系统监测和治疗。因此，早期结合医学检验项目的动态变化，对患者的状态进行合理的评估并在疾病早期积极治疗，做好早期器官功能保护，避免发生多器官功能衰竭，改善预后，缩短住院时间，降低死亡率。

在本案例中，临床检验结果出现的异常高值现象引起了检验人员的高度重视。检验人员在报告审核中持严谨认真的态度，通过采取观察样本状态，稀释后复查的手段来确认异常值。同时，检验人员也注意到了异常的标本状态，如溶血等可能会对某些方法学检测的检验结果造成干扰。在该患者的治疗过程中，检验人员积极关注检验结果的动态变化，特别是在治疗过程中，对于患者血浆置换治疗后 APTT 明显下降，但 TT 明显升高的不寻常结果变化。经过与临床科室沟通发现主要原因。TT 升高与血浆置换过程中使用肝素有关，与患者基础疾病有一定关联，给临床提示应积极治疗该患者基础疾病，同时避免使用肝素进行抗凝，动态监测凝血功能指标，密切观察患者出血情况，为该患者的治疗提供了很好的依据。

在临床蜂蜇伤的诊断治疗过程中，结合患者的临床病史和临床症状，选择合适的实

第五篇 心肌疾病篇 / 227

验室检验项目对患者状态进行早期评估和早期治疗，能够改善预后，降低死亡率，具体如下。

①泌尿系统：通过尿液常规检查，我们可以了解患者尿液颜色和尿蛋白的变化，观察患者发生急性血管性溶血、横纹肌溶解症状的严重程度。同时，通过检测尿素、肌酐等指标评估患者急性肾脏功能的损害情况。

②呼吸系统：患者出现气促、呼吸困难等症状，严重者可有急性肺损伤／急性呼吸窘迫综合征的情况。通过血气分析检验，判断患者的通气状况。

③消化系统：通过粪常规评估患者可能出现的腹泻以及消化道出血等症状。通过肝功能检查可出现胆红素、肝酶升高，判断患者溶血和肝功能损害的严重程度。

④循环系统：通过检测患者的心肌酶谱、心肌损伤标志物等检验项目，评估患者是否有心肌缺血，甚至急性心肌梗死的情况。

⑤血液系统：主要表现为急性溶血和外周血白细胞增高，通过血常规白细胞和红细胞计数，以及血红蛋白检测评估溶血严重程度，以及白细胞计数了解炎症程度。检测凝血功能的变化对中毒状况和病情变化有重要提示作用，同时对严重肝脏损伤有一定提示作用。

在本案例中，通过对该患者肝脏功能、肾脏功能，血气分析、血常规、大小便常规、凝血功能检测、心肌酶谱和心肌损伤的标志物等实验室指标进行检测，使该患者得到了早期的评估和治疗，避免病情的进一步加重，是临床和检验密切合作的很好的范例。检验人员在日常工作中应不断学习临床知识，提高自身的业务素质，保持积极严谨的工作态度，针对异常的情况，积极查找可能原因和潜在的问题，才能更好地服务于临床。检验和临床的紧密结合必将推动整体医学诊疗水平的向前发展。

参考文献

[1] 中国毒理学会中毒与救治专业委员会 中华医学会湖北省急诊医学分会 湖北省中毒与职业病联盟，等．胡蜂螫伤规范化诊治中国专家共识［J］．中华危重病急救医学，2018，30（9）：819-823．

[2] 李琴，林楠，汤计瑞，等．蜂蜇伤致横纹肌溶解症的临床特征及急性肾损伤危险因素分析［J］．浙江医学，2023，45（4）：367-371．

［3］ 李大欢，王天中，潘萌，等．肌酸激酶同工酶与中毒严重程度评分对胡蜂蜇伤患者预后的预测价值研究［J］．中华危重病急救医学，2021，33（1）：105-108.

［4］ 黄凯歌，许勤华．胡蜂蜇伤患者活化部分凝血活酶时间水平与病情严重度的相关性研究［J］．实用医技杂志，2022，29（3）：276-278.

［5］ 凤尔稳，凌进华，朱冠能，等．蜂蜇伤并发多脏器功能障碍综合征危险因素分析［J］．创伤与急危重病学，2021，9（2）：93-96.

应用超敏肌钙蛋白Ⅰ儿童参考区间 助力精准诊治儿童急性心肌炎

30

作　　者：庄晓亮[1]，陈国珍[2]（烟台毓璜顶医院，1 检验科；2 儿内科）

点评专家：周广玉，陈磊（烟台毓璜顶医院）

前　言

临床上，诊断心肌炎的"金标准"是病理诊断（心内膜心肌组织活检），但因其有创性在临床上应用并不广泛，也缺乏早期诊断优势。心脏标志物检测具有早期、快速、便捷等特点，对于心肌炎早期发现、病情评估、疗效判断均有一定价值。目前常见心脏标志物多用于成人心脏相关疾病诊断，儿童心肌功能尚未成熟，其心脏损伤的发病机制和病理生理过程与成人大不相同，且针对中国儿童的心脏损伤标志物的参考区间鲜见报道，更限制了其在儿童心肌炎诊断中的应用价值。本案例中，我们采用了我院建立的针对不同年龄段高敏肌钙蛋白Ⅰ（hs-TnI）参考区间，以期提高儿童心肌炎的诊断和治疗效率。

案例经过

患儿，男，9 岁 7 个月，因"发热、呕吐后间断左侧胸痛 2 天"首次住院。患儿入院 1 天前门诊查心电图示"ST 段改变"，胸片示"可疑肺炎"，血常规大致正常、C 反应蛋白 41 mg/L。患儿入院时体温正常，间断左胸痛，查体示咽部充血，心率 104 次 / 分，余无异常。hsTnI 106.8 pg/mL（参考值：0~2.41 pg/mL），肌酸激酶同工酶（CK-MB）、乳酸脱氢酶（LDH）、脑钠肽（BNP）、肝肾功能和电解质正常；呼吸道病毒病原核酸均阴性；心脏超声未见明显异常。初步诊断"上呼吸道感染、心肌损害"，给予患儿抗感染、营养心肌治疗。第 2 天，患儿胸痛缓解。第 2~5 天，患儿时有腹痛。第 6 天，hs-TnI 1706.4 pg/mL，血常规和 C 反应蛋白（CRP）正常，心电图示"窦性心律不齐、T 波改变"。根据患儿感染期胸痛、腹痛，hs-TnI 动态明显升高和心电图 T 波动态改变，临床修正诊断为疑似心肌炎，呈进展趋势。遂停用抗生素，加用免疫球蛋白和激素进行抗免疫治疗。第 10 天，hs-TnI 49.10 pg/mL，动态心电图示"窦性心律不齐、偶发房性早搏、二度Ⅰ型房室传导阻滞、T 波改变"，激素减量。第 13 天，hs-TnI 7 pg/mL，心电图示"窦性心律不齐、ST 段改变"。患儿病情好转后出院，医嘱口服泼尼松和辅酶 Q10。

出院后 5 天，患儿再次出现左侧胸痛。出院后 17 天，患儿出现发热伴胸痛加重，门诊复查 hs-TnI 11.2 pg/mL，血常规显示：白细胞计数 18.26×10^9/L、中性粒细胞百分比 84.6%、CRP 1.67 mg/L，再次住院。入院时，患儿体温正常，间断胸痛，查体示咽部充血，心率 110 次 / 分，余无异常。入院后，hs-TnI 57.8 pg/mL，BNP 正常，抗 β 糖蛋白 1 抗体、抗心磷脂抗体均为阴性，甲状腺功能正常，血常规正常，CRP 32.95 mg/L，胸部 CT 显示未见炎症，心电图示 T 波改变。根据"1 月内反复胸痛伴同期 hs-TnI 升高且变化幅度超过 20%、心电图 T 波也呈动态变化"，临床诊断该患儿为"急性心肌炎（反复）、上呼吸道感染"。入院后静滴激素进行抗免疫治疗，并进行营养心肌治疗、头孢唑肟抗感染。第 2 天，胸痛缓解，隔天检查心电图示"窦性心律不齐、未见 ST 段及 T 波改变"。第 4 天，hs-TnI 5.7 pg/mL，血常规和 CRP 正常，停用头孢唑肟，激素减量。第 7、9 天，hs-TnI 均正常。第 9 天，患儿出院，嘱咐患儿严格休息、口服泼尼松 1 个月，口服辅酶 Q10 治疗 3 个月。患儿此次出院后未再出现胸痛，门诊复查 hs-TnI（图 30.1）和心电图（图 30.2）均正常。

案例分析

1. 临床案例分析

美国心脏协会 2021 年《儿童心肌炎的诊断和治疗科学声明》指出，当心肌组织活检或心血管磁共振成像（CMR）无法进行或结果皆为阴性，但临床存在支持心肌炎诊断证

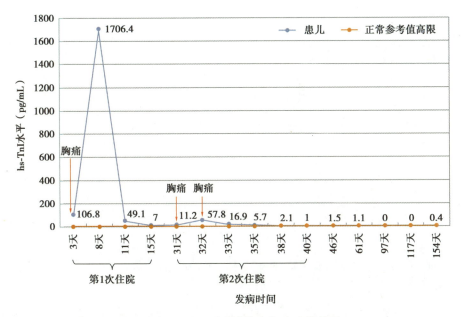

图 30.1　hs-TnI 动态变化及与胸痛的关系

据时，可疑诊心肌炎。该患儿属于此情况。

2018 年我国《儿童心肌炎诊断建议》指出，急性心肌炎主要依据包括：（1）心功能不全；（2）心脏扩大；（3）血清 TnT 或 TnI 或 CK-MB 升高，伴动态变化；（4）显著心电图改变；（5）心血管磁共振成像示心肌炎症。次要依据包括：（1）前驱感染史；（2）至少 2 项症状；（3）血清 LDH 或 AST 升高；（4）心电图轻度异常；（5）抗心肌抗体阳性。符合主要依据 ≥ 3 条，或主要 2 条加次要 ≥ 3 条，则可临床诊断为心肌炎；符合主要 2 条，或主要 1 条加次要 2 条，或次要 ≥ 3 条，则可临床诊断为疑似心肌炎。凡未达标准者，应予治疗或随诊，确诊或除外心肌炎。该患儿首次住院时满足主要依据（3）和（4）条及次要依据（1）（2）条，符合疑似心肌炎诊断。

患儿胸痛伴有 hs-TnI 升高，经抗免疫和营养心肌后胸痛缓解，hs-TnI 降至接近正常，再次胸痛时，hs-TnI 随之升高，再次抗免疫治疗后症状缓解，hs-TnI 恢复正常。可见 hs-TnI 动态变化及与胸痛的密切关联，每次需同时抗免疫和营养心肌治疗后症状才能缓解、hs-TnI 才能下降最终恢复正常，因此，在第 2 次住院时临床确诊心肌炎。

2. 检验案例分析

该患儿首次入院时 CK-MB、LDH、AST、BNP 正常，但 hs-TnI 106.8 pg/mL，超过我院使用的相应年龄段参考区间 0~2.41 pg/mL，同时也超过了 34.20 pg/mL 的成人参考区

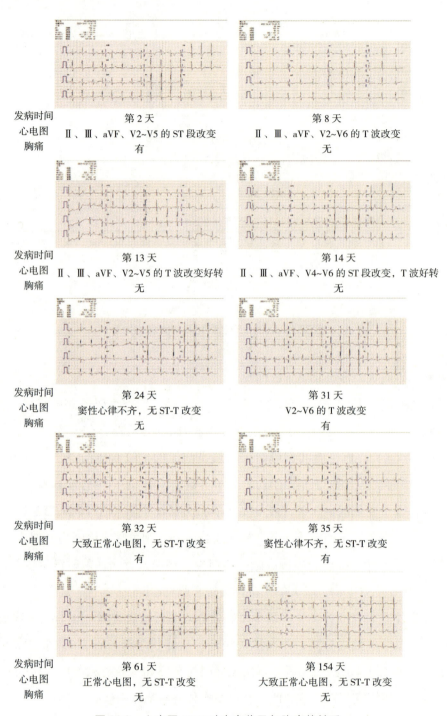

图 30.2　心电图 ST-T 动态变化及与胸痛的关系

间，提示该患儿存在急性心肌损伤。第 6 天 hs-TnI 1706.4 pg/mL，呈明显进行性升高，表明心肌损伤加重，提示临床对症治疗同时应积极寻找并去除病因。在进行抗感染和营养心肌治疗的情况下，该患儿虽症状缓解、血常规与 CRP 均恢复正常，但 hs-TnI 仍高，提示可能为感染后免疫性心肌损伤。临床加免疫球蛋白及激素后，hs-TnI 水平于第 10 天降为 49.10 pg/mL，第 13 天降为 7 pg/mL，这说明抗免疫治疗有效。

17 天后，患儿再次因受凉出现发热，胸痛加重。检测 hs-TnI 11.2 pg/mL，并未超过 34.2 pg/mL 的成人参考区间，但为我院使用该年龄段参考区间 2.41 pg/mL 的 5 倍。临床医生果断将其收入院后，复检 hs-TnI 升高为 57.8 pg/mL，证实再次发生反复呼吸道感染后心肌损伤。本次入院后及时给予抗免疫治疗，第 4 天 hs-TnI 降为 5.7 pg/mL，第 7、9 天复查 hs-TnI 均已降至正常参考区间。

该患儿第 2 次入院时，因我院不同儿童年龄段参考区间的使用，较成人参考区间更早提醒临床医生心肌损伤的发生，有助于临床早诊早治，提高诊疗效果。

知识拓展

本例患儿急性心肌炎诊断是在反复感染后出现胸痛、腹痛症状，结合 hs-TnI 和心电图 ST 段动态变化的基础上建立的。同时也排除了其他引起 hs-TnI 异常和心电图 ST 段改变的疾病。首先是冠状动脉疾病，该患儿心脏超声显示冠状动脉主干和主要分支近端未见异常，不支持该病；鉴于该患儿胸痛和心电图改变与运动无关，也不支持冠状动脉心肌桥病变。其次是代谢性疾病的心脏毒性作用，该患儿甲状腺功能、乳酸、酸碱相关指标正常，排除代谢性疾病。再次是胸部肿瘤的心脏浸润，通过该患儿 LDH 正常和胸部 CT 未见肿瘤影像可排除。最后是骨骼肌源性疾病，CK、CK-MB、肌红蛋白均正常，可排除。患儿按心肌炎治疗预后良好，也进一步证实了诊断的正确性。

目前，心肌肌钙蛋白（cTn）是公认的心脏特异标志物，cTnI 在心脏组织中的含量为 71 pg/mL。当有 3 mg 以上心肌细胞坏死时，血液 cTnI 就会高于 LOD 从而被检测到，而 CMR 仅能观察到大于 1 g 的心肌坏死。

该案例使用的 hs-TnI 检测方法为第四代高敏肌钙蛋白检测方法，于 2014 年上市，符合高敏肌钙蛋白检测的两条标准：①在不少于 50% 健康男性和女性人群中均能够稳定可靠地检查到 cTn，并且 cTn 浓度高于或等于 LOD。②在性别特异 99th URL 浓度下的总

CV 小于等于 10%。

　　中国儿童 hs-TnI 参考区间未见报道，一直以来都是用成人参考区间，由于儿童群体所处的生长发育阶段特殊，这显然是不合适的。2021 年，医学检验科与儿内科合作，使用间接法建立了不同年龄段的 0~14 岁儿童 hs-TnI 的参考区间并投入使用已有 3 年多。所以，该病例诊疗过程中使用了我院建立的 0~2.41 pg/mL 的 1 至 14 岁儿童的参考区间，在检测结果超出参考区间时即可提醒临床医生及时关注其变化趋势，从而提高了该年龄段儿童心肌损伤的检出敏感性，助力儿童心肌炎的诊断。

案例总结

　　该病例说明使用儿童 hs-TnI 参考区间，hs-TnI 较其他心脏标志物提示心肌损伤更灵敏，可以帮助儿内科医生在患儿无症状和心电图正常情况下，仍可检测到异常升高，及时提醒临床采取积极措施。同时也说明在胸痛发作时 hs-TnI 水平相对较高，hs-TnI 升高或降低水平与心电图 T 波改变一致性较好，能及时反映心肌炎的发展趋势。结论：使用儿童 hs-TnI 参考区间并动态检测其水平有助于精准诊治儿童急性心肌炎。

专家点评

1. 专家点评 1

　　该患儿是 1 个月内经过 2 次住院最终从疑似心肌炎到临床确诊心肌炎，并早期积极治疗取得良好效果的成功案例。对于儿童心肌炎患者来说，由于心肌活检、心血管磁共振成像（CMR）数据难以获得，非暴发性心肌炎的快速诊断尤为困难。临床上多靠症状、心脏标志物、心电图及心脏超声来初步怀疑心肌炎，再通过诊治效果进一步排除或确诊急性心肌炎。本案例中患儿的显著症状包括感染后胸痛和腹痛症状、hs-TnI 和心电图的动态变化。在病程中，hs-TnI 变化与病情改变一致性更强，对评估病情敏感性更高，即使心电图恢复正常，hs-TnI 仍能灵敏提醒心肌损伤。近 3 年来，我院使用儿童 hs-TnI 参考区间，更加有助于儿科做出早期、快速判断。因此，动态检测 hs-TnI 可精准指导儿童心肌炎的诊治。

2. 专家点评 2

心肌炎，尤其是儿童心肌炎临床诊断相对复杂。病理学诊断主要依据心内膜心肌组织活检：活检标本取样至少 3 处，病理及免疫组化结果 ≥ 14 个白细胞 / 平方毫米，包含 4 个单核细胞 / 平方毫米并 $CD3^+T$ 细胞 ≥ 7 个 / 平方毫米。但由于其侵入性，这种方法在临床上的应用并不广泛。此时，hs-TnI 等心脏损伤标志物的检测就能够帮助儿科医生早期诊断心肌炎。

目前，国内尚无标准的儿童 hs-TnI 参考区间，绝大多数医院使用成人参考区间诊断儿童心肌损伤是不合适的。我院医学检验科与儿内科、新生儿科、心血管内科等临床科室在 2021 年建立了 1~2 天、3~7 天、8 天 ~2 月、3~12 月、1~14 岁 5 个不同年龄段儿童的参考区间并投入使用 3 年多。从该案例可以看出，该患儿适用的 1~14 岁参考区间较成人参考区间能更早提示儿童心肌损伤的发生，临床医生可以更早采取治疗措施，使患者受益。

参考文献

［1］ Law YM，Lal AK，Chen S，et al. Diagnosis and management of myocarditis in children：A scientific statement from the American Heart Association ［J］. Circulation，2021，144（6）：e123-e135.

［2］ 中华医学会儿科学分会心血管学组，中华医学会儿科学分会心血管学组心肌炎协作组，中华儿科杂志编辑委员会，等．儿童心肌炎诊断建议（2018 年版）［J］. 中华儿科杂志，2019，57（2）：87-89.

［3］ 张欣，马丽娟．儿童心脏标志物检测的临床意义［J］. 检验医学，2023，38（6）：505-509。

［4］ 杨琼，徐芬，蔺亚晖．心肌肌钙蛋白检测在儿科心脏受累相关疾病中的临床应用［J］. 检验医学，2023，38（6）：510-517.

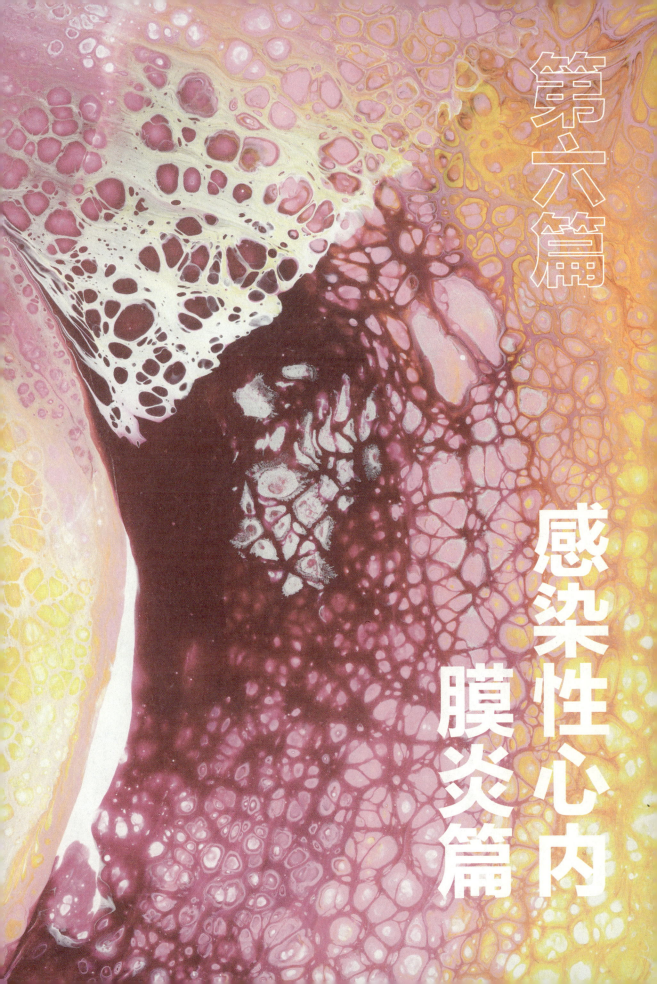

第六篇

感染性心内膜炎篇

伴放线凝聚杆菌引起的感染性心内膜炎

31

作　　者：陈祺裕[1]，肖少涛[1]，房子熙[2]（中国医学科学院阜外医院深圳医院，1 检验科；2 冠心病中心）
点评专家：周厚清（中国医学科学院阜外医院深圳医院）

前　言

感染性心内膜炎是一种心脏内皮细胞因细菌、真菌和其他微生物（如病毒、立克次体、衣原体、螺旋体等）直接感染而引发的炎症性疾病。该病症的临床表现多变，可累及各脏器，心脏表现包括瓣膜赘生物、脓肿等。HACEK 组细菌是一组培养条件苛刻、需要二氧化碳环境且生长缓慢的革兰氏阴性细菌群，包括嗜血杆菌属（*Haemophilus*）、放线杆菌属（*Actinobacillus*）、心杆菌属（*Cardiobacterium*）、艾肯菌属（*Eikenella*）和金氏菌属（*Kingella*）。这些细菌经常定植于口咽部，可引起感染性心内膜炎。由于 HACEK 组细菌难培养，易漏诊。现报告 1 例由 HACEK 组细菌中的伴放线凝聚杆菌引起的感染性心内膜炎。

案例经过

患者，男，61 岁。因主动脉瓣重度关闭不全，于 2021 年 1 月 21 日接受主动脉根部置换术（Bentall's）。术后 1 个月患者开始出现无明显诱因的寒战，呈阵发性，持续半小时左右，寒战后伴随发热，后逐渐出现右手食指肿痛溃烂，送检血培养两套，结果为阴性。2月5日至8月25日曾多次因发热、右手食指肿痛到当地医院救治，考虑血栓闭塞性脉管炎，软组织感染，予以抗凝、头孢曲松抗感染后症状较前改善，手指溃烂较前好转。出院后仍反复有寒战及手指溃烂，于8月26日收入我院就诊。体格检查：体温36.7 ℃，心率80次/分，呼吸18次/分，血压132/91 mmHg，双肺呼吸音清晰，未闻及两肺啰音，心前区无隆起，心界正常，未闻及心包摩擦音、心脏杂音。将该患者拟诊为感染性心内膜炎收入院。

患者入院初期（8月26日至8月31日），降钙素原（PCT）、C反应蛋白（CRP）、白细胞计数、中性粒细胞计数逐渐升高，体温由36.5 ℃上升到39.5 ℃。8月27日，给予患者利奈唑胺（600 mg，q12h）静脉滴注，进行抗感染治疗。利奈唑胺对皮肤软组织感染及感染性心内膜炎效果佳。

患者多次进行血培养检测。8月27日，进行了双侧双套共三组血培养。其中两组部分厌氧瓶于8月31日报阳。从阳性瓶中取血液涂片进行革兰氏染色和抗酸染色，未见明显的细菌。随后，转种至血平板和嗜血巧克力平板，并及时口头告知临床：患者多瓶厌氧血培养瓶阳性，怀疑厌氧菌或兼性厌氧菌。培养至9月2日，血平板一区可见散落几个非常细小的圆形、光滑、白色、黏附在琼脂表面上的菌落（图31.1）。涂片革兰氏染色后，显微镜下可见革兰氏阴性短杆菌（图31.2）。9月3日，临床医生增加甲硝唑进行联合抗感染治疗。

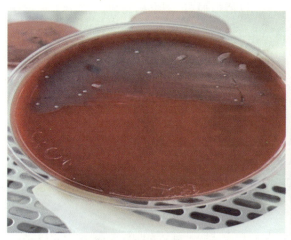

图 31.1　伴放线凝聚杆菌在血平板上的生长形态

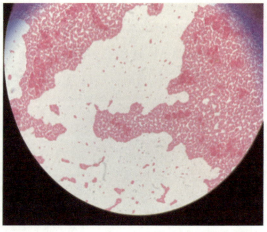

图 31.2　伴放线凝聚杆菌，菌落涂片革兰氏染色（×1000）

　　菌株被外送第三方检测机构，通过飞行质谱对血平板上的菌落进行鉴定，鉴定为"伴放线凝聚杆菌"。同时病原微生物宏基因组检出伴放线凝聚杆菌。临床请外院感染科医生会诊，依据临床症状和微生物培养检测证据，考虑"感染性心内膜炎"，治疗方案为"注射用头孢曲松钠 2 g，静脉滴注，每日一次，连续 8 周"，联合"硫酸阿米卡星注射液 0.6 g，静脉滴注，每日一次，连续 2 周"进行抗感染治疗。患者接受药物治疗后，体温恢复正常，多次血培养阴性，感染指标陆续下降并恢复正常。

　　11 月 3 日，患者无不适感，遵医嘱出院，为防止感染复发，继续外带抗生素抗感染。

案例分析

1. 检验案例分析

　　伴放线凝聚杆菌属于苛养菌，生长缓慢，对氧气需求微量或偏好二氧化碳环境，因此，提供适宜环境和延长培养时间有利于菌落生长。本案例的阳性血培养瓶最短报阳时间为 2.62 天，最长报阳时间为 4.04 天，转种于血平板后，培养约 3 天时间才可见细小的菌落。患者于 8 月 26 日入院时共抽取 12 瓶血培养瓶，每瓶约 5~8 mL，其中有 6 瓶为阳性，阳性率为 50%。1 月至 8 月 25 日期间，患者反复发热，每次送检血培养数量为双侧双套 4 瓶，结果都为阴性。对于反复发热患者，可以在血培养双侧双套的基础上适当增加送检瓶数，增加苛养菌阳性检出率。对于有感染症状的患者，传统培养方法无法得到病原菌时，可以借助分子技术，如宏基因组测序，可以快速检测和提高病原菌检出率。本案例同时送检了血样做二代测序，检出伴放线凝聚杆菌，序列数为 2。虽然检出的序列数低，但一切结果的解释需结合临床症状分析。患者反复发热，有主动脉根部置换术的病情基础，同时考虑到伴放线凝聚杆菌正常存在于人体口腔内，存在入血引起感染性心内膜炎的风险。患者后续血培养出伴放线凝聚杆菌，更是证实了序列数仅为 2 的伴放线凝聚杆菌也具有临床意义。

2. 临床案例分析

　　伴放线凝聚杆菌是引起青少年及成年人牙周病的主要微生物，可引起 HACEK 心内膜炎、软组织感染以及其他感染。HACEK 心内膜炎从首次症状出现到确诊一般需要较长的时间（2 周到 6 个月），通常可引起瓣膜大赘生物形成，造成频繁栓塞和感染。本案例中患者口腔卫生很差，曾诊断过牙周病。

内皮细胞的机械破坏会导致细胞外基质蛋白暴露、组织因子的产生以及纤维蛋白和血小板的沉积。这些因素共同促进了细菌黏附，并使细菌逃避了宿主防御和抗生素作用，从而在局部繁殖并扩散到远端器官引起感染。患者于 2021 年 1 月 21 日首次入院进行了人工瓣膜置换，重建了主动脉根部及升主动脉，这为感染提供了病理基础。

回顾整个病例，患者血液里的伴放线凝聚杆菌可能源自牙周组织，由于黏膜破损而进入血液。细菌通过血流循环，黏附于受损的瓣膜，并在其中繁殖，不定时释放入血，随后到达各微小循环系统，可引发软组织感染。软组织感染可以表现为手指末端出血点、瘀斑、Janeway 结节等。

知识拓展

HACEK 组细菌是一类革兰氏阴性、兼性厌氧菌，生长缓慢。HACEK 组细菌是血培养阴性感染性心内膜炎最常见的原因。伴放线凝聚杆菌，作为 HACEK 组细菌的一员，同样是一种苛养菌，通常存在于人体口腔内，与人体共存，在人体抵抗力低下时可引起感染。由于其在常规培养基上不易生长或不生长，加之对微需氧或嗜二氧化碳的环境要求，使其分离较为困难，需延长培养时间才能检测到菌落生长。1964 年，伴放线凝聚杆菌首次被证实为感染性心内膜的病原菌。而后，研究发现伴放线凝聚杆菌引起感染性心内膜炎的原因通常为口腔感染。

《热病：桑福德抗微生物治疗指南》指出，治疗 HACEK 组细菌引起的感染，首选治疗方案为头孢曲松（12 g，静脉滴注，qd，持续 4 周），备选方案为氨苄西林（12 g，静脉滴注，qd，持续 4 周）联合庆大霉素（1 mg/kg，静脉滴注或肌内注射，q8h，持续 4 周）。本案例患者使用了头孢曲松和阿米卡星联合抗感染治疗后，症状得到了改善，病情好转。

案例总结

对于怀疑感染性心内膜炎的患者，应在使用抗生素前连续抽 2 套以上血培养以提高致病菌的检出率。当患者的临床感染症状明显而血培养阴性时，可借助分子技术，如宏基因组二代测序技术，这种技术能够快速、全面且无偏倚地检测出血液标本中存在的病原体。对于血培养阳性的样本，需采用多种检测手段，加强阅片能力，选择合适的转种平板和培养环境，并延长培养时间，有利于苛养病原菌的检出。规范采集标本，临床与实验室良好的互动，对临床及时诊断、调整治疗方案具有指导意义。

专家点评

本文报告了一例由 HACEK 组细菌中的伴放线凝聚杆菌引起的感染性心内膜炎。患者为 61 岁男性，主动脉瓣置换术后反复发热，初期血培养阴性，最终通过延长培养时间、质谱鉴定及宏基因组测序确诊。案例凸显了 HACEK 组细菌的诊断挑战（生长缓慢、需特殊培养条件）及分子检测技术（如宏基因组测序）的辅助价值。治疗上，依据《热病：桑福德抗微生物治疗指南》采用头孢曲松联合阿米卡星成功控制感染，验证了该方案的临床有效性。

本案例强调了多学科协作（检验科、临床、药剂科、感染科）的重要性，并指出规范血培养（增加送检瓶数）、结合传统与分子技术可提高检出率。此外，案例分析了口腔菌群经黏膜破损入血、定植人工瓣膜的感染机制，提示口腔卫生在预防中的关键作用。

该案例具有重要临床参考价值，为血培养阴性心内膜炎的诊断与治疗提供了实践范例，尤其对人工瓣膜术后感染的管理具有指导意义。未来需更多病例积累以优化诊疗策略。

参考文献

［1］ Nonnenmacher C，Mutters R，Jacoby LF. Microbiological characteristics of subgingival microbiota in adult periodontitis，localized juvenile periodontitis and rapidly progressive periodontitis subjects［J］. Clin Microbiol Infect，2010，7（4）：213-217.

［2］ Brouqui P，Raoult D. Endocarditis due to rare and fastidious bacteria［J］. Clin Microbiol Rev，2001，14（1）：177-207.

［3］ Paju S，Carlson P，Jousimies-Somer H，et al. Actinobacillus actinomycetemcomitans and

Haemophilus aphrophilus in systemic and nonoral infections in Finland［J］. APMIS, 2003, 111
（6）：653-657.

［4］ Chambers ST, Murdoch D, Morris A, et al. HACEK infective endocarditis: Characteristics and
outcomes from a large, multi-national cohort［J］. Plos One, 2013, 8（5）：e63181.

［5］ Habib G, Hoen B, Tornos P, et al. Guidelines on the prevention, diagnosis, and treatment
of infective endocarditis（new version 2009）：The task force on the prevention, diagnosis,
and treatment of infective endocarditis of the European Society of Cardiology（ESC）. Endorsed
by the European Society of Clinical Microbiology and Infectious Diseases（ESCMID）and the
International Society of Chemotherapy（ISC）for infection and cancer［J］.Eur Heart J, 2009,
30（19）：1369-2413.

［6］ 王金良, 吕锦 . 注意苛养菌的检验［J］. 中华检验医学杂志, 2002, 25（4）：251-253.

［7］ Morpeth S, Murdoch D, Cabell CH, et al. Non-HACEK gram-negative bacillus endocarditis［J］.
Ann Intern Med, 2007, 147（12）：829-835.

［8］ 陈东科, 孙长贵 . 实用临床微生物学检验与图谱［M］. 北京：人民卫生出版社, 2011.

［9］ Walkty A. *Cardiobacterium hominis* endocarditis: A case report and review of the literature［J］.
Can J of Infect Dis Med Microbiol, 2016, 16（5）：293-297.

［10］ Panwalker AP, Akalin HE, Zimelis V, et al. *Actinobacillus actinomycetemcomitans* endocarditis
in a patient with a prosthetic aortic valve［J］. Infection, 1977, 5（2）：104-106.

［11］ 戴维·吉尔伯特 . 热病：桑福德抗微生物治疗指南 .［M］. 第 53 版 . 北京：中国协和医科
大学出版社, 2012.

隐匿性感染性心内膜炎

32

作　　者：魏启美[1]，刘婷婷[2]（武汉亚洲心脏病医院，1 检验科；2 心外科）
点评专家：张真路（武汉亚洲心脏病医院）

前　言

　　患者，男性，57 岁，主因"间断胸闷、气短 5 月，再发加重 10 天余"入院。10 年前开始出现活动时胸闷、气短，于当地医院诊断为主动脉瓣重度狭窄，药物治疗后好转出院（药物不详）。近 10 天，患者再发上述症状，性质部位同前，但情况加重，夜间不能平卧，伴下肢水肿，就诊于当地医院，被诊断为主动脉瓣重度狭窄伴关闭不全和肝肾功能不全。当地医院予以利尿、控制心室率等治疗后未见好转。为求进一步治疗，患者于 2024 年 1 月 6 日来我院就诊，以慢性心功能不全和心脏瓣膜病收入院。入院后完善检查，冠状动脉 CT 血管造影（CTA）显示主动脉粥样硬化，主动脉瓣二瓣化畸形并瓣叶明显增厚、钙化，主动脉瓣二尖瓣纤维连接处破溃、假性动脉瘤形成。初步怀疑感染性心内膜炎，但心脏超声未见赘生物。

　　感染性心内膜炎（infective endocarditis，IE）的发生是一个复杂过程，包括受损的心瓣膜内膜上可形成非细菌性血栓性心内膜炎；瓣膜内皮损伤处聚集的血小板形成赘生物；菌血症时血液中的细菌黏附于赘生物并在其中繁殖；病原菌与瓣膜基质分子蛋白及血小板相互作用等。本案例报道了一例心脏超声未见赘生物的隐匿性感染性心内膜炎的诊疗过程。

案例经过

患者入院情况如前所述。入院后，患者接受体格检查：慢病面容，巩膜黄染，两肺低湿啰音，上腹膨隆，肝肋下 3 cm，主动脉瓣第一听诊区可闻及 3/6 级收缩期杂音，双下肢中度水肿，其余未见明显异常。入院心脏超声结果显示主动脉瓣增厚、回声增强，明显钙化，舒张期左室流出道侧可见重度反流信号，左房扩大、左室扩大、右房扩大、右室不大，二、三尖瓣回声正常，收缩期左房侧可见轻度反流信号，右房侧可见中至重度反流，室间隔肥厚、左室壁增厚。CTA 结果提示主动脉瓣存在感染性病变的可能。入院后完善血、生化常规、心肌损伤标志物、血培养等相关检查，结果显示：肝、肾功能异常，血小板降低，炎性标志物显著升高，心肌损伤标志物心肌肌钙蛋白 I（cTnT）和氨基末端脑钠肽前体（NT-proBNP）升高，送检 4 瓶血培养其中 1 瓶检出人葡萄球菌，临床怀疑感染性心内膜炎可能，以及慢性肝炎原因待查。

经保肝、护肾治疗，以及降压、纠正心功能治疗后，患者于 1 月 19 日行主动脉瓣和升主动脉置换和冠脉移植术（Bentall 手术）、二尖瓣瓣环成形术。术中切除主动脉瓣，清除钙化灶，并送检瓣膜及主动脉壁组织进行病理检查。术后，患者炎症反应加重，临床送检血液病原微生物核酸纳米孔靶向测序（NTS），结果检出贝纳柯克斯体（序列数 5 条）。考虑到该病原体可致感染性心内膜炎，进一步完善：①复查血 NTS；②贝纳柯克斯体血清抗体检测；③主动脉瓣膜组织病检及贝氏柯克斯体核酸检测。

结果回报如下，复查血 NTS 检出贝纳柯克斯体（序列数 45 条），贝纳柯克斯体 I 相抗体 IgM 和 IgG 呈阳性，贝纳柯克斯体 II 相抗体 IgG 呈阳性。主动脉瓣膜病理诊断为急性感染性心内膜炎：送检瓣膜组织经 HE 染色见局部心内膜面破溃，破溃处可见血栓性赘生物和炎性肉芽组织，其中可见嗜中性粒细胞、淋巴细胞、巨细胞浸润，革兰氏染色未见阳性菌落。其次，主动脉瓣膜组织送检贝纳柯克斯体核酸检测的结果为阳性。

综合患者瓣膜组织病理检查和相关实验室检查结果，根据 2023 年 Duke- 国际心血管传染病学会感染性心内膜炎诊断标准诊断为 Q 热性心内膜炎。临床启动抗 Q 热治疗，多西环素（100 mg，bid）。患者于 2024 年 2 月 2 日带药出院，遵医嘱继续口服多西环素（100 mg，bid）和羟氯喹（200 mg，tid）。患者出院 1 月后再次门诊复查，肝功能检查正常，送检血 NTS 检查结果未检出贝纳柯克斯体。

案例分析

1.检验案例分析

入院常规检验结果主要表现为心肝肾功能异常、血小板减低、高炎反应状态：血小板计数（PLT）57×10^9/L↓，超敏 C 反应蛋白（hs-CRP）27.5 mg/L↑，降钙素原（PCT）1.57 ng/mL↑，白细胞介素 -6（IL-6）640 pg/mL↑，丙氨酸转氨酶（ALT）644.7 U/L↑，天门冬氨酸转氨酶（AST）1381.4 U/L↑，血清总胆红素（TBil）53.8 μmol/L↑，血肌酐（Cr）289 μmol/L↑，NT-proBNP 46864 pg/mL↑，高敏心肌肌钙蛋白 I（hs-cTnI）2.401 ng/mL↑。血培养单瓶检出人葡萄球菌，考虑污染可能性大。术后监测炎症指标，IL-6 2019 pg/mL↑，PCT 7.6 ng/mL↑，炎性反应加重，临床立即送检痰培养和血 NTS。痰培养结果为正常口腔菌群，血 NTS 检出贝纳柯克斯体（序列数 5 条），图 32.1 为明确诊断。

继续完善检查结果如下：

复查血 NTS 检出贝纳柯克斯体（序列数 45 条），见图 32.2；贝纳柯克斯体 I 相抗体 IgM 和 IgG 呈阳性，贝纳柯克斯体 II 相抗体 IgG 呈阳性，见图 32.3。

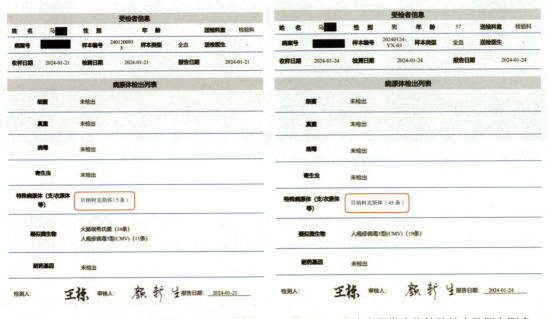

图 32.1　血液病原微生物核酸纳米孔靶向测序（NTS）结果

图 32.2　血液病原微生物核酸纳米孔靶向测序（NTS）复测结果

标本条码	1807484999	医　院	武汉亚心总医院-科室A				
姓　名	马███	科　室			实验号	*IF0156	
性　别	男	住院/门诊号	███████		送检标本	血清	
年　龄	57岁	房/床号			标本情况	无肉眼可见异常	
联系电话		申请医生			采样时间		
临床诊断		医院标识			接收时间	2024-01-24 19:18:03	

项　目	检测方法	结　果	单位	提示	参考区间
贝纳柯克斯体IgM抗体, 免疫荧光法					
贝纳柯克斯体I相IgM抗体	免疫荧光法	阳性（+）			阴性（-）
贝纳柯克斯体II相IgM抗体	免疫荧光法	阴性（-）			阴性（-）
贝纳柯克斯体IgG抗体, 免疫荧光法					
贝纳柯克斯体I相IgG抗体	免疫荧光法	阳性（+）			阴性（-）
贝纳柯克斯体II相IgG抗体	免疫荧光法	阳性（+）			阴性（-）

图 32.3　贝纳柯克斯体血清抗体结果

术中送检主动脉瓣膜组织病理检查，经 HE 染色见局部心内膜面破溃，破溃处可见血栓性赘生物和炎性肉芽组织，其中可见嗜中性粒细胞、淋巴细胞、巨细胞浸润，革兰氏染色未见阳性菌落（图 32.4、图 32.5）。主动脉瓣膜组织送检贝氏柯克斯体核酸检测结果为阳性。

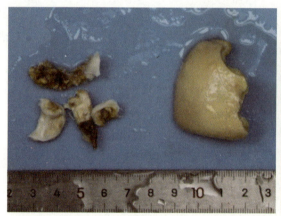

图 32.4　主动脉瓣膜及主动脉壁组织

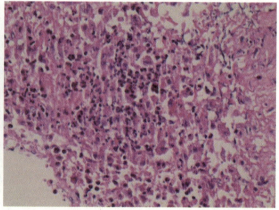

图 32.5　HE 染色（10×40）

综合上述结果，根据 2023 年 Duke 标准诊断为 Q 热性心内膜炎。如今病原体测序在临床上应用广泛，纳米孔靶向测序 NTS 采用特异靶点进行重点检测，受宿主、外界环境干扰小，且有效数据多、测序时间短，适合感染性疾病的快速筛查。该患者首次血 NTS 报告检出 5 条序列的贝纳柯克斯体，我们查阅患者病历并积极与临床沟通，提示临床该菌可导致慢性肝炎和感染性心内膜炎，即使检出序列数少，也应引起重视。术前临床怀疑感染性心内膜炎可能，但术中瓣膜未见明显赘生物。因此检验查房建议：①该病原体可致感染性心内膜炎，建议查血贝纳柯克斯体抗体并复查血 NTS；②追踪瓣膜病理结果，若以上血清学结果阳性，进一步加查瓣膜贝氏柯克斯体 PCR。结果均呈阳性，对明确诊断和目标治疗有着重要意义。患者出院后一个月复查时，我们对其再次复测了血 NTS，结果未检出贝纳柯克斯体（图 32.6），其肝功能也恢复正常。嘱患者间隔 6 个月检查一次 IgG 抗体，继续随访。

受检者信息					
姓　名	马████	性　别	男	送检科室	检验科
病案号	████	样本编号	20240308-YX-07-FJ	样本类型	全血	送检医生	-
收样日期	2024-03-08	检测日期	2024-03-08	报告日期	2024-03-08

病原体检出列表	
细菌	未检出
真菌	未检出
病毒	未检出
寄生虫	未检出
特殊病原体（支/衣原体等）	未检出
疑似微生物	未检出
耐药基因	未检出

检测人：王栋　　审核人：靳新生　报告日期：2024-03-08

图 32.6　血液病原微生物核酸纳米孔靶向测序（NTS）复查结果

2. 临床案例分析

该例感染性心内膜炎极为隐匿。在询问病史时，患者否认近期发热史和牛羊接触史，入院查血小板降低，肝功能差，病毒性肝炎筛查结果为阴性，分析可能与慢性 Q 热相关。心脏超声未见赘生物，但 CTA 结果（图 32.7）提示主动脉瓣二瓣化畸形并瓣叶明显增厚、钙化，主动脉瓣二尖瓣纤维连接处破溃、假性动脉瘤形成，病因考虑感染性可能。在这期间，血培养检出人葡萄球菌，怀疑感染性心内膜炎可能，临床经验性选择达托霉素进行抗感染治疗。术中见升主动脉瘤样扩张，主动脉根部粘连严重，主动脉瓣及瓣环显著钙化，未见明显赘生物。最终结合病理诊断感染性心内膜炎，推测其病理形成过程是瓣膜的感染性心内膜炎累及主动脉根部且破裂，主动脉根部流出来的血液（CT 表现瘤样的高密度）周围被脓液（CT 低密度）包裹。后经分析，考虑血培养结果可能为污染，立即停用达托霉素，改用多西环素进行抗 Q 热治疗。该例感染性心内膜炎未见赘生物，仅表现为瓣膜显著钙化，较为罕见，可能是该病原体致病特征，为今后诊断非典型病原体感染性心内膜

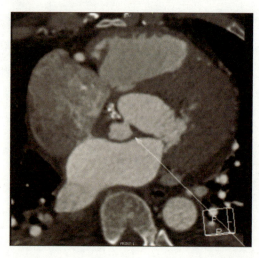

图 32.7 冠状动脉 CT 血管造影（CTA）结果（箭头所示为病变部位）

炎积累了很好的经验。

血 NTS 检查在该例感染心内膜炎明确诊断中起着重要作用。首先，由血 NTS 检出 Q 热病原体，即使序列数很少，但引起实验室和临床高度重视。随后，经过一系列辅助检查，最终得以明确诊断。这一过程凸显了实验室和临床对于病原体测序分析报告的解读极为重要，不能仅因为检出序列数少就认为是污染，需要结合临床来分析是否为致病菌。

知识拓展

贝纳柯克斯体是一种严格的胞内革兰氏阴性细菌，在受感染宿主的单核细胞和巨噬细胞中繁殖。主要宿主是牛、绵羊和山羊、家养哺乳动物。人类传播最常见的途径是吸入了含细菌的气溶胶。贝纳柯克斯体引起的疾病称为"Q 热"，分为急性 Q 热和慢性 Q 热。急性 Q 热通常是自限性的，表现为一种流感样疾病，可伴有不同程度的肺炎和肝炎。其中，儿童 Q 热多为无症状感染。而慢性 Q 热主要表现为慢性肝炎和感染性心内膜炎（IE），IE 占慢性 Q 热的 60%~70%，通常发生在有心脏基础疾病的人中。患者通常没有发热，且没有或仅有很小的赘生物。从发病到确诊平均需要 12 个月，这种延迟导致了相当大的发病率。有研究表明，Q 热心内膜炎患者瓣膜受累和人工心脏材料感染的频率为受累最多的是主动脉瓣（60%），其次是二尖瓣（39%）、主动脉和二尖瓣同时受累（10%）、三尖瓣（4%）和肺动脉瓣（2%）。心内膜炎患者中，组织学分析特征显示明显的纤维化、钙化、轻微的炎症和血管形成，以及较少出现赘生物。我们报道的该例患者基本符合这一特征。

对于急性感染，大部分急性 Q 热可自愈。急性 Q 热的最佳治疗方案是口服多西环素（100 mg，bid），疗程为 14 天。在对多西环素耐药或者不耐受的情况下可选择复方磺胺甲噁唑 / 甲氧苄啶。慢性感染的治疗，《热病》推荐使用多西环素（100 mg，bid）联合羟氯喹（200 mg，tid），天然瓣膜性心内膜炎者需用药 18 个月，人工瓣膜心内膜炎者需用药 24 个月。建议间隔 6 个月检查一次 IgG 抗体，当抗体水平下降至原来的 1/4 时，意味着治疗完成。羟基氯喹可增加多西环素的抗菌作用，在患者不能耐受或存在用药禁忌时可选择环丙沙星或利福平作为替代。

案例总结

本例患者以"心脏瓣膜病"入院，CTA 检查报告主动脉瓣二瓣化畸形并瓣叶明显增厚、钙化、假性动脉瘤形成，病因考虑感染性可能。临床怀疑感染性心内膜炎可能，但心脏超声未见赘生物。术中见升主动脉瘤样扩张，主动脉根部粘连严重，主动脉瓣及瓣环显著钙化，未见赘生物。似乎不支持感染性心内膜炎诊断，但术后送检血 NTS 检出贝纳柯克斯体，此检查为打开最终诊断的重要线索。实验室和临床充分沟通，寻找 Q 热性心内膜炎的证据，层层推进，结合病理结果最终明确诊断和目标治疗。出院后一个月复查来看，恢复良好，继续随访。据统计培养阴性的感染性心内膜炎占 10%~20%，ESC 建议所有培养阴性的感染性心内膜炎均应通过血清学、PCR、测序等手段来进一步检测。

本案例启示我们，实验室检测结果解读不可脱离临床，特别是当下开展火热的病原体测序相关检查，检验人员应小心谨慎，遇到特殊结果需主动与临床沟通，方能发挥检验最大的价值。

专家点评

主动脉二瓣化畸形且二叶连接处破溃导致主动脉瓣狭窄及关闭不全并非少见病变。本病例患者无发热，炎症相关标志物如 hs-CRP，IL-6 较高，但 PCT 不高，且血培养一瓶阳性已考虑污染所致。但检验工作者发现该患者血小板较低，且术后 IL-6、PCT 仍大幅度升高（当然手术创伤也会引起其升高），手术切除瓣膜组织赘生物不明显情况下，建议临床立即送检痰培养和血 NTS。

在血 NTS 检测中检出贝纳柯克斯体（序列数 5 条）后，检验人员立即与临床科室、病理科联系，送检瓣膜病变处组织进行贝纳柯克斯体核酸检测。术后组织与血液两者皆为贝纳柯克斯体阳性。根据检验结果，临床立即启动抗 Q 热治疗，使用了非常规应用的抗生素多西环素，患者预后良好。

检验人员并没有因此而放松警惕，仍然建议患者坚持正规抗生素治疗疗程，且建议间隔 6 个月检查一次 IgG 抗体，直至抗体水平下降至原来的 1/4。这些举措体现出检验人员全面的专业能力、认真的工作态度和服务临床的热忱。关键的是，这位患者是幸运的，如果没有发现病因且进行彻底的治疗，术后有可能会继续复发。

参考文献

［1］ Raoult D，Marrie T，Mege J. Natural history and pathophysiology of Q fever［J］. Lancet Infect Dis，2005，5（4）：219-226.

［2］ Eldin C，Mélenotte C，Mediannikov O，et al. From Q fever to coxiella *Burnetii* infection：A paradigm change［J］. Clin Microbiol Rev，2017，30（1）：115-190.

［3］ Raoult D，Marrie T. Q fever［J］. Clin Infect Dis，1995，20（3）：489-495.

［4］ Jaltotage B，Ali U，Dorai-Raj A，et al. Q fever endocarditis：A review of local and all reported cases in the literature［J］. Heart，lung & circulation，2021，30（10）：1509-1515.

［5］ Hartzell JD，Wood-Morris RN，Martinez LJ，et al. Q fever：Epidemiology，diagnosis，and treatment［J］. Mayo Clin proc，2008，83（5）：574-579.

感染性心内膜炎换瓣术后并发脑出血

33

作　　者：谢璐鸿[1]，周婷[2]（中山大学附属第一医院贵州医院，1 检验科；2 重症医学科）
点评专家：程树强（贵州医科大学附属医院）

前　言

　　患者，男性，26 岁，2023 年 4 月以"发热、贫血"原因待查收入我院血液科治疗。主诉"反复发热 4+ 月，发现贫血 1+ 月"，外院 1 曾以"上呼吸道感染"予以治疗，未见明显好转。出院后患者再次出现发热，体温最高达 41.5 ℃，出现左上腹疼痛、血便。患者于外院 2 再次就诊，血红蛋白 84 g/L，C 反应蛋白 151.9 mg/L，腹部 CT 提示"脾大、脾梗死"，骨髓常规、骨髓病理、免疫分析均未见异常细胞。外院 2 出院后，患者仍有反复发热，体温最高达 40 ℃，伴畏寒、寒战、夜间盗汗，咳嗽、咳少许白色黏痰，伴纳差、反酸，偶有呕吐，为胃内容物，并逐渐出现头晕、心悸不适等症状，血红蛋白 55 g/L。入我院后，完善功能检查，心脏超声 + 心脏收缩功能 + 左室舒张功能组织多普勒提示二叶主动脉瓣（轻度狭窄并重度关闭不全）强光团附着及二尖瓣前叶短线状回声，考虑为感染性心内膜炎（赘生物待排）。需进一步完善检查以便进行诊断与鉴别诊断，并开展后续治疗。

案例经过

　　患者入院见贫血貌，精神状态欠佳，体格检查显示体温 36.2 ℃；脉搏 106 次 / 分；呼吸 20 次 / 分；血压 106/51 mmHg。心脏听诊提示心律齐，心尖部及主动脉瓣听诊区均可闻及病理性杂音，腹软，无压痛，肝脏肋下未扪及，脾脏肋下 4 cm 可触及，质韧，无明显触痛，双下肢无浮肿。既往体健，否认高血压、糖尿病等系统疾病史。否认与疾病相关的遗传或遗传倾向的病史及类似本病病史。入院后完善常规实验室和相关影像及其他功能检查。

腹部增强 CT 检查报危急值"考虑肠系膜动脉瘤"；心脏超声 + 心脏收缩功能 + 左室舒张功能组织多普勒提示左心增大、主动脉瓣回声增粗增强，似见大小约 10 mm × 7.6 mm 光团附着于主动脉瓣上；二尖瓣回声纤细，前叶瓣下见一光团，大小约 5 mm × 4 mm，随瓣叶活动。余各瓣膜形态、结构、启闭运动未见明显异常。主动脉瓣以重度关闭不全为主，二尖瓣重度反流，主动脉瓣、二尖瓣附着光团，考虑感染性心内膜炎性赘生物形成可能性大。左心增大肺动脉少量反流，三尖瓣中量反流心包腔少量积液，肺动脉高压（轻度），左室舒张功能减低。实验室检查血红蛋白（Hb）62.00 g/L、C 反应蛋白（CRP）104.2 mg/L、降钙素原（PCT）1.44 ng/mL、心肌肌钙蛋白（cTnI）I 0.134 ng/mL、氨基末端脑钠肽前体（NT-proBNP）996.97 pg/mL、血沉 88 mm/h、血液细菌培养两次均见革兰氏阳性球菌。

结合患者的实验室检测结果、临床表现以及功能检查考虑诊断感染性心内膜炎（infective endocarditis，IE）合并菌血症及肠系膜动脉瘤。同时，患者功能检查提示主动脉瓣及二尖瓣功能受损严重。经多学科会诊后，患者接受主动脉瓣、二尖瓣赘生物清除以及主动脉瓣、二尖瓣机械瓣置换术。术后，给予患者依诺肝素抗凝治疗，稳定后予使用华法林抗凝治疗，并送检心脏瓣膜细菌培养，结果为阴性，随后继续送检血培养，血培养结果均为阴性。

术后第二天，CT 发现患者存在多发性脑出血，合并大脑镰脑疝形成。因考虑继续抗凝治疗会加重出血，暂停肝素抗凝治疗，并于 2023 年 4 月 28 日行开颅去骨瓣减压术及颅内血肿清除和颅内压监测置入术。术后，因考虑心脏瓣膜置换后血栓风险加大，恢复低分子肝素抗凝治疗，并继续动态监测，期间患者合并新型冠状病毒感染。经多次全院会诊指导治疗方案，患者于 2023 年 5 月 29 日复查显示：二尖瓣、主动脉瓣机械瓣置换术后，机械瓣功能未见明显异常。随后，继续进行抗感染、抗凝、改善精神症状、改善心功能、营养支持、针灸和康复等治疗后，该患者于 2023 年 6 月 26 日出院。

患者病程中相关实验室指标变化如图 33.1~ 图 33.18 所示。

单位：g/L

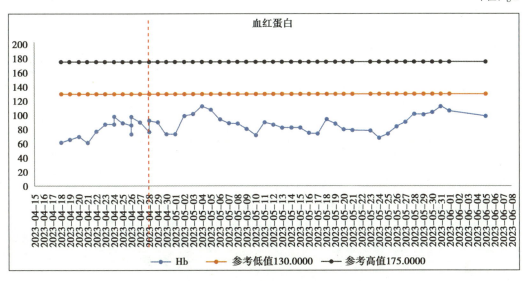

图 33.1　血红蛋白（Hb）的变化

单位：10^{12}/L

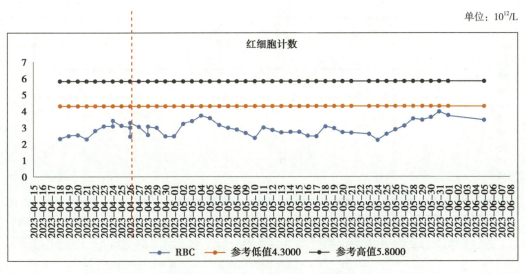

图 33.2　红细胞计数（RBC）的变化

单位：10⁹/L

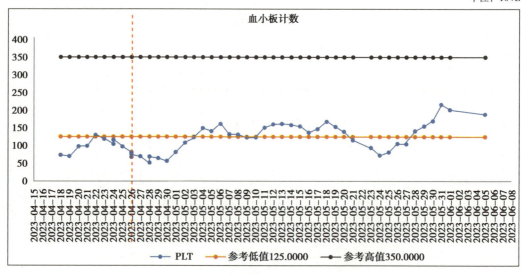

图 33.3　血小板计数（PLT）的变化

单位：g/L

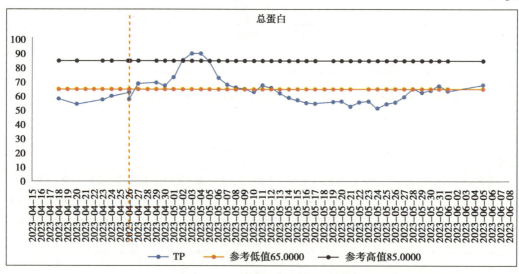

图 33.4　总蛋白（TP）的变化

单位：g/L

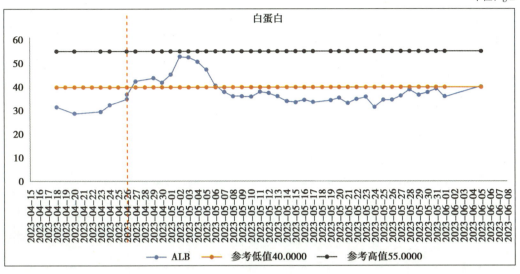

图 33.5　白蛋白（ALB）的变化

单位：10^9/L

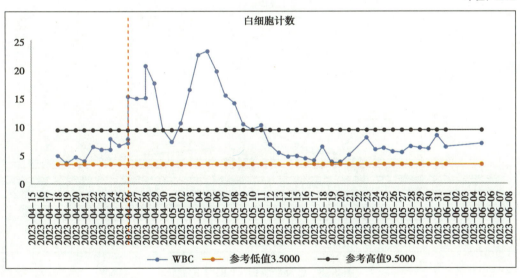

图 33.6　白细胞计数（WBC）的变化

单位：ng/mL

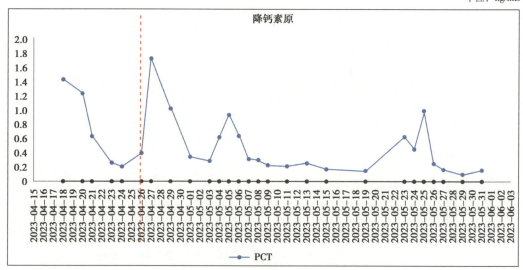

图 33.7　降钙素原（PCT）的变化

单位：mg/L

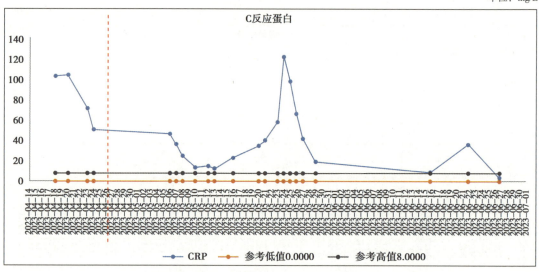

图 33.8　C 反应蛋白（CRP）的变化

单位：pg/mL

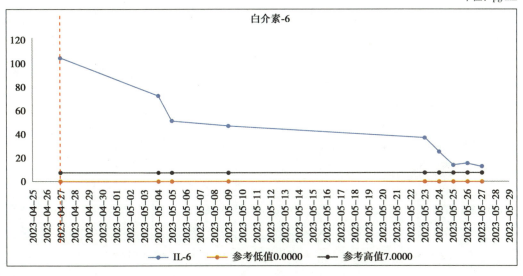

图 33.9　白介素 -6（IL-6）的变化

单位：pg/mL

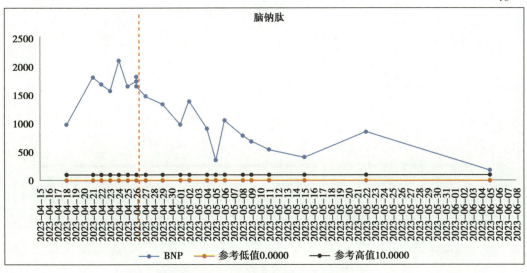

图 33.10　脑钠肽（BNP）的变化

单位：ng/mL

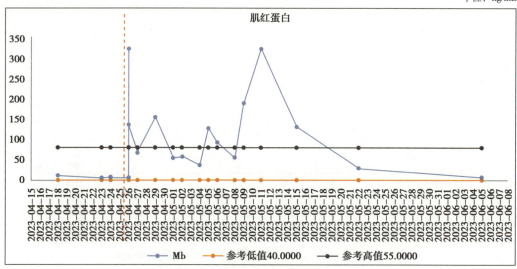

图 33.11　肌红蛋白（Mb）的变化

单位：ng/mL

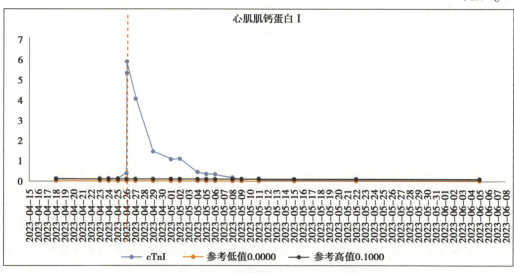

图 33.12　心肌肌钙蛋白 I（cTnI）的变化

单位：U/L

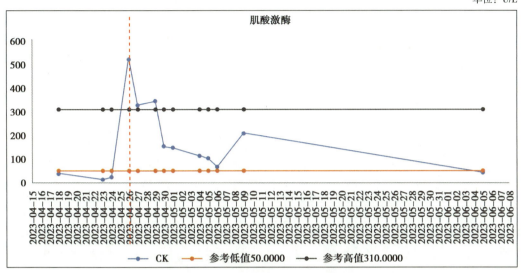

图 33.13　肌酸激酶（CK）的变化

单位：pg/mL

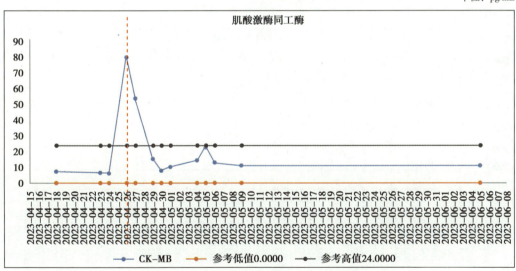

图 33.14　肌酸激酶同工酶（CK-MB）的变化

单位：U/L

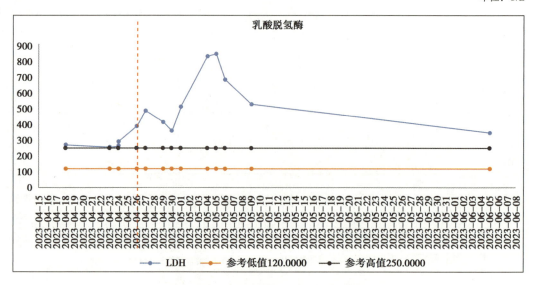

图 33.15　乳酸脱氢酶（LDH）的变化

单位：U/L

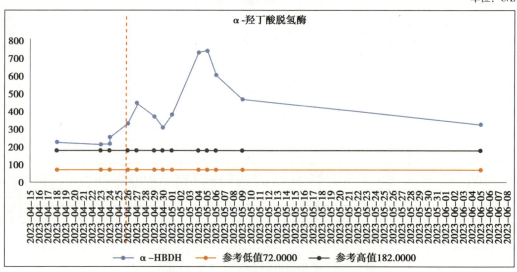

图 33.16　α- 羟丁酸脱氢酶（α-HBDH）的变化

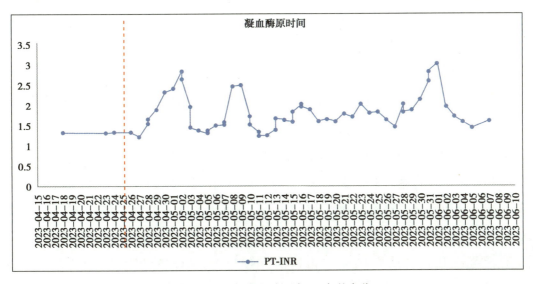

图 33.17　凝血酶原时间（INR）的变化

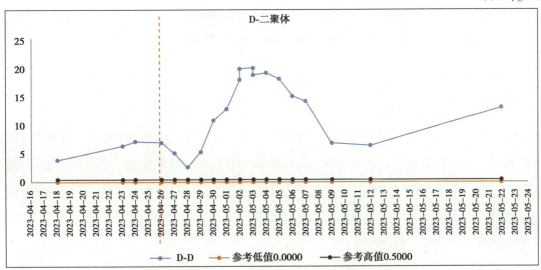

图 33.18　D- 二聚体（D-D）的变化

案例分析

1. 检验案例分析

患者就诊前状态较差，RBC、Hb、PLT、TP、ALB 均较低，结合临床表现考虑 IE。进行了两次血培养检测，结果均为阳性。为验证换瓣后效果，送检心脏瓣膜细菌培养，结果为阴性，随后继续送检血培养，血培养结果均为阴性。

患者术前反复高热，考虑感染的可能性，WBC 正常，但 PCT 和 CRP 均较高，术后患者也并发其他感染，除检测 PCT 和 CRP 外，同时监测 IL-6，PCT 和 CRP 反复波动降至较低水平，IL-6 持续降低至低水平。

患者考虑 IE，术前心肌标志物检测 BNP 升高，cTnI 轻度增高，Mb、CK、CK-MB、LDH 和 α-HBDH 均正常。术后持续监测，BNP 持续减低至正常，cTnI、CK、CK-MB、Mb 术后立即显著增高，LDH 和 α-HBDH 随后增高，并随治疗过程持续降低至较低水平。

术后第二天，患者并发多发性脑出血，合并大脑镰脑疝形成，监测 INR 指标和 D- 二聚体，以指导抗凝治疗。INR 维持在 1.23~2.83，D- 二聚体在 2.68~20.20 μg/mL。

2. 临床案例分析

患者就诊时 Hb 为 62.00 g/L，主诉头晕、心悸等不适。为改善患者的贫血症状，给予患者输注 2 个单位的去白细胞悬浮红细胞（约 220 mL）。患者病情危重，存在肠系膜动脉瘤破裂出血并有出血性休克的风险，以及感染加重发生感染性休克、多器官功能衰竭的可能。临床医生决定继续目前抗感染、护胃、补液等治疗，嘱患者卧床休息，避免剧烈运动，密切观察患者病情及生命体征变化。动态监测血常规、BNP、电解质情况，密切观察患者病情及生命体征、神志改变。

两次血液细菌培养提示"革兰氏阳性链球菌"，培养及鉴定结果为血链球菌，属导致 IE 常见的链球菌属，符合国际心血管感染病学会感染性心内膜炎诊断标准，即主要微生物学标准为血培养阳性，从 2 个或多个单独的血培养组中分离出常见的导致 IE 的微生物（典型）或从 3 个或更多独立的血培养组中分离出偶尔或很少引起 IE 的微生物（非典型）。患者感染性心内膜炎诊断明确，且赘生物随时有脱落导致体循环栓塞风险，且心功能明显受损，反复感染不易控制，有手术指征。患者 BNP 明显升高，考虑心功能不全加重，严格控制输液速度及入量，维持水电解质平衡，加强利尿。患者贫血重、白蛋白低下，予以补充白蛋白、输血纠正贫血，待患者血红蛋白大于 100 g/L 即由心脏外科行换瓣手术。

患者手术过程顺利，术后需转入 ICU 继续治疗。术后，患者由平车推入 ICU 病房，经口气管插管处接呼吸球囊辅助呼吸。在术后的镇静镇痛中，发现患者处于休克血压，予以去甲肾上腺素以 0.06 μg/（kg·min）持续泵入，同时多巴酚丁胺持续泵入。而后体格检查显示，该患者心律齐、有力，各瓣膜听诊区未闻及杂音。术后送检心脏瓣膜进行细菌培养，结果为阴性。随后继续送检血培养，血培养结果均为阴性，提示本次手术效果明显且抗感染效果良好。

患者术前反复高热，WBC 虽然正常，但 PCT 和 CRP 均较高，结合患者临床表现提示存在感染。术后患者 PCT 和 CRP 均升高并反复波动，监测 IL-6 也升高，提示感染仍然存在。患者在治疗期间感染新型冠状病毒，针对患者症状，采用亚胺培南西司他丁 + 替加环素 + 米卡芬净 + 万古霉素进行抗感染治疗。用药期间，监测万古霉素的血药浓度。经过抗感染治疗后，患者上述感染指标均恢复至较低水平，提示抗感染治疗有效。

患者术前 BNP 升高，表明患者因 IE 感染导致心衰，行瓣膜置换术后，逐步恢复至较低水平，提示手术效果较明显。患者术后 cTnI、CK、CK-MB、Mb 术后立即显著增高，LDH 和 α-HBDH 随后增高，考虑手术相关心肌损伤所致，并且 cTnI、CK、CK-MB、Mb 较 LDH 和 α-HBDH 更为敏感，及时输注极化液，进行保护心肌治疗。

IE 的发生及进展涉及多个复杂的病理生理学过程，疾病引起的脑出血及栓塞事件的机制仍有待阐明，抗凝治疗过程中如何平衡脑出血与栓塞事件的风险目前仍是临床有待解决的难题。本例患者心脏换瓣术后，计划予依诺肝素抗凝治疗，稳定后予使用华法林抗凝治疗，但在术后第二天并发多发性脑出血，暂停肝素抗凝，并急请神经内外科会诊后，予以甘露醇控制颅内压，适当予以激素改善水肿。患者符合手术指针，行开颅去骨瓣减压术 + 颅内血肿清除术 +ICP 植入术，术后生命体征尚平稳，持续镇静镇痛，亚低温脑保护，甘露醇联合甘油果糖脱水降颅内压，暂停用抗凝治疗。动态检测患者情况，颅内出血较前无明显增加，考虑心脏瓣膜置换后血栓风险加大，动态监测凝血指标，加用低分子肝素抗凝治疗预防心脏瓣膜血栓形成，后续改用华法林抗凝治疗，并同时根据 PT、INR、D-二聚体值指导用量，并继续动态监测，维持 INR 在 1.8~2.5。

知识拓展

感染性心内膜炎主要是由心脏内膜表面的病原微生物（如细菌、病毒、真菌、立克次体及衣原体等）引起的心内膜感染，常伴赘生物的形成。这些病原微生物几乎可以涵盖现今所发现的所有致病菌，但主要致病源通常是寄生于人体的常见病菌，如链球菌（本例患者便是血链球菌导致的感染性心内膜炎）、葡萄球菌、肠球菌等。赘生物由大小不等、形状各异的血小板和纤维素团块构成，内含大量微生物和少量炎症细胞。瓣膜是最常受累部位。感染性心内膜炎多因拔牙、皮肤感染等原因诱发。因此，对免疫力低下、有基础心脏病的患者，应强调口腔、牙齿和皮肤卫生，避免有创医疗检查和操作，预防继发感染。感染性心内膜炎的典型临床表现为发热、心脏杂音、瘀点、贫血、栓塞现象，以及心内膜上赘生物的形成，这可能导致心瓣膜关闭不全或阻塞、心肌脓肿、瓣环旁脓肿、动脉瘤形成及心脏传导功能异常等。

当感染性心内膜炎患者并发急性充血性心力衰竭后，往往预示瓣膜损坏严重。尤其当它导致主动脉瓣关闭不全时，内科治疗无法达到救治心力衰竭的目的，外科及时干预是最有效的方法。本例患者则采用"体外循环下主动脉瓣置换术 + 二尖瓣置换术 + 三尖瓣探查术 + 赘生物清除术"等外科手术联用。

感染性心内膜炎常导致各种血管并发症，治疗过程中如何平衡脑栓塞与出血事件的风险是目前临床难以界定的难题。对于在诊断感染性心内膜炎时已接受维生素 K 拮抗药进行抗凝治疗的患者，发生栓塞或出血事件后是否继续抗凝治疗仍不确定。对于接受长期口服抗凝药治疗的感染性心内膜炎患者，紧急手术需要中断抗凝治疗时，应综合考虑血栓栓塞风险、中断口服抗凝药的时间长度和再出血风险。对于感染性心内膜炎相关脑血管并发症患者的抗凝治疗时机，《欧洲心脏病学会（ESC）感染性心内膜炎管理指南》建议，一旦诊断脑出血，需立即停止所有抗凝治疗，并经多学科诊疗模式讨论后尽快在植入人工瓣膜的感染性心内膜炎患者中重新恢复使用抗凝药。

案例总结

本病例中，患者因"反复发热 4+ 月，发现贫血 1+ 月"等症状入院，2 月前发现"脾梗死"，否认"先天性心脏病及其他心脏疾病病史"。听诊心律齐，心尖部及主动脉瓣听诊区均可闻及病理性杂音，心脏超声可见瓣膜损坏及明显赘生物，结合血培养结果和心脏彩超检查等，确诊感染性心内膜炎，并行瓣膜置换手术。实验室血培养结果、BNP 的升高为该病的确诊提供了依据，术后心肌标志物的监测也为患者的治疗提供指导。患者在整个病程中反复高热，并感染新型冠状病毒，感染性指标的检测，为临床抗感染治疗提供了依据。此外，患者术后合并多发脑出血，如何平衡栓塞与出血事件的风险，凝血指标发挥了重要作用。

专家点评

本例感染性心内膜炎患者合并贫血、脓毒症、脾大及脾梗死和肠系膜动脉瘤。患者接受了主动脉瓣、二尖瓣赘生物清除手术，以及主动脉瓣和二尖瓣的机械瓣置换术。术后，患者出现颅内多发血肿合并大脑镰脑疝，随即进行了开颅去骨瓣减压术、颅内血肿清除术以及颅内压检测仪置入术。在多学科联合指导下，患者最终康复出院。

该患者病情复杂，实验室感染指标、血培养结果为患者诊断提供了实验室依据。同时，心肌损伤标志物的变化以及针对换瓣后并发多发脑出血的相关凝血指标的检测，为临床治疗提供了重要的指导，帮助平衡出血与血栓形成的风险。此案例充分体现了实验室和临床多学科合作的重要意义，凸显了在复杂病例管理中，各专业领域紧密合作的重要性。

参考文献

［1］ 王新宇 . 浅谈 2023 版 Duke- 国际心血管感染病学会感染性心内膜炎诊断标准的更新［J］. 中国感染与化疗杂志，2024，24（2）：246-248.

［2］ 朱云飞，励峰 . 感染性心内膜炎的诊断与治疗进展［J］. 局解手术学杂志，2023，32（12）：1105-1111.

［3］ 肖开提江·木合塔尔，赵丰 . 感染性心内膜炎相关脑血管并发症及其抗凝治疗策略［J］. 中国现代神经疾病杂志，2024，24（2）：91-96.

［4］ 刘彦武 . 感染性心内膜炎的临床研究［D］. 济南：山东大学，2021.

［5］ 秦祥玉，崔岸，陈明泉 . 205 例感染性心内膜炎患者病原菌分布和预后影响因素分析［J］.

中国感染与化疗杂志，2023，23（3）：293-298.

［6］ 王媛媛，马威，吴晓蕾.牙周微生物与感染性心内膜炎发生相关性研究[J].临床口腔医学杂志，2021，37（6）：355-357.

［7］ 陈小贞，闫继锋，闫瑞，等.感染性心内膜炎病原学与临床特征及其对 TLR2 信号通路相关因子表达的影响［J］.中华医院感染学杂志，2023，33（15）：2285-2289.

［8］ 雷浩.感染性心内膜炎的外科手术治疗临床效果回顾性分析［D］.太原：山西医科大学，2021.

［9］ 毕莹，李静.1 例因感染性心内膜炎行心脏瓣膜置换术后患者华法林抗凝治疗的个体化药学监护［J］.上海医药，2022，43（5）：73-76.

［10］ Habib G，Lancellotti P，Antunes M J，et al. 2015 ESC Guidelines for the management of infective endocarditis：The task force for the Management of Infective Endocarditis of the European Society of Cardiology（ESC）. Endorsed by：European Association for Cardio-Thoracic Surgery（EACTS），the European Association of Nuclear Medicine（EANM）［J］. Eur Heart J，36（44）：3075-3128.

毗邻颗粒链球菌引起的感染性心内膜炎

34

作　者：沈稳[1]，邹雅如[1]，姚伟丰[2]（复旦大学附属中山医院吴淞医院，1检验科；2心内科）

点评专家：厉倩（复旦大学附属中山医院吴淞医院）

前　言

　　颗粒链球菌属是人口腔、泌尿生殖道和肠道内正常菌群的组成部分，属于机会致病菌，当机体免疫力低下时可引起各种机会性感染。毗邻颗粒链球菌为兼性厌氧的革兰氏阳性球菌，其特征包括触酶阴性、氧化酶阴性、无动力、无芽孢，且在缺乏营养的条件下表现出多形性。该菌可引起感染性心内膜炎、中耳炎和菌血症等疾病，不同样本中分离出的毗邻颗粒链球菌对临床具有重要意义。由于毗邻颗粒链球菌营养要求高，检出及鉴定较为困难，因此目前关于该菌可供参考的资料较少。我们成功从一例患者的血培养中分离出一株毗邻颗粒链球菌，现将结果报道如下。

案例经过

　　患者，男，41岁，于就诊3天前出现反复胸闷气促伴平卧困难，活动后胸闷气促加重，活动耐力明显下降。夜间平卧时胸闷气促，端坐后胸闷明显改善，无双下肢水肿。2023年8月19日，该患者来我院急诊科就诊，胸部CT检查显示：两肺间质增生伴炎症，两肺间质性肺水肿可能；心脏增大，心包积液；两侧胸腔积液。为进一步诊治，患者被收治入院。入院诊断为：心功能不全；心功能Ⅱ级（NYHA 分级）。治疗方案包括利尿（布美他尼、螺内酯）、降低心肌氧耗（琥珀酸美托洛尔缓释片）、改善心功能（冻干重组人脑利钠肽）等治疗。

2023 年 8 月 21 日下午，患者出现发热，体温达 38.8 ℃，仍诉偶发胸闷。心脏超声检查显示：左室射血分数（LVEF）为 68%；二尖瓣腱索断裂伴极重度二尖瓣反流；二尖瓣前叶异常条索及团块附着（考虑赘生物形成可能）；主动脉根部增宽；全心增大；中重度肺动脉高压；下腔静脉增宽；少量心包积液（图 34.1）。考虑诊断亚急性感染性心内膜炎，予以头孢唑肟经验性抗感染、利尿、禁食补液等治疗，并增加血培养检查。

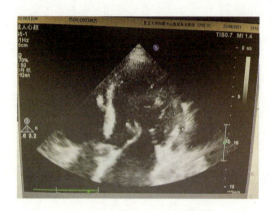

图 34.1　患者心脏超声图像

21 日 21 时（发热时）采集血培养第一套；22 日 10 时（再次发热时）采集血培养第二套。第一套血培养于 22 日晚 10 时报阳，第二套血培养于 23 日早 9 时报阳。检验科均在 1 小时内向临床报告：血培养涂片革兰氏阳性链状球菌。25 日，检验科鉴定报告为毗邻颗粒链球菌，并指出其特殊临床意义，提示感染性心内膜炎可能。临床会诊根据病原菌，明确诊断为感染性心内膜炎，给予患者依替米星联合青霉素治疗。经过我院积极的相关基础治疗后，患者病情好转并趋于稳定，建议出院前往上级医院心外科接受手术治疗。

案例分析

1. 检验案例分析

2023 年 8 月 22 日 22 时，实验室 LIS 系统触发危急值报警，提示血培养结果呈阳性，实验室人员随即遵循危急值上报流程，迅速向临床部门提交一级报告，内容为：涂片见革兰阳性链状球菌；并转种血平板、非抗巧克力平板、麦康凯平板。而后，针对同一患者，又有多瓶血培养标本报告阳性，且同样检出革兰阳性链状球菌。在转种培养约20~40小时后，所有培养基上均未见细菌生长。实验室人员通过查看生长曲线（图34.2），曲线有明显上升趋势；再次涂片镜检复核，确认可见革兰阳性短链状球菌（图34.3）。

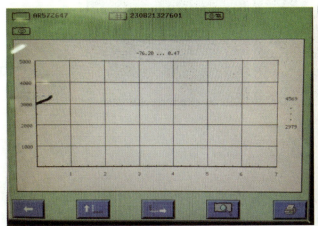

图34.2　阳性血培养瓶生长曲线

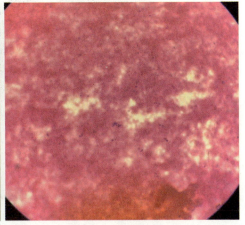

图34.3　镜检可见革兰阳性短链状球菌

　　镜下观察到有明显细菌，然而平板上却未见其生长，这引发了实验室人员的疑问。实验室人员检查相关质量指标条件（温度、气体、培养质控等）后，均未发现异常。实验室人员随即考虑了多种可能的原因，生长时间不够、菌体自溶、营养条件不足等一系列问题，并探讨如何应对这一镜下见菌而平板不生长的现象。基于检验经验，实验室人员考虑苛养链球菌的可能性，因此在重新接种平板时多滴加菌液，并在接种区划种金黄色葡萄球菌，继续孵育培养。经过约40小时左右的培养，第二次重新接种的平板上，金葡菌周围有淡淡的细小菌落出现（图34.4右）；而此时，第一次接种的平板上依旧无菌生长（图34.4左）。后经初步生化鉴别：触酶试验结果呈阴性、氧化酶试验结果呈阴性；进一步采用飞行质谱鉴定，结果确定为毗邻颗粒链球菌（图34.5）。

　　后续报阳的血培养瓶中所报告的菌株鉴定结果皆为该菌。实验室查阅了《临床微生物诊断与图解》《实用临床微生物学检验与图谱》等相关资料，结果显示多次在血流感染中检出该菌种，对感染性心内膜炎有重要致病意义。

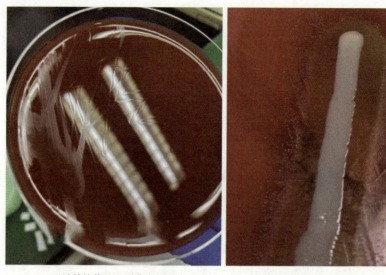

连续培养 72 h 无菌生长   金葡菌卫星生长试验 40 h

图 34.4 两次接种培养的血平板

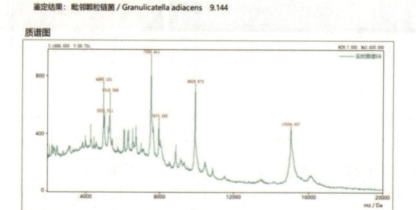

图 34.5 安图 MS1000 质谱仪鉴定结果

2. 临床案例分析

感染性心内膜炎在获得血培养结果前，可采用经验性治疗方案。本案例中，患者首先采用头孢唑肟抗生素进行治疗，然而患者病情并不稳定，自 8 月 21 日至 8 月 25 日间断发热。8 月 25 日，血培养结果显示检出毗邻颗粒链菌后，据此明确诊断为感染性心内膜炎，治疗方案改为依替米星＋青霉素联合抗感染。自 8 月 26 日起，患者的体温恢复正常。8 月 29 日和 9 月 4 日血培养均报告：培养 5 天无需氧菌及厌氧菌生长。患者血常规检查显示，8 月 19 日和 8 月 23 日的白细胞计数分别为 14.2×10^9/L 和 17.3×10^9/L，C 反应蛋白分别为 71.2 mg/L 和 98.1 mg/L。在予以青霉素抗感染治疗后，8 月 29 日和 9 月 4 日的白细胞计数恢复至正常，分别为 8.0×10^9/L 和 8.1×10^9/L，9 月 4 日 C 反应蛋白明显下降至 29.3 mg/L。因此，经过积极进行强心、利尿、抗感染等药物治疗及对症治疗后，患者病情好转并稳定。后续，患者转至上级医院经心外科手术清除了赘生物感染灶，并继续接受抗生素抗感染治疗，有望最终实现治愈。

知识拓展

毗邻颗粒链球菌感染是一种罕见的机会性感染疾病，国内相关案例报道较少，这往往导致临床医师对该菌认识不足。实验室人员根据多瓶送检血培养检出该菌株的结果，随即向临床发布了报告，并强调了其潜在的致病意义。综合患者的相关临床指征和超声检查，明确了该检出菌对患者的血流感染及心脏瓣膜病的重要临床意义。

毗邻颗粒链球菌于 1995 年被分类为乏养菌属，后在 2000 年重新分类为颗粒链菌属。当个体患有口腔黏膜炎症、龋齿、肠炎等消化系统疾病或机体免疫力低下时，毗邻颗粒链球菌更易引发机会性感染。侵入血流的毗邻颗粒链在引起菌血症的同时，易在心脏内膜上形成生物被膜并侵入感染，最终引起心脏内膜发生器质性病变。

毗邻颗粒链球菌的培养条件对营养要求较高，在实验室常规使用的普通 5% 羊血琼脂平板上无法生长，这是其检出率低、临床案例少见的一个重要原因。盐酸吡哆醛是毗邻颗粒链球菌的一个重要生长因子，只有在添加了盐酸吡哆醛的 5% 羊血琼脂平板上，该菌才能明显生长。此外，还可利用卫星试验培养毗邻颗粒链球菌：金黄色葡萄球菌生长时可释放特殊生长因子，被毗邻颗粒链球菌利用，因此培养 24 小时后靠近金黄色葡萄球菌的区域可见灰白、细小菌落生长，而远离金黄色葡萄球菌的菌落生长不良。后续可进一步进行细菌的生化鉴别和质谱鉴定。

抗感染治疗方案选择

毗邻颗粒链球菌药敏试验可参考 CLSI M45-A2《抗菌药物稀释和纸片法敏感性测试方法》或 WS/T639-2018《抗菌药物敏感性试验的技术要求》的抗生素来选择药物。青霉素、头孢噻肟、头孢曲松、万古霉素为颗粒链球菌药敏试验的必选药物，除此之外还可选择氨苄西林、头孢吡肟、亚胺培南、美罗培南等。

颗粒链球菌引起心内膜炎时，其病情常比肠球菌和其他链球菌引起的感染性心内膜炎更严重，治疗更为困难，需要根据情况延长抗感染疗程。

2014 年至 2021 年全国细菌耐药监测网（CARSS）成员单位血标本分离毗邻颗粒链菌对抗菌药物的敏感性数据显示，每年临床分离得到的该菌种数量为 83~152 株，且自 2017 年起呈现逐渐增多的趋势。2014—2021 年毗邻颗粒链菌对青霉素、头孢菌素、碳青霉烯类、氟喹诺酮类、大环内酯类均呈现不同程度耐药，但尚未发现对万古霉素耐药的菌株。由于毗邻颗粒链球菌的鉴定和药敏报告周期较长，临床仍然可以采用经验用药方式给药治疗。虽然颗粒链球菌的耐药性逐渐增加，但青霉素联合庆大霉素仍然是通常推荐的治疗方法。

案例总结

毗邻颗粒链球菌因其低检出率及培养药敏的耗时性，增加了临床诊断和治疗的难度。对于临床微生物检验工作者，当血培养结果呈阳性，且经革兰氏染色后呈短链或成对状的阳性球菌或球杆菌，在血平板上不生长或生长缓慢，应考虑可能为颗粒链球菌，需进一步进行卫星实验以便于确认。在具备条件的实验室中，可使用质谱分析仪或 16S rRNA 基因测序技术辅助鉴定毗邻颗粒链球菌。在药敏试验结果发布前，青霉素联合庆大霉素治疗是通常推荐的治疗方法。

专家点评

（1）正确地采集血培养标本是明确血流感染病原体的关键环节；

（2）当血培养在多瓶多次检测中均检出某种细菌时，其临床意义显得尤为重要；

（3）若血培养结果呈阳性，而涂片见菌但培养未检出细菌时，应考虑苛养菌（如颗粒链、乏养链、嗜血杆菌等），并需合理增加相关培养因素；

（4）当检出具有特殊临床意义的细菌时，应积极和临床进行沟通，提示其特殊的病原学意义。

参考文献

［1］ Christensen JJ, Facklam RR. *Granulicatella* and *Abiotrophia* species from human clinical specimens［J］. J Clin Microbiol, 2001, 39（10）: 3520-3523.

［2］ 曹阳佩，周学东，施文元.颗粒链球菌属的研究进展［J］.华西口腔医学杂志，2011，29（6）：665-669. .

［3］ Collins M D, Lawson P A. The genus *Abiotrophia*（Kawamura et al.）is not monophyletic: proposal of *Granulicatella* gen. nov., *Granulicatella adiacens* comb. nov., *Granulicatella elegans* comb. nov. and *Granulicatella balaenopterae* comb. nov［J］. Int J Syst Evol Microbiol, 2000, 50（1）: 365-369.

［4］ Warren A, Amin A, Elsaygh J, et al. *Granulicatella adiacens* endocarditis of a bioprosthetic aortic valve［J］. Cureus, 2023, 15（6）: e40720.

［5］ 周庭银，章强强.临床微生物学诊断与图解［M］.上海：科学技术出版社，2017.

［6］ 陈东科，孙长贵.实用临床微生物检验与图谱［M］.北京：人民卫生出版社，2011.

［7］ 马慧敏，陈东科，曾晓艳，等.全国细菌耐药监测网2014—2021年血标本分离毗邻颗粒链菌的耐药性变迁［J］.中国感染控制杂志，2024，23（4）：415-420.

布病性心内膜炎

35

作　　者：安毅[1]，陈福磊[2]（青岛心血管病医院，1 检验科；2 心内科）

点评专家：黄晓辉（青岛心血管病医院）

前　言

　　患者，男性，58 岁，主因"发作性胸痛、胸闷 2 年，加重 8 小时，近 5 天有发热，最高 39 ℃"就诊。经初步检查治疗，症状未见缓解。为求进一步治疗而入住心内科。患者住院期间出现发冷后体温升高，有时伴鼻塞，经检查，新冠病毒核酸及抗体检测均阴性。据了解，患者家中养羊。患者发热时抽取血液进行细菌培养，血培养结果呈阳性。经进一步完善检查与鉴别诊断，确诊为布鲁氏菌感染。

　　布病患者的特点是发病前与家畜或畜产品、布鲁氏菌培养物有密切接触史。在诊断过程中，检验科与临床加强沟通，对该患者进行流行病学调查，并进行一系列的鉴别诊断。

案例经过

　　2 年前患者出现胸痛、胸闷等不适，多于劳累时发作，休息可缓解，未经系统诊治，症状反复发作。1 天前患者再发胸痛不适，持续约 5 分钟后缓解，8 小时前患者再发胸痛、胸闷不适，伴大汗，持续约 20 分钟后缓解。自发病以来，精神差。既往有高血压病史 2

年，最高 180/100 mmHg，未规律服药。否认其他慢性病史。近 5 天有发热，多于下午发生，最高 39.0 ℃，上午无发热。体格检查：体温 36.3 ℃，脉搏 89 次 / 分，呼吸 19 次 / 分，血压 170/90 mmHg。身高 165 cm，体重 72 kg。心肺腹（－），双下肢无水肿。入院后完善胸部 CT，冠脉 CTA。患者住院期间反复出现发冷后体温升高，有时伴鼻塞，给予药物治疗，症状未见缓解。申请呼吸内科专家会诊，得知患者家中养羊，否认新冠流行病学史，周围无发热患者。进一步完善新冠核酸及抗体检测，血培养检测。实验室检测结果显示：血液培养需氧瓶呈阳性。细菌涂片染色初筛结果为革兰氏阴性球杆菌。5 天后，细菌鉴定结果为马耳他布鲁氏杆菌。

综合患者临床表现、流行病学调查、实验室检测结果，考虑诊断为马耳他布鲁氏菌病。

案例分析

1. 检验案例分析

一般检查结果中，肝功能异常，C 反应蛋白 6.12 mg/dL↑。降钙素原 0.259 ng/mL↑。D- 二聚体 2.3 mg/L↑，心肌酶、氨基末端脑钠肽前体（NT-proBNP）正常，新冠核酸及抗体均阴性。

为明确诊断，完善血培养检查。患者发热时抽取血培养两瓶（需氧瓶、厌氧瓶各一），进行细菌培养检测。检验科接到标本后，立即将血培养瓶放入血培养仪中。经 48 小时培养后，血培养需氧瓶呈阳性，取需氧瓶内的液体进行涂片染色，镜下呈革兰氏阴性球杆菌，检验科立即电话通知临床进行二级报告。取阳性标本转种哥伦比亚血培养基和麦康凯培养基上，将培养基放置 37℃，5%~10% 的 CO_2 环境中培养。通过观察发现，此菌对营养要求较高，生长缓慢，麦康凯不易生长，培养 72 小时后，血平板勉强可见针尖大小的菌落、无色透明、光滑湿润、圆形隆起。对该菌进行初步鉴定，触酶试验（＋），氧化酶试验（＋），将细菌制成细菌悬液，用细菌鉴定仪进行鉴定。24 小时后，动力实验（－），可分解葡萄糖，甘露醇试验（－），靛基质试验（－），尿素试验（－），液化明胶试验（－），H_2S 试验（－），细菌鉴定仪显示鉴定结果：马耳他布鲁氏菌，纯度98%。

目前此菌较为少见，将患者血清送至外院进行血清学检测。经检测，虎红平板凝集试验呈弱阳性（图 35.1）。

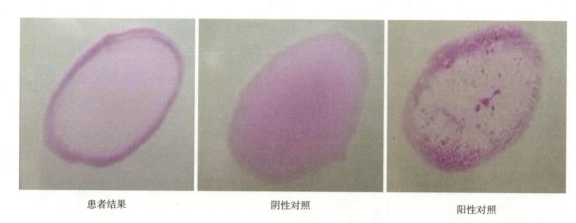

患者结果　　　　　　　　阴性对照　　　　　　　　阳性对照

图 35.1　虎红平板凝集试验结果

鉴于此菌罕见，检验科梳理回顾培养过程，将鉴定结果进行分析，并与其他细菌进行鉴别诊断，联系临床医生，经沟通，得知患者家中有牧场，养羊，近日反复发热，最终判断检出此菌正确，此份报告可靠。

2. 临床案例分析

患者因胸痛、胸闷发作入院，入住心内科。初步诊断：冠状动脉粥样硬化性心脏病，急性冠脉综合征，心功能Ⅱ～Ⅲ级（NYHA 分级）；高血压病 2 级（极高危）；发热待诊。诊断依据：高血压病史，未规律服药；发作性胸痛、胸闷，近期加重；胸部 CT：主动脉硬化，冠脉走行区钙化。冠脉 CTA：①冠状动脉管壁钙化，②冠状动脉呈右优势型。③冠心病——两支病变，累及前降支及钝缘支。结合临床症状，排除了急性心肌梗死，肺栓塞，肋间神经痛和肋软骨炎。进一步考虑患者反复发热，最高至 39.0℃，用药后可暂时缓解，但效果不理想。经呼吸内科会诊得知患者家中养羊。新冠核酸及抗体检测均阴性。会诊建议完善呼吸道感染五项、血培养等检查。必要时进行外院布氏杆菌血清凝集试验检查，以排除布鲁氏菌病的可能。

知识拓展

布鲁氏菌感染实验室诊断方法主要包括细菌分离培养、血清学检测和核酸扩增检测。在临床工作中，血液培养分离鉴定是主要的诊断手段。从患者体液中分离到布鲁氏菌仍是临床诊断的最直接、最有力的证据。布鲁氏菌生长缓慢，培养传代时间较长，生长条件苛刻。因此，布鲁氏菌血液培养的灵敏度在 10%~90% 范围内波动。在布鲁氏菌病的初始阶段，虽然血液中细菌水平较低，但经过 2 至 3 次的血液培养可以很容易地培养出细菌。随着感染的发展从血液中分离细菌变得越来越困难，目前最常用的血培养时间是 3~7 d。在进行布鲁氏菌检测时，存在传播风险，因此必须严格遵守操作及消毒程序。目前，用于布鲁氏菌诊断及细菌分型的 PCR 技术、分子杂交技术、基因测序都逐渐发展起来。其中，PCR 技术以其操作简便、灵敏度和特异度高的特点，成为一种快速的检测方法（2 小时内出结果）。布鲁氏菌的核酸检测将成为布鲁氏菌病病原学、病因学研究中不可缺少的重要部分。

布鲁氏菌病，简称"布病"，是由布鲁氏菌感染引起的呈世界性分布的人畜共患疾病，呈地方性流行，因其总体病死率不高，所以是容易被忽视的地方性传染病。布病以长期发热（典型为波浪热型），伴有多汗、食欲缺乏、消瘦、骨关节疼痛为临床特征，易转变为慢性病。布鲁氏菌侵犯全身组织器官，引起各种各样的并发症，以骨关节的并发症最常见。布病性心内膜炎虽然发生率低，却是布病的严重并发症，病死率高，其临床表现不典型，早期不易被发现。然而，布鲁氏菌一旦侵犯心脏或中枢神经系统，常危及患者生命，是本病的主要死因。布鲁氏菌侵犯心脏主要引起心内膜炎、心肌炎、心包炎等，其中布病性心内膜炎占布病死亡病例的 80%。

鉴于近年来我国布病的发病率在不断上升，布病所致的并发症不容忽视，尤其是布病性心内膜炎的病死率高，应当引起临床医生的重视。

案例总结

布鲁氏菌引发的疾病有急有缓，临床症状复杂，极易造成误诊或漏诊，该患者最初表现为胸痛、胸闷，经一系列鉴别诊断，最终考虑为布鲁氏菌感染引起布病性心内膜炎。

本案例提示我们，在面对患者时不可用简单的惯性思维做出诊断，应拓宽思路，采用必要的检验、检查技术，发挥其优势，并基于客观事实和证据进行分析，这样才能为患者做出最合理的诊断并尽力寻求到最理想的治疗方案。

专家点评

每次遇到特殊的病例，对于检验科而言都是一次艰巨的挑战。本案例的首要挑战在于布鲁氏菌较为少见，特别是在城市地区。布鲁氏菌的生长条件苛刻，生长缓慢，极易导致漏诊。本案例中，仅在患者的血液中分离到布鲁氏菌，且仪器鉴定结果显示布鲁氏菌，但单凭此对布鲁氏菌病的诊断仍显证据不足。因此，必须加做血清学检测，进一步证明试验结果的可靠性。

其次，布鲁氏菌一旦侵犯心脏或中枢神经系统，常危及患者生命。该患者出现胸闷、憋气的症状，不容忽视。在细菌培养鉴定的过程中，我们争分夺秒地设计检验方案，用多种方法对布鲁氏菌的鉴定进行了验证。

最后，临床与检验工作者之间的沟通非常重要，一条重要的信息就像一盏明灯，为检验科指明检验方向。本案例在初步培养出细菌的时候，检验科不能确信是布鲁氏菌，经过与临床沟通，临床进一步展开流行病学调查，经调查得知患者家中养羊。临床将此消息反馈至检验科，检验科进一步明确了检验方向。

参考文献

［1］ Muchowski JK，Koylass MS，Dainty AC. Using Molecular tools to identify the geographical origin of a case of human brucellosis［J］. Epidemiol Infect，2015，143（14）：3110-3113

［2］ Pappas G，Papadimitriou P，Akritidis N，et al. The new global map of human brucellosis［J］. Lancet Infect Dis，2006，6（2）：91-99.

［3］ Dean AS，Crump L，Greter H，et al. Clinical manifestations of human brucellosis：a systematic review and meta-analysis［J］. PLoS Negl Trop Dis，2012，6（12）：e1929.

［4］ Reguera JM，Alarcón A，Miralles F，et al. *Brucella* endocarditis：clinical，diagnostic，and therapeutic approach［J］. Eur J Clin Microbiol Infect Dis，2003，22（11）：647-650.

［5］ Peery TM，Belter LF. Brucellosis and heart disease. II. Fatal brucellosis：A review of the literature and report of new cases［J］. Am J Pathol，1960，36（6）：673-697.

［6］ Zhong Z，Yu S，Wang X，et al. Human brucellosis in the People's Republic of China during 2005—2010［J］. Int J Infect Dis，2013，17（5）：e289-e292.

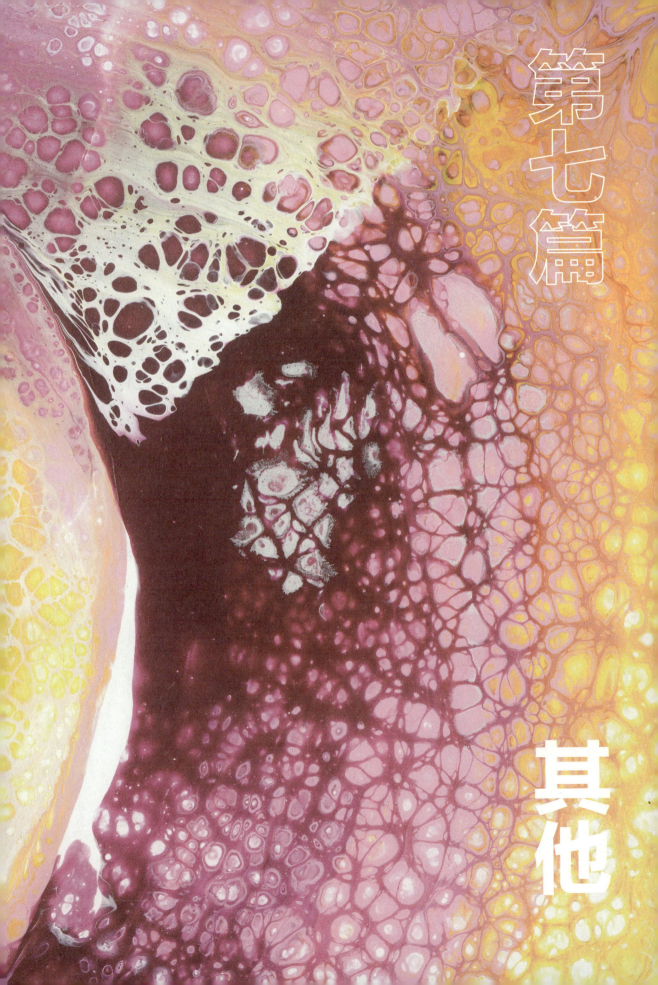

第七篇

其他

抗合成酶抗体综合征

36

作　者：董杉杉[1]，龙艳丽[2]（武汉亚洲心脏病医院，1 检验科；2 心外科）
点评专家：张真路（武汉亚洲心脏病医院）

前　言

　　患者，男性，66 岁，因"胸痛、喘气 9 月余"就诊。2007 年，患者因甲状腺功能亢进接受左侧甲状腺切除术。2015 年，患者因呼吸困难到外院就诊，被诊断为"肺纤维化"及"间质性肺炎"等，住院治疗后症状好转。外院曾建议行肺活检，患者不同意。2016 年，患者出现双手关节疼痛，后出现关节变形，考虑类风湿关节炎的可能，但未确诊。2021 年，患者还曾有心动过速病史与肾功能不全病史。2023 年 1 月，患者间断出现胸痛，心电图提示 T 波改变，胸部 CT 提示肺部感染，氨基末端脑钠肽前体 >35000 pg/mL，床旁心脏彩超提示肺动脉高压（重度），左心收缩功能明显减低。冠脉造影提示三支病变。术中在血管内超声指导下左前降支（LAD）及左主干（LM）植入 3 枚支架。4 月至 5 月前，患者再次出现胸痛。为求进一步诊治，该患者于 2023 年 10 月因间质性肺病再次入住我院。间质性肺病原因不明，初步怀疑患者存在系统性自身免疫性疾病，需进一步完善检查以便进行诊断与鉴别诊断，优化治疗方案。

　　系统性自身免疫性疾病，是抗原抗体复合物广泛沉积于血管壁等原因导致的全身多器官损伤，病程反复，呈慢性迁徙的过程。患者肺部受累长达 8 年，后续陆续出现关节、肾脏、肺部、心脏等多脏器受累的情况。多次住院但治疗效果并不理想，需考虑系统性自身免疫性疾病，以明确病因。

案例经过

患者入院前的基本情况如前所述。患者入院症状：胸闷、胸痛，伴有喘气、咳嗽、咯血、黑蒙、晕厥等不适。既往：间质性肺炎8余年、关节变形病史、心动过速病史、肾功能不全病史。否认高血压、糖尿病病史。入院体格检查：体温36.3 ℃，脉搏74次/分，呼吸20次/分，血压95/60 mmHg，血氧饱和度（SpO$_2$）97%，神志清楚，双肺可闻及干、湿性啰音，心律齐，P2亢进，各瓣膜听诊区未闻及心脏杂音，腹软，腹部无压痛，双下肢无水肿。入院后完善三大常规、生化、凝血等相关常规检测项目，结果显示血沉（ESR）71 mm/h、C反应蛋白（CRP）22.31 mg/L、肌酸激酶（CK）1096 U/L、活化部分凝血活酶时间（APTT）单独延长。检验科建议进一步完善：① APTT纠正试验、狼疮抗凝物（LA）检测；②抗核抗体（ANA）及ANA抗体谱、抗中性粒细胞胞质抗体（ANCA）等自身免疫性疾病相关检测指标结果。

实验室检测结果回报如下：APTT纠正试验结果为纠正，LA阴性，ANCA阴性。ANA荧光核型为混合核型：胞浆颗粒型（细颗粒型）滴度为1∶320，胞浆棒环状体型滴度为1∶320。抗SS-A/Ro52kD抗体5.03 AI，抗Jo-1抗体5.67 AI。

结合患者临床表现和实验室检测结果，检验科立即与临床进行了沟通，考虑该患者可能为肌炎患者，需进一步进行肌炎抗体谱检测以明确肌炎分型。肌炎抗体谱结果：抗SS-A/Ro52kD抗体阳性，抗Jo-1抗体阳性，其他肌炎抗体均为阴性。该患者可诊断为：抗Jo-1型抗合成酶抗体综合征，同时合并有多脏器受累的情况。患者治疗效果一直不理想，可能与自身免疫性疾病并未得到控制有关。

案例分析

1. 检验案例分析

一般检查结果中，血清肌酶显示：天冬氨酸转氨酶（AST）66.2 U/L↑，肌酸激酶（CK）1096 U/L↑，乳酸脱氢酶（LDH）308 U/L↑；炎性指标：白细胞计数

（WBC）6.3×10⁹/L，血沉（ESR）71 mm/h↑，C反应蛋白（CRP）4.96 mg/L↑，降钙素原（PCT）0.17 ng/mL↑，铁蛋白（Ferr）437.9 μg/L↑；肝肾功能：肾小球滤过率（GFR）37 mL/min↓，肌酐（Cr）165 μmol/L↑，尿酸（UA）584 μmol/L↑，尿素（UREA）25.48 mmol/L↑，总胆红素（TBil）9.7 μmol/L↑；脂类代谢：甘油三酯（TG）2.83 mmol/L↑，高密度脂蛋白（HDL）0.76 mmol/L↓，脂蛋白（a）［Lp（a）］330 mg/L↑，低密度脂蛋白（LDL）1.95 mmol/L；心肌损伤标志物：高敏心肌肌钙蛋白Ⅰ（hs-cTnI）0.081 ng/mL↑，肌酸激酶同工酶（CK-MB）23.3 ng/mL↑，氨基末端脑钠肽前体（NT-proBNP）5544.00 pg/mL↑，同型半胱氨酸（Hcy）25.6 μmol/L↑；凝血功能：抗凝血酶（AT）68.0%↓，D-二聚体（D-D）2.149 μg/mL↑，FDP 4.53 μg/mL↑，活化部分凝血活酶时间（APTT）37.6 s↑。

心电图检查：①窦性心律不齐；②左房异常；③下壁异常Q波；④前间壁等位性Q波；⑤室内传导延迟；⑥ST-T改变。

超声检查：双下肢动静脉超声检查：双侧下肢动脉内膜增厚、多发斑块附壁，双侧胫前动脉多发斑块、几近闭塞。右心导管检查提示肺动脉高压。

心脏彩超：左心室5.6 cm，左室射血分数25%，全心扩大，室间隔、左室壁运动幅度普遍明显减低，右室壁运动幅度减低，主动脉瓣、二尖瓣轻度反流，三尖瓣重度反流，肺动脉高压（重度），左心收缩功能明显减低，心包腔少量积液。

为明确诊断，继续完善检查结果如下。APTT纠正试验与LA检测：APTT纠正试验结果为纠正，LA阴性。ANCA阴性。类风湿因子26.70 U/mL↑。ANA及ANA抗体谱：ANA荧光核型为混合核型，胞浆颗粒型（细颗粒型）1∶320，胞浆棒环状体型1∶320。抗SS-A/Ro52kD抗体5.03 AI，抗-Jo-1 5.67 AI（图36.1）。肌炎抗体谱：抗SS-A/Ro52kD抗体阳性，抗Jo-1抗体阳性（图36.2）。

综合上述结果，患者CK 1096 U/L，ANA荧光核型为胞浆颗粒型（细颗粒型）1∶320，抗SS-A/Ro52kD抗体5.03 AI，抗-Jo-1 5.67 AI。初步怀疑患者为肌炎患者，我们再次建议临床加做肌炎抗体谱的检测，对肌炎患者进行精准分型。因为每种类型发病机制有明显的不同，预后结局都不一样，肌炎抗体谱的检测是非常有必要的，以便指导临床去更好地管理患者。该患者于2023年10月26日邀请风湿免疫科专家会诊协助诊治，诊断：①抗合成酶抗体综合征；②双肺普通型间质性肺炎。建议行肌电图检查，必要时行活检，外送肌炎特异性抗体检查。

风湿疾病抗体测定		样本号：2310231333		样本类型：血清
项目名称	结果	结果解释	单位	参考区间
抗核抗体测定（定性）	▲ 阳性			阴性
抗核抗体主核型	▲ 胞浆颗粒型			
抗核抗体主核型滴度	▲ 1:320			
抗核抗体次核型	▲ 胞浆棒环状体型			
抗核抗体次核型滴度	▲ 1:320			
抗双链DNA抗体	10.93	阴性（-）	IU/mL	0～100
抗Sm抗体	0.63	阴性（-）	AI	0～1
抗组蛋白抗体	0.58	阴性（-）	AI	0～1
抗核糖体P蛋白抗体	0.55	阴性（-）	AI	0～1
抗核小体抗体测定	0.28	阴性（-）	AI	0～1
抗核糖蛋白抗体	0.63	阴性（-）	AI	0～1
抗SS-A/Ro60kD抗体	0.31	阴性（-）	AI	0～1
抗SS-A/Ro52kD抗体	▲ 5.03	阳性（+）	AI	0～1
抗SSB抗体	0.44	阴性（-）	AI	0～1
组氨酰t-RNA合成酶抗体	▲ 5.67	阳性（+）	AI	0～1
抗拓扑异构酶I抗体	0.82	阴性（-）	AI	0～1
抗着丝粒蛋白B抗体	0.27	阴性（-）	AI	0～1
抗线粒体抗体M2	0.58	阴性（-）	AI	0～1
抗Ku抗体	0.38	阴性（-）	AI	0～1
PM-Scl抗体	0.45	阴性（-）	AI	0～1
Mi-2抗体	0.32	阴性（-）	AI	0～1
抗增殖性细胞核抗原	0.31	阴性（-）	AI	0～1
抗心磷脂IgG	4.2	阴性（-）	CU	0～20
抗心磷脂IgA	5.5	阴性（-）	CU	0～20
抗心磷脂IgM	8.1	阴性（-）	CU	0～20
β2GPI-IgG	15.6	阴性（-）	CU	0～20
β2GPI-IgA	<4.0	阴性（-）	CU	0～20
β2GPI-IgM	2.2	阴性（-）	CU	0～20

备注：该患者荧光核型为胞浆颗粒型1:320，抗核抗体谱Jo-1强阳性，结合CK结果，考虑可能为肌炎。

申请时间：2023-10-23 11:09　　采集时间：2023-10-23 11:24　　申请医师：陶蔚蓝

图 36.1　ANA 抗体谱检测结果

号	名称	值	结果
1	Jo-1	100 AU	+++
2	PL-7	0 AU	0
3	PL-12	0 AU	0
4	EJ	0 AU	0
5	SRP	0 AU	0
6	Mi-2	0 AU	0
7	MDA-5	0 AU	0
8	TIF1-gamma	0 AU	0
9	HMGCR	0 AU	0

图 36.2　肌炎抗体谱检测结果

2. 临床案例分析

患者以胸闷、胸痛、喘气为临床表现，需要与肺部感染、主动脉夹层、急性胸膜炎、肺栓塞等疾病进行鉴别诊断。患者自述 8 年前确诊间质性肺炎，并逐渐出现双手远端指间关节（DIP）、近端指间关节（PIP）、掌指关节（MCP）关节僵硬，雷诺现象明显。随后，患者陆续出现骨骼肌、皮肤、关节、肾脏、肺部、心脏等多脏器受累的情况。患者因肺部症状作为首发症状而多次入院，关于间质性肺病的病因一直未明确，治疗效果并不理想，需考虑系统性自身免疫性疾病的可能性。

结合患者的现病史、症状、体征及实验室检查结果，无须进一步的肌肉病理、肌电图、肌肉 MRI 等检查，即可明确诊断为抗合成酶抗体综合征，并伴有多脏器功能损伤的情况。经内外科讨论后，考虑患者进行心外科手术风险较高，不建议进行外科搭桥治疗，考虑在体外膜氧合（ECMO）辅助下进行介入治疗。患者完善头部＋胸部 CT 检查、Swan-Ganz 导管、肺血管造影以及冠状动脉造影检查后，接受了抗血小板聚集、调脂、利尿、扩管等治疗。临床继续密切关注患者病情变化。建议患者加用糖皮质激素联合免疫抑制剂治疗。

抗 Jo-1 抗体型抗合成酶抗体综合征最常见的临床表现为肌炎、关节炎，其次为间质性肺疾病（发生率为 70%~90%），与更严重的肌炎相关。影像学特征以非特异性间质性肺炎最多见，其次为机化性肺炎和普通型间质性肺炎。本案例就是一例普通型间质性肺炎，胸部 CT 表现为双下肺胸膜下为主的蜂窝网格影，此类患者通常预后较差。

知识拓展

特发性炎症性肌病（idiopathic inflammatory myopathy，IIM），简称"肌炎"，是一组以四肢近端肌肉受累和慢性炎症为突出表现的异质性疾病。IIM 可影响皮肤、肺脏、关节和心脏等多个系统及器官，其中间质性肺疾病（interstitial lung disease，ILD）是 IIM 累及肺脏的最常见临床表现。IIM 相关的间质性肺疾病（IIM-associated interstitial lung disease，IIM-ILD）是 IIM 患者致残和致死的重要原因。抗合成酶抗体综合征（anti-synthetase syndrorme，ASS）是 IIM 中的一种，另外还包括皮肌炎（dermatomyositis，DM）、包涵体肌炎（inclusion body myositis，IBM）、免疫介导坏死性肌炎（immune-mediated necrotizing myopathy，IMNM）、多发性肌炎（polymyositis，PM）。因为每种类型发病机制有明显的不同，预后结局都不一样，因此对 IIM 进行准确分型至关重要。

ASS 是一种因自身的肌炎特异性抗体功能紊乱而产生的临床疾病。主要影响女性（男女比约为 1：2），平均发病年龄约为 40~55 岁。典型的三联征就是肌炎、关节炎和间质性肺炎，此外还可能伴有"技工手"、雷诺现象、肺动脉高压、心脏受累以及合并肿瘤等。ASS 的许多症状与 PM/DM 相似，但 ILD 患病率更高，进展迅速，导致高死亡率，且 ILD 常为首次就诊的主要因素，是 PM/DM 之外的一种独特的独立表型。在治疗 ASS 时，通常需要额外加用免疫抑制剂。

肌炎抗体分为特异性抗体（MSA）和相关性抗体（MAA），IIM 的抗体非常多，MSA 较少重叠，MSA 可与 MAA 合并存在。目前能做的肌炎抗体谱，主要是 MSA。目前发现的抗合成酶抗体有 8 种，临床上能监测的只有 5 种：抗 Jo-1 抗体（组氨酸 -tRNA 合成酶）、PL-7 抗体（苏氨酰 -tRNA 合成酶）、PL-12 抗体（丙氨酰 -tRNA 合成酶）、EJ 抗体（甘氨酰 -tRNA 合成酶）、OJ 抗体（异亮氨酰 -tRNA 合成酶）。每种抗体都有其独特的特点，了解这些特点有助于指导临床更好地管理患者。

治疗方面，有以下几点需要考虑。

①心血管系统：患者冠状动脉造影检查提示左主干 + 三支病变，综合患者存在抗合成酶抗体综合征及多脏器功能损伤等情况，内外科讨论后考虑患者心外科手术风险高，不建议行外科搭桥治疗，考虑可在 ECMO 辅助下行介入治疗。

②自身免疫性疾病：治疗药物主要分为 4 大类，首选糖皮质激素。在免疫抑制剂中，硫唑嘌呤主要针对肌炎患者；对于间质性肺病患者应慎用甲氨蝶呤，环孢素和他克莫司两种药物副作用比较大，在使用的过程中需要检测药物浓度。临床上常用的组合就是糖皮质激素联用环磷酰胺。一些严重的患者可能需要加用丙种球蛋白和生物制剂。对于本案例患者，建议加用糖皮质激素联合免疫抑制剂治疗。

案例总结

本例患者以"间质性肺病"入院治疗。根据患者临床表现，以及长达 8 年肺部受累史，间质性肺炎病因未明，同时伴有关节、肾脏、肺部、心脏等多脏器受累的情况，入院后考虑为自身免疫性疾病。抗合成酶综合征（ASS）是一类独特的 IIM 亚型，其发病率和死亡率通常归因于心脏损伤和肺部受累。ASS-ILD 患者在治疗中常需额外加用免疫抑制剂，在激素减量的过程中容易复发，需要规范治疗。

本案例提醒我们，在发现非特异性症状或某些指标如 ESR、CRP 等时，应保持警觉。对于不明原因的肺间质纤维化患者，应高度警惕 IIM 等自身免疫性疾病，并及时完善肌酶谱、肌炎谱、ANA 抗体谱等相关检测，避免误诊和漏诊。检验人员遇到特殊结果须主动与临床沟通，方能发挥检验最大的价值，从而使患者真正受益。

专家点评

  特发性炎症性肌病的临床谱已经从以肌无力为主要表现的疾病演变为累及多器官的全身性炎症性疾病。肌炎特异性抗体的检测有助于疾病分型与治疗方案的制定。本案例充分体现了检验科与临床沟通的重要性，通过常规检测指标 ESR、CRP、CK 等的改变，检验科积极与临床沟通，建议加做自身抗体的检测指标，对患者的疾病进行了一个精准的诊断与分型。自身免疫性疾病在心血管医院中并不少见，对于经专科诊断治疗后仍无效的特殊患者，需警惕自身免疫性疾病的病因。

参考文献

［1］ Lundberg IE，Fujimoto M，Vencovsky J，et al. Idiopathic inflammatory myopathies［J］. Nat Rev Dis Primers，2021，7（1）：86.

［2］ Huang K，Aggarwal R. Antisynthetase syndrome：A distinct disease spectrum［J］. J Scleroderma Relat Disord，2020，5（3）：178-191.

［3］ Gasparotto M，Gatto M，Saccon F，et al. Pulmonary involvement in antisynthetase syndrome［J］. Curr Opin Rheumatol，2019，31（6）：603-610.

［4］ Huang Y，Liu H，Wu C，et al. Ventricular arrhythmia predicts poor outcome in polymyositis/dermatomyositis with myocardial involvement［J］. Rheumatology（Oxford），2021，60（8）：3809-3816.

［5］ Selva-O'Callaghan A，Pinal-Fernandez I，Trallero-Araguás E，et al. Classification and management of adult inflammatory myopathies［J］. Lancet Neurol，2018，17（9）：816-828.

NT-proBNP 异常升高的 2 型 糖尿病

37

作　　者：曾晶晶[1]，邹君丽[2]（宜昌市中心人民医院，1 检验科；2 内分泌科）

点评专家：罗春华（宜昌市中心人民医院）

前　言

　　患者，女性，67 岁，汉族，乏力 1 周，恶心、呕吐 3 天。2024 年 4 月 9 日，于我院急诊科查手指血糖 24.3 mmol/L，血酮体稍高，结合血气分析结果，急诊以 "2 型糖尿病性酮症酸中毒可能" 收入我院内分泌一病区。为明确诊断，进行合理治疗，后续需进一步完善各类检查并做好鉴别诊断。

案例经过

　　患者，女，67 岁，汉族，乏力 1 周，恶心、呕吐 3 天。2024 年 4 月 9 日我院急诊科查末梢血糖 24.3 mmol/L，急诊以 "2 型糖尿病性酮症酸中毒可能" 收入我院内分泌一病区。既往患者长期服用多种保健品，具体不详。否认高血压、冠心病等病史，否认乙肝、结核等传染病病史。无吸烟史，无饮酒史，无吸毒史。既往 20 年前有子宫肌瘤手术史，5 年前有肾上腺瘤手术史外伤，无输血史，无过敏史。

　　体格检查：体温 36.6 ℃，脉搏 87 次 / 分，规则，呼吸 20 次 / 分，血压 105/50 mmHg

神志清楚，查体合作，自动体位，全身皮肤色泽正常，无皮疹，无皮下出血，皮下无水肿，全身无浅表淋巴结肿大，双肺呼吸音清晰，无啰音，心率87次/分，律齐，无杂音，腹平软，无压痛，无反跳痛，肝肋下未触及，脾肋下未触及，肠鸣音正常，四肢活动自如，四肢肌力及肌张力正常，生理反射存在，病理反射未引出。

2024年4月10日，查白细胞 23.51×10^9/L↑，中性粒细胞百分比88.9%↑，葡萄糖（GLU）21.34 mmol/L↑，C反应蛋白（CRP）279.56 mg/L↑，β-羟基丁酸0.69 mmol/L↑，血酮体稍高，结合血气分析结果，考虑2型糖尿病性酮症酸中毒，予以静脉胰岛素泵降糖补液、维持电解质平衡治疗，血糖平稳及酸中毒纠正后更换为皮下胰岛素泵强化降糖治疗，患者食纳较前好转，予以调整胰岛素剂量。心电图显示窦性心律，部分T波改变。患者入院后测血压偏低，血生化检查提示低钠、低氯，血常规及炎症指标均升高，考虑感染性休克，且氨基末端脑钠肽前体（NT-proBNP）升高，床旁心脏彩超提示轻度二尖瓣反流，白蛋白降低，适当控制液体入量，暂予以去甲肾上腺素注射液升压，哌拉西林他唑巴坦抗感染，输注人血白蛋白治疗，继续予以适当补液治疗。

综合临床表现、实验室检查以及前期治疗效果，明确了"2型糖尿病性酮症酸中毒"诊断，但同时也出现了相应的并发症，特别是心血管方面的实验室指标以及相关影像学异常。

案例分析

1. 检验案例分析

生化检查结果显示糖尿病酮症酸中毒：葡萄糖（GLU）21.34 mmol/L↑，β-羟基丁酸0.69 mmol/L↑，血酮体稍高

生化检查结果提示该患者存在明显的感染。2024年4月10日，白细胞计数（WBC）23.1×10^9/L↑，C反应蛋白（CRP）279.56 mg/L↑，白介素-6（IL-6）120.5↑，血清淀粉样蛋白（SAA）365.2↑，PCT 18.33 ng/mL；2024年4月11日，降钙素原（PCT）6.5 ng/mL↑，WBC 18.15×10^9/L↑；2024年4月12日，WBC 12.9×10^9/L↑，CRP 94.46 mg/L↑；2024年4月14日，CRP 34.38 mg/L↑，IL-6 4.58↑，PCT 0.527 ng/mL↑；2024年4月18日，WBC 8.26×10^9/L↑，CRP 6.39 mg/L↑，PCT 0.111 ng/mL↑；2024年4月22日，WBC 5.24×10^9/L，PCT 0.053 ng/mL↑。

在整个诊疗过程中对 NT-proBNP 进行了监测，结果提示患者有心衰的可能，但是临床症状和其他影像学检查不支持实验室检测结果。NT-proBNP 检测结果如下：2024 年 4 月 10 日，NT-proBNP 10881 pg/mL↑；2024 年 4 月 11 日，NT-proBNP 24628 pg/mL↑；2024 年 4 月 14 日，NT-proBNP 1633 pg/mL↑；2024 年 4 月 18 日，NT-proBNP 627 pg/mL↑；2024 年 4 月 22 日，NT-proBNP 235 pg/mL↑。

患者以 2 型糖尿病性酮症酸中毒收入内分泌科，入院检测 NT-proBNP 为 10881 pg/mL，显著上升，但其心电图显示窦性心律，部分 T 波改变，而且患者无夜间端坐呼吸、平卧位时无胸闷气促等心衰症状，故临床认为 NT-proBNP 升高考虑与严重感染有关。后续通过抗感染治疗后，NT-proBNP 逐渐趋于正常。（10881 pg/mL↑、24628 pg/mL↑、1633 pg/mL↑、627 pg/mL↑、235 pg/mL↑）。

尽管临床认为该患者 NT-proBNP 升高与严重感染有关，但笔者认为对于无已知心血管疾病且无心衰症状体征的 2 型糖尿病患者，实时监测 NT-proBNP 对进一步评估心力衰竭的潜在存在和心血管风险分层具有重要价值。本例患者，虽然没有心衰相关症状，但在长达 20 年的糖尿病病程中，已并发了多种糖尿病并发症。在评估其心血管风险时，除了心脏影像检查之外，实验室的血清标志物检查也发挥了重要作用。

2. 临床案例分析

心电图显示心律失常：2024 年 4 月 10 日，心电图显示：①窦性心律；②部分 T 波改变；2024 年 4 月 11 日，心电图显示：①窦性心律；②部分 T 波改变；③频发房室早搏；2024 年 4 月 14 日，心电图显示：①窦性心律；② QTc 间期延长；2024 年 4 月 16 日，心电图显示：正常

2024 年 4 月 11 日，患者 NT-proBNP（发光）：24 628 pg/mL↑；2024 年 4 月 11 日，胸部常规平扫 CT 检查：考虑双肺渗出，双侧胸腔积液。请心血管内科一病区会诊意见及建议：患者平时无活动后胸闷气促，现患者全身浮肿，CT 提示双侧胸腔积液，但目前患者无夜间端坐呼吸、平卧位时无胸闷气促等心衰症状，考虑 NT-proBNP 升高与严重感染有关。

为排除心力衰竭可能，进行彩色多普勒 US 检查和心脏超声检查。心脏及心功能、室壁运动组织显像彩色多普勒 US 检查（图 37.1）：主动脉瓣局部钙化。升主动脉增宽。主动脉瓣轻度反流。左室收缩功能正常、舒张功能降低。心律失常（频发性房性期前收缩）；心脏瓣膜病（轻度二尖瓣关闭不全）等。心脏超声检查提示（图 37.2）：主动脉瓣局部钙化。升主动脉增宽。主动脉瓣轻度反流。左室收缩功能正常，舒张功能降低。

申请单号：240410317021　　　　　　　　　　　　　　　　　　　　　　　影像设备：床边

姓名：		性别：	女	年龄：	67岁	检查号：	3266416
科室：	内分泌科一病区	门诊号：		床号：	26	住院号：	791846
检查项目：	床边心脏彩色多普勒US检查						

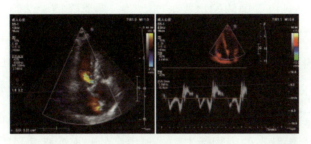

超声所见：

患者声窗差，部分切面显示不清，大体观：

大动脉关系正常；升主动脉近端管腔内未见明显异常回声。

各房室腔比例大致正常。

左室壁厚度未见明显增厚或局部变薄；运动协调。

二、三尖瓣回声未见明显异常。

心包腔内未见明显无回声区。

CDFI：二尖瓣可见少量反流信号，主动脉瓣可见微少量反流信号。

图 37.1　心脏彩色多普勒 US 检查

女心脏参数

主动脉 A0（19~33 mm）	38	心功能		项目	瓣口反流		瓣口前向	
左心房 LA（22~37 mm）	34	射血分数 EF（≥ 55%）	66		流速（m/s）	压差（mmHg）	流速（m/s）	压差（mmHg）
室间隔 IYS（≤ 11 mm）	10	缩短分数 FS ≥ 25%）	37	主动脉瓣口	3.5	48	1.5	9
左室舒张期 LYd（37~50 mm）	47	每博量 SV（mL）	82	肺动脉瓣口				
左室后壁 IVPW（≤ 11 mm）	9	心排量 COL/min	6.8	二尖瓣口				
主肺动脉 PA（14~26 mm）	22	E 峰 VmaxE	0.9	三尖瓣口				
目前心率（次 / 分）	83	A 峰 VmaxA	1.1	房水平分流	V=	m/s	压差△ P=	
		E/A	<1	室水平分流	V=	m/s	压差△ P=	
				动脉水平分流	V=	m/s	压差△ P=	

超声所见：

升主动脉内径增宽；主肺动脉正常范围：

各房室腔内径正常范围：

左室壁厚度正常范围，各节段室壁运动幅度未见明显异常。

主动脉瓣回声增粗、增强，余瓣膜回声未见明显异常；

心包腔内未见明显无回声区。

TDI：二尖瓣环运动频谱 Ea/Aa：<1。

收缩期三尖瓣环位移 TAPSE(正常 ≥ 16 mm)：25 mm。

多普勒超声：舒张期主动脉瓣下可见少量反流信号，反流面积 3.3 cm²。

超声提示：

主动脉瓣局部钙化。

升主动脉增宽。

主动脉瓣轻度反流。

左室收缩功能正常、舒张功能降低。

图 37.2　心脏超声检查结果

4月23日，患者出院。出院诊断：①2型糖尿病伴多个并发症；②肺部感染；③电解质代谢紊乱；④心律失常（频发性房性期前收缩）；⑤心脏瓣膜病（轻度二尖瓣关闭不全）等。

知识拓展

NT-proBNP 作为重要的生物标志物已被广泛用于心力衰竭的预测、早期诊断、预后评估和治疗指导等各个方面。然而，它不用于预测 2 型糖尿病（T2D）患者的心血管疾病（CVD）的风险。

相较于无 T2D 的人群，T2D 患者的 CVD 风险高出 1.5~2 倍，且 T2D 全球影响人数估计约达 4.62 亿。近日，由美国约翰霍普金斯大学、瑞典隆德大学领导的一个国际学术联盟，确定了包括氨基末端脑钠肽前体（NT-proBNP）和肌钙蛋白 -T（TnT）在内的 13 种生物标志物，这些生物标志物能提高准确预测 T2D 患者心血管疾病风险的能力。在这项对 400 多项 2 型糖尿病研究的系统回顾中，研究团队提取了 321 种生物标志物的数据，最终识别出 13 种与 T2D 患者的心血管风险显著相关的标志物。更具体地说，NT-proBNP 这一常用于监测心力衰竭状态的生物标志物，与更高的心血管疾病风险相关。一项纳入 16 000 名患者的研究发现，NT-proBNP 水平每增加一个标准差，疾病风险相应增加 64%。结合本案例和最新临床研究，NT-proBNP 作为筛查 T2D 患者心力衰竭和心血管疾病风险的工具，极具实用价值，成为后续研究的焦点。

心力衰竭在糖尿病患者中的患病率高达 22%，心血管疾病是这一人群发病和死亡的主要原因。目前，心力衰竭被定义为一种临床综合征，其症状和 / 或体征由心脏结构和 / 或功能异常引起，并由利钠肽水平升高和 / 或肺或全身充血的客观证据证实。因此，最近的实用指南建议测量利钠肽以辅助心衰筛查的确诊或排除。特别是在糖尿病患者中，建议至少每年检测一次利钠肽，以确定早期心力衰竭阶段，并实施预防过渡到症状阶段的策略。在利钠肽中，NT-proBNP 的监测具有优势，该肽是激素前脑利钠肽酶切后释放的非活性 N 端片段。血浆 NT-proBNP 浓度 <125 pg/mL 时，心力衰竭的可能性较低；而等于或高于此临界值则提示可能存在心力衰竭，建议通过超声心动图确认。通过 NT-proBNP 检测筛选出 T2D 人群中有心力衰竭风险的人，这与前几年报道的基于生物标志物的预测糖尿病和糖尿病前期人群心力衰竭风险的结果相吻合。

案例总结

本例患者以 2 型糖尿病性酮症酸中毒收入内分泌科，患者否认高血压、冠心病等病史，查 NT-proBNP（发光）：氨基末端脑钠肽前体 10881 pg/mL↑，但患者无夜间端坐呼吸、平卧位时无胸闷气促等心衰症状，通过心电图、彩色多普勒 US 检查显示患者心律失常、心脏瓣膜病，CT 提示双侧胸腔积液，肺部感染，并且通过后续抗感染治疗后，NT-proBNP 逐渐趋于正常，故临床认为 NT-proBNP 升高与严重感染有关。但是观察实验室指标发现直至患者治疗结束，出院前 NT-proBNP 指标仍然高于参考限，笔者认为对于无已知心血管疾病，无心衰症状和体征的 2 型糖尿病患者，实时监测 NT-proBNP 对进一步评估潜在的心力衰竭和心血管风险分层具有重要价值。

专家点评

这是 1 例 NT-proBNP 在监测 2 型糖尿病并发症方面表现出色的案例。作为重要的生物标志物，NT-proBNP 在心衰的诊断、筛查、危险分层、治疗等方面得到了广泛应用。然而，在指导治疗以改善患者预后以及效益方面，目前尚缺乏较为统一的意见。其中，对于糖尿病心血管疾病最大预测效用的生物标志物的研究有很多，比如 TnT、甘油三酯葡萄糖指数、C 反应蛋白、NT-proBNP 等，但需要进一步评估其潜能，这也为本研究团队未来的科研提供了明确的研究方向。

参考文献

［1］Rawshani A，Rawshani A，Gudbjörnsdottir S. Mortality and cardiovascular disease in Type 1 and type 2 diabetes ［J］. N Engl J Med，2017，377（15）：1407-1418.

［2］Pearson-Stuttard J，Bennett J，Cheng YJ，et al. Trends in predominant causes of death in individuals with and without diabetes in England from 2001 to 2018：An epidemiological analysis of linked primary care records ［J］. Lancet Diabetes Endocrinol，2021，9（3）：165-173.

［3］ GRADE Study Research Group，Nathan DM，Lachin JM，et al. Glycemia reduction in type 2 diabetes-glycemic outcomes［J］. N Engl J Med，2022，387（12）：1063-1074.

［4］ Ahmad A，Lim LL，Morieri ML，et al. Precision prognostics for cardiovascular disease in type 2 diabetes：A systematic review and meta-analysis［J］. Commun Med（Lond），2024，4（1）：11.

［5］ Dunlay SM，Givertz MM，Aguilar D，et al. Type 2 diabetes mellitus and heart failure：A scientific statement from the American Heart Association and the Heart Failure Society of America：This statement does not represent an update of the 2017 ACC/AHA/HFSA heart failure guideline update［J］. Circulation，2019，140（7）：e294-e324.

［6］ Petrie JR，Guzik TJ，Touyz RM. Diabetes，hypertension，and cardiovascular disease：Clinical insights and vascular mechanisms［J］. Can J Cardiol，2018，34：575–584.

［7］ Bozkurt B，Coats AJS，Tsutsui H，et al. Universal definition and classification of heart failure：A report of the Heart Failure Society of America，Heart Failure Association of the European Society of Cardiology，Japanese Heart Failure Society and Writing Committee of the Universal Definition of Heart Failure：Endorsed by the Canadian Heart Failure Society，Heart Failure Association of India，Cardiac Society of Australia and New Zealand，and Chinese Heart Failure Association［J］. Eur J Heart Failure，2021，23（3）：352-380.

［8］ Mueller C，McDonald K，de Boer RA，et al. Heart Failure Association of the European Society of cardiology practical guidance on the use of natriuretic peptide concentrations［J］. Eur J Heart Fail，2019，21（6）：715-731.

［9］ McDonagh TA，Metra M，Adamo M，et al. 2021 ESC guidelines for the diagnosis and treatment of acute and chronic heart failure［J］. Eur Heart J，2021，42（36）：3599-3726.

［10］ Heidenreich PA，Bozkurt B，Aguilar D，et al. 2022 AHA/ ACC/HFSA guideline for the management of heart failure：A report of the American College of Cardiology/American Heart Association joint committee on clinical practice guidelines［J］.Circulation. 2022，145（18）：e895-e1032.

［11］ Pop-Busui R，Januzzi JL，Bruemmer D，et al. Heart failure：An underappreciated complication of diabetes. A consensus report of the American Diabetes Association［J］. Diabetes Care，2022，45（7）：1670-1690.

［12］ Pandey A，Vaduganathan M，Patel KV，et al. Biomarker-based risk prediction of incident heart failure in pre-diabetes and diabetes［J］.JACCHeart Fail，2021，9（3）：215-223.

肝素诱导血小板减少症病史患者的心脏移植

38

作　　者：夏志敬[1]，刘晓辉[1]，杨佳[2]（武汉亚洲心脏病医院，1 检验医学中心；2 重症医学科）

点评专家：张真路（武汉亚洲心脏病医院）

前　言

　　肝素诱导血小板减少症（heparin-induced thrombocytopenia，HIT）是一种应用肝素后出现的由 IgG 抗体介导的血栓性疾病。HIT 发病隐蔽，常发生于肝素使用后 5~14 天。临床表现为血小板减少和血栓形成。若未经处理，致残率、致死率较高。然而，早期识别、诊断及有效干预治疗则可显著改善患者的预后。

　　心脏移植术，是终末期难治性心脏病的主要治疗手段，术中面临长时间的体外循环，而体外循环的抗凝方式目前主要依赖大剂量肝素化。对于曾有 HIT 既往史的患者，在面对需紧急外科手术时，抗凝策略的选择可能会受到可用性、成本和临床医生经验等多重因素的影响。

　　本文介绍一例具有 HIT 病史且体外循环使用肝素抗凝的心脏移植成功病例，旨在探讨临床解决方案，以期提高对应用肝素后可能出现的这一突发且灾难性的血栓并发症的认识及处理能力，特别是在需要进行外科心脏手术的情况下。

案例经过

患者，男，53 岁，间断胸闷、气促 2 年，4 天前再次发作并伴有腹胀。2 年前，患者无明显诱因开始出现胸闷、喘气等不适，活动后多见，休息后可好转。其间，患者偶有心慌，双下肢间断水肿，患者夜间偏好高枕卧位，并伴有阵发性呼吸困难。此外，患者偶有腹胀，无腹痛；偶有咳嗽、咳痰，为白痰。患者曾于当地医院就诊，诊断为扩张型心肌病，并持续服用当地医院开具的"呋塞米、螺内酯、诺欣妥"等药物至今。4 天前，患者出现胸闷、气促伴腹胀，为求进一步治疗来我院。根据 CT、CMR 及心肺功能运动试验等辅助检查结果，患者被确诊为扩张型心肌病，心肺功能差，且有心脏移植指征。患者及家属均表达了心脏移植意愿。

2022 年 4 月 21 日，患者再次入院。4 月 23 日，因患者患有扩张型心肌病，左心室肥大，心功能差，遂植入主动脉内球囊反搏（intra-aortic balloon pump，IABP）进行辅助治疗，4 月 25 日，检查发现 D- 二聚体显著升高，纤溶酶 - α2 纤溶酶抑制物复合物（PIC）1.92 μg/mL↑（0.0~0.8 μg/mL），凝血酶抗凝血酶Ⅲ复合物（TAT）18.47 ng/mL↑（0.0~4.0 ng/mL），警惕有内脏器官栓塞及深静脉血栓形成。

4 月 29 日，D- 二聚体持续升高，下肢血管超声提示右侧下肢动脉血流微弱，考虑长期使用 IABP 辅助，警惕导致下肢缺血的可能性，因此需密切观察下肢末梢血运情况。同时，患者的血小板计数持续下降，查 HIT 抗体 4.0 U/L↑（正常值为 0.0~1.0 U/L），提示可能存在肝素诱导性血小板减少症，遂停用肝素，改用阿加曲班进行抗凝治疗。

5 月 4 日，复查大血管增强 CT 显示：肝动脉多处多发血栓；脾动脉远端多发血栓；肝动脉与肠系膜上动脉侧支血管近端血栓；肠系膜上动脉的左侧分支血栓；双肾动脉远端血栓；双肾及脾脏多发梗死；主动脉粥样硬化；升主动脉增宽；扩张型心肌病。随后，拔除 IABP。拟行心脏移植术。

术前，患者 HIT 抗体阳性，停用肝素替换阿加曲班抗凝，使用丙球冲击治疗后，复查 HIT 抗体 0.1 U/L（-）。拟定于 5 月 12 日进行手术，当日成功实施了心脏移植术及心脏表面临时起搏器安置术。术后复查 HIT 抗体 1.6 U/L↑（+），因此继续禁用肝素。

5 月 13 日，患者术后循环稳定，引流量不多，内环境稳定，顺利脱机拔管。5 月 16 日，患者转入普通病房进行心功能维护，并给予患者免疫抑制剂、激素，同时对患者进行抗血小板聚集、调脂稳定斑块、抑酸护胃等对症治疗。6 月 11 日，患者出院。1 个月后随访，患者术后规律药物治疗，无其他移植排斥反应、无新发血栓事件。

患者治疗过程中的辅助检查结果如下。

心脏彩超提示：全心扩大，室间隔、左室壁运动幅度普遍明显降低，主动脉瓣轻度反流，二尖瓣轻-中度反流，三尖瓣重度反流，左心收缩功能明显降低（图38.1）。

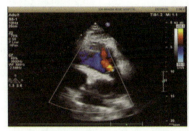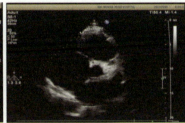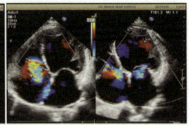

图38.1 心脏彩超影像学结果

心肌静息灌注成像提示：左室心肌未见血流灌注降低。延迟心肌活性成像提示：基底部左室间壁肌壁间心肌纤维化。

CT提示：①颈、脑动脉粥样硬化。颈椎骨质增生。②主动脉粥样硬化。升主动脉增宽。双肺上叶肺小泡。左肾囊肿。③冠状动脉未见斑块及狭窄性病变。左前降支中段心肌桥。全心扩大。主肺动脉干增宽。颅脑CT平扫未见异常。

心脏核磁提示：①左室扩张型心肌病伴基底部左室间壁肌壁间心肌纤维化；②左室、右室舒张功能、收缩功能明显降低；③肺动脉高压。

心肺功能运动试验：①肺通气功能正常，小气道功能正常；②心功能中度降低；心肺运动耐量中度降低；③运动期未见心肌缺血表现；运动试验：阴性；④心力衰竭患者诊断和预后分层：高危。

实验室检查：患者心脏移植术前与术后血小板计数、D-二聚体的动态变化如图38.2所示。

案例分析

1. 检验案例分析

一般性检查结果中，血常规指标显示血小板计数（PLT）在4月21日至29日从$196 \times 10^9/L$下降至$62 \times 10^9/L$↓，D-二聚体从2.161 μg/mL↑上升至29.603 μg/mL↑。4月23日，患者因病情恶化，植入IABP辅助治疗，同时使用肝素进行抗凝治疗。4月25日，纤溶酶-α2纤溶酶抑制物复合物（PIC）1.92 μg/mL↑，凝血酶-抗凝血酶复合物

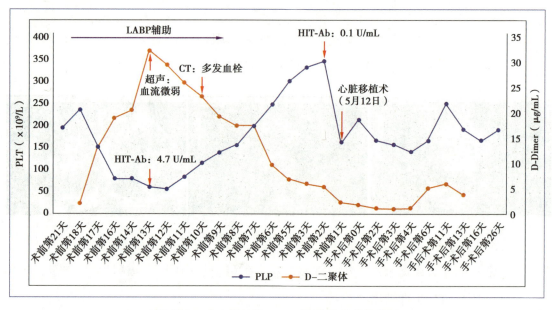

图 38.2　血小板计数、D- 二聚体的动态趋势图

（TAT）18.47 ng/mL↑。当 TAT/PIC 的比值约为 5 ∶ 1 时，凝血和纤溶处于较平衡状态；TAT/PIC>5 ∶ 1 时，提示凝血系统占优，机体易形成血栓；TAT/PIC<5 ∶ 1，提示机体存在纤溶亢进，易发出血。同时，该患者 D- 二聚体的结果也是一个持续上升的过程。因此，怀疑该患者为疑似 HIT。为明确诊断，完善检查结果如下。

HIT 的诊断标准满足以下 3 个标准：①肝素持续使用或近期有应用史。②血小板计数下降≥ 30%，伴或不伴新发血栓。③ HIT-Ab ≥ 4.0 U/mL。如 HIT-Ab 结果处于 1.0~3.9 U/mL 范围内，则判断为可疑 HIT，建议 3 天后复查。

4 月 29 日，该患者查 HIT-Ab 4.7 U/mL↑，与临床沟通后建议停用肝素替换阿加曲班进行抗凝治疗。5 月 4 日，查 HIT-Ab 4.1 U/mL↑。5 月 7 日，HIT-Ab 1.3 U/mL↑，判断为可疑 HIT，3 天后（5 月 10 日）复查 HIT-Ab 0.1 U/mL。依据 HIT 诊断相关的 4Ts 评分表（表 38.1），该患者评估评分总计为 6 分。

表 38.1　HIT 诊断相关的 4Ts 评分表

评估要素	2 分	1 分	0 分
血小板减少的数量特征	同时具备下列两者： （1）血小板减少 >50% （2）最低值 >20×10⁹/L	具备下列两者之一： （1）血小板减少 30%~50% （2）最低值处于（10~19）×10⁹/L 间	具备下列两者之一： （1）血小板减少不超过 30% （2）最低值 <10×10⁹/L 使用肝素 <5 d（近期未接触肝素）

续表

评估要素	2分	1分	0分
血小板计数减少的时间特征	具备下列两者之一 （1）使用肝素 5~10 d （2）再次接触肝素 ≤ 1 d（在过去 30 d 内曾接触肝素）	具备下列两者之一 （1）使用肝素 >10 d （2）使用肝素 ≤ 1 d（在过去 30~100 d 曾接触肝素）	使用肝素 <5 d（近期未接触肝素）
血栓形成的类型	新形成的静、动脉血栓；皮肤坏死；肝素负荷剂量后的急性全身反应	进展性或再发生的血栓形成，皮肤红斑；尚未证明的疑似血栓形成	无
其他导致血小板减少症的原因	没有	可能有	确定有

注：肝素接触的首日为 0 d。6~8 分：高度怀疑；4~5 分：中度怀疑；0~3 分：低度怀疑。

患者拟定于 5 月 12 日接受心脏移植术及心脏表面临时起搏器安置术。临床咨询检验科，该患者术前存在 HIT 病史，是否可以做心脏移植手术？术前、术中及术后的抗凝方案应该如何选择？检验科逐一做出如下回复。

（1）术前：患者近期有 HIT 病史是否可以做心脏移植？

根据美国血液学学会（American Society Hematolog，ASH）静脉血栓栓塞管理指南中肝素诱导血小板减少症部分指出：

①对于需要接受心脏外科手术的急性 HIT 或亚急性 HIT A 患者，ASH 指南小组认为：如果可行，同意延迟外科手术直到患者转为亚急性 HIT 或既往 HIT；

②如果延迟手术不可行，ASH 指南小组建议采取其中一项措施：手术中使用比伐卢定抗凝治疗，手术前和 / 或手术中血浆置换后于术中给予肝素，或手术中联合给予肝素和强效的抗血小板药物（比如，前列环素类似物或替罗非班）；

③对于需要心血管外科手术的亚急性 HITB 或既往 HIT 患者，ASH 指南小组建议手术中使用肝素进行抗凝治疗，而不是使用非肝素抗凝剂或血浆置换和肝素或肝素联合抗血小板药物。

本案例中，患者全心扩大，心功能极差，虽然近期有 HIT 病史，经过多方面考虑，临床评估可进行手术，加强术中对血小板、D- 二聚体、抗凝血酶的监测，避免血栓高发风险。

（2）术中：患者体外循环过程中应采取何种抗凝方式？

考虑到患者近期有 HIT 病史，检验科拟定以下抗凝方案：①直接肝素，术后使用阿加曲班抗凝；②术中使用直接凝血酶抑制剂（DTI）；③术前血浆置换，术中肝素，术后阿加曲班；④术前 IVIG+ 替罗非班？⑤术后阿加曲班。

（3）术中：抗凝如何监测？

①血常规检查旨在明确血小板计数的动态变化，以便早期识别和发现 HIT（需注意，术中若 HIT 呈阳性，术后经鱼精蛋白中和后，HIT 可下降至阴性）。

②肝素 2 项（肝素和 anti-Xa）检测旨在确定术中的肝素用量和术后肝素中和的效果。

③ D- 二聚体检测则用于监测血栓形成的风险成程度，以决定术后的抗凝策略。

监测频率方面，术中（转机后）应每 30 分钟监测 1 次。

（4）术后：抗凝如何管理？

术后 24 小时内，血小板计数、AT、anti-Xa、D- 二聚体的监测频率应设置为每 4 小时 1 次。同时，加强 HIT-Ab 的监测。术后该患者的 HIT-Ab 达到 1.60 U/L，经鱼精蛋白中和后，抗体水平下降。此外，术后使用阿加曲班进行抗凝治疗，以预防血栓事件发生。

2. 临床案例分析

该患者术前 HIT-Ab 值为 0.1 U/mL，临床评估后认为无须进行血浆置换。在心脏移植术中，使用比伐卢定作为抗凝剂存在较高的出血风险，且缺乏直接逆转剂。而大剂量静脉注射免疫球蛋白（IVIG）能通过可预测的、剂量依赖性的方式抑制 HIT-Ab 诱导的血小板活化，其作用通常可以持续数天。经过多方考虑，决定术前使用丙种球蛋白进行冲击治疗，术中使用肝素抗凝，并加强对血小板、D- 二聚体、抗凝血酶的监测，考虑到患者近期有 HIT 病史，术后使用阿加曲班防止血栓事件发生。最终治疗方案确定为：术前 IVIG+ 术中肝素 + 术后阿加曲班。

知识拓展

血小板计数减少原因的鉴别诊断

血小板计数减少并无特异性，且其成因众多。例如，替罗非班诱导的血小板减少：在 24 小时内出现重度血小板计数降低（大多数 $<15 \times 10^9$/L），替罗非班诱导血小板减少常呈"断崖式"，严重时用药 24 小时后血小板计数 $<10 \times 10^9$/L。停用替罗非班后，血小板计数会逐渐回升。相比之下，肝素诱导的血小板减少症（HIT）的血小板计数下降呈缓慢下降趋势，很少出现血小板计数绝对值低于 10×10^9/L。此外，抗生素（如舒普深等）、

有创操作（如体外循环、主动脉内球囊反搏、体外膜氧合、血液透析或超滤肾替代治疗等）、严重的感染（如脓毒血症）以及外科手术后的应激反应也可能导致血小板减少。为鉴别血小板减少的原因并排除 HIT 可能，采取 HIT-Ab 筛查是鉴别血小板减少原因和排除 HIT 最简便有效的手段。

（1）心外科手术创伤。通常，术后第 2 天血小板计数会降至最低值，第 3 天起开始回升；当出现不明原因血小板计数持续偏低时，应警惕 HIT。对于主动脉球囊反搏植入（IABP）患者，启用 IABP 后血小板计数可能会持续下降。鉴于多数患者使用肝素抗凝，建议在 IABP 使用 4 天后，若出现血小板计数下降或 D- 二聚体、TAT 持续升高，应进行 HIT-Ab 筛查，以排除 HIT，从而避免不必要的抗凝药物类型的更换。在体外膜肺氧合（ECMO）辅助治疗中，血小板计数持续偏低，且患者同时使用肝素抗凝，这使得鉴别血小板降低是机械性因素还是免疫性因素变得困难。因此，应警惕 ECMO 合并 HIT 情况，及时评估并更换抗凝剂。建议所有 ECMO 患者在出现管道堵塞时，或在术前和术后第 3 天动态检测 HIT-Ab。

（2）脓毒血症。由于革兰氏阴性菌或真菌感染引起的脓毒血症患者本身处于促凝状态，且可能合并 HIT。需注意的是，细菌性感染可能会导致 HIT 抗体假阳性，因此建议动态观察。治疗时，应以抗菌治疗为主，并给予低度抗凝以预防新发血栓的形成。

（3）弥漫性血管内凝血（disseminated intravascular coagulation，DIC）。DIC 早期的高凝状态很难与 HIT 鉴别。DIC 会导致凝血酶原时间（PT）和活化部分凝血酶时间（APTT）延长，而 HIT 抗体是最佳鉴别手段。不排除 DIC 合并 HIT 的可能性。

（4）血栓性血小板减少性紫癜（thrombotic thrombocytopenic purpura，TTP）。TTP 是一种累及全身多器官系统的微血管血栓出血综合征，发病率约为 3.7/100 万，主要临床特征包括微血管病性溶血贫血，主要发病机制是体内血管性血友病因子裂解蛋白酶（ADAMTS13）活性下降，导致微血管内血管性血友病因子（VWF）剪切障碍，引起超大分子 VWF 多聚集黏附血小板增加，形成富血小板微血栓形成。TPP 的主要临床表现以皮肤、黏膜出血为主（这是与 HIT 的主要鉴别点之一，HIT 出血少见），伴有轻中度贫血、血小板减少和外周血破碎红细胞增加，ADAMTS13 活性 <10%（正常范围为 55%~170%，妊娠、肝硬化、尿毒症、炎症、DIC 等情况下均可能显著降低，但一般大于 10%），且 Coombs 试验呈阴性。

（5）特发性血小板减少性紫癜（idiopathic thrombocytopenic purpura，ITP）。ITP 是一种临床排除性诊断。ITP 是一种获得性自身免疫性出血性疾病。其临床表现以皮肤黏膜出血为主，且出血风险随年龄增长而增加。值得注意的是，部分患者仅有血小板减少而没有出血症状。60 岁以上老年人是该病的高发群体。ITP 的主要发病机制在于患者对自身抗原的免疫失耐受，导致免疫介导的血小板破坏增多及巨核细胞产生血小板不足。实验室检查主要包括单克隆抗特异性俘获血小板抗原试验（MAIPA 法），用于检测抗原特异性自身抗体（以鉴别免疫性和非免疫性血小板减少）和血小板生成素（TPO）检测（TPO 增高提示血小板生成减少，正常则提示血小板破坏增加）。ITP 患者的血小板计数减少，病程通常较长。

案例总结

本例患者在具有 HIT 病史的情况下，面临紧急心脏手术的选择，临床在治疗方式上遇到了困难。此时，检验工作不仅仅是发出结果那么简单，更应侧重于协助临床分析检验指标的意义。双方精诚合作，检验科需为临床做好全方位的服务，利用高质量的沟通，与临床团队共同努力，为患者做出合理的诊断和最理想的治疗方案。

专家点评

肝素诱导的血小板减少症（HIT）是一种严重的、由抗体介导的肝素不良反应，表现为患者在应用肝素一段时间后血小板显著减少和 / 或合并严重的静、动脉血栓形成。因此，及时识别 HIT 对于临床进行有效干预，避免不良临床结局具有重要意义。本例患者因心脏功能极差，需行心脏移植手术，但近期有 HIT 史，不能遵循常规心外科手术所使用的肝素化流程。在此关键时刻，检验科能够在临床团队感到困惑时，有理有据地提出相应解决方案，并成功帮助患者安全完成手术并度过围术期，实属难能可贵！我们未来的检验正需要这样的品质和能力。

参考文献

［1］ Cuker A，Arepally GM，Chong BH，et al. American Society of Hematology 2018 guidelines for management of venous thromboembolism：Heparin-induced thrombocytopenia［J］. Blood Adv，2018，2（22）：3360-3392.

［2］ Rehfeldt KH，Barbara DW. Cardiopulmonary bypass without heparin［J］. Semin Cardiothorac Vasc Anesth，2016，20（1）：40-51.

［3］ Follis F，Schmidt CA. Cardiopulmonary bypass in patients with heparin-induced thrombocytopenia and thrombosis［J］. Ann Thorac Surg，2000，70（6）：2173-2181.

［4］ Pishko AM，Cuker A. Heparin-induced thrombocytopenia in cardiac surgery patients［J］. Semin Thromb Hemost，2017，43（7）：691-698.

［5］ 中国医师协会心血管内科医师分会血栓防治专业委员会，《中华医学杂志》编辑委员会. 肝素诱导的血小板减少症中国专家共识（2017）［J］. 中华医学杂志，2018，98（6）：408-417.

［6］ Carlson DS，Bartholomew JR，Gomes MP，et al. Outcomes of cardiovascular surgery utilizing heparin versus direct thrombin inhibitors in cardiopulmonary bypass in patients with previously diagnosed HIT［J］. Thromb Haemost，2020，120（2）：300-305.

［7］ Koster A，Nazy I，Birschmann IE，et al. High-dose IVIG plus cangrelor platelet "anesthesia" during urgent heparin-CPB in a patient with recent SRA-negative HIT-thrombosis with persisting platelet-activating antibodies［J］. Res Pract Thromb Haemost，2020，4（6）：1060-1064.

心肾综合征

39

作　　者：陈希[1]，王雨妃[2]（北部战区总医院，1 检验医学中心；2 先心内科）

点评专家：刘静（北部战区总医院）

前　言

　　心肾综合征（cardiorenal syndrome，CRS）是指心血管疾病和肾脏疾病进展过程中两者相互影响的综合征。任何一方都会导致和加重另外一方的进展，存在恶性循环的临床状况。近年来，CRS 领域取得了诸多进展，国外 CRS 专家共识也进行了更新。然而，中国 CRS 的临床诊疗中还存在许多挑战，主要表现为：临床医师的认识不足，导致 CRS 诊断率偏低；CRS 治疗缺乏规范性；针对中国患者的 CRS 临床研究相对匮乏。炎症状态是 CRS 发生进展的重要病理生理学基础，其指标监测对于患者的诊疗以及预后判断具有重要意义。血清糖类抗原 125（CA125）水平也可反映心衰患者的炎症状态。本病例即为一例典型，患者因胸闷、气短 2 月余入院，已确诊先心病十余年，近一年又诊断出 IgA 肾病。

案例经过

　　患者，女，35 岁，主因"胸闷、气短 2 月余"入院。患者 10 余年前产检时行心脏超声提示"先天性心脏病，室间隔缺损"，但未予重视，未系统诊治。2023 年 12 月于中国医科大学附属第一医院进行肾活检，确诊为"IgA 肾病"。2 月余前患者出现胸闷、气短，间断心悸，活动耐力差，咳嗽，无痰，伴双足浮肿，夜间偶有憋醒。入院后反复发热，夜间腿有抽搐，无紫绀、咯血，无腹痛、腹泻。患者精神欠佳，乏力，食欲差，睡眠差，体重无明显变化，排尿正常，大便正常。患者被收治于先心内科。

入院后查体结果显示：体温最高达 39 ℃，脉搏 118 次 / 分，呼吸 25 次 / 分，血压 103/69 mmHg，体重 43.5 kg。专科检查情况如下：视诊，口唇无紫绀，颈静脉无怒张，未见颈静脉搏动，肝颈静脉回流征阴性。心前区无隆起，未见杵状指（趾）。触诊，可触及震颤，无心包摩擦感。叩诊，心浊音界向左下扩大。听诊，心率 118 次 / 分，律齐，胸骨左缘第 3、4 肋间可闻及 4/6 级收缩期杂音，肺动脉瓣区第二音正常。

实验室检查数据异常如下所述。

凝血功能检查提示：凝血酶原时间（PT）13.4 s↑，凝血酶原活动度（PTA）69.2%↓，D- 二聚体（D-D）4.50 mg/L FEU↑，纤维蛋白降解产物（FDP）47.62 μg/mL↑，抗凝血酶Ⅲ（ATⅢ）73%↓，血浆蛋白 C 活性（PC）38.9%↓，血浆蛋白 S 活性（PS）119.8%↑，余无异常。

血常规结果提示：白细胞计数（WBC）19.4×10^9/L↑，中性粒细胞百分比（NEUT%）87.5%↑，血红蛋白（Hb）70 g/L↓，血小板计数（PLT）26×10^9/L，C 反应蛋白（CRP）60.37 mg/L↑，余无异常。

血生化结果提示：氨基末端脑钠肽前体（NT-proBNP）7103 pg/mL↑，高敏心肌肌钙蛋白 T（hs-TnT）52 ng/L，C 反应蛋白（CRP）79.3 mg/L↑，肌酐（Cr）103.11 μmol/L↑，白蛋白（ALB）20.9 g/L↓，计算肌酐清除率为 51.22 μmol/L，余无异常。

尿液分析结果提示：隐血（ERY）3+↑，蛋白质（PRO）2+↑，尿微量白蛋白（MALB）957.5 mg/L↑，尿微量白蛋白 / 尿肌酐（ACR）1166.26 mg/g↑，余无异常。

血培养结果提示：初检为血液链球菌，药敏提示万古霉素敏感。

肿瘤筛查结果提示：糖类抗原 125（CA125）143.62 U/mL↑，神经元特异性烯醇化酶（NSE）26.88 ng/mL↑，余无异常。

心电图结果显示：窦性心动过速，电轴右偏，T 波轻度改变。

心脏大血管 CTA 结果显示：①先天性心脏病：室间隔缺损（围膜部 1.35 cm×1.68 cm），右室流出道狭窄，肺动脉干扩张（与升主动脉直径之比约为 1 ∶ 1）。②考虑肺动脉瓣血栓或赘生物形成，建议结合临床。③双肺炎症，建议治疗后短期复查。④心包少量积液。

骨髓穿刺结果显示：骨髓有核细胞增生活跃，粒细胞比例正常，少数幼粒细胞巨幼样变，可见细胞分类相。红系细胞比例正常，可见细胞分裂相。成熟红细胞大小相等。淋巴细胞、单核细胞形态未见异常。全片共见巨核细胞超过 100 个，血小板少见。外周血白细胞分类中性分叶核细胞比例增高。

患者右室流出道存在占位性病变，考虑血栓、赘生物可能，且体温达 38.5 ℃，血培养回报血液链球菌感染，进一步提示感染性心内膜炎可能。患者血清 D- 二聚体进行性增高，血小板持续重度降低，应用抗凝药物后出血风险难以控制，请心外科、血液病科、肾脏病科等专家共同会诊，以指导用药；心外科会诊建议患者继续抗感染治疗，但鉴于患者中度贫血及血小板持续重度降低，存在外科手术禁忌证。肾脏病科会诊认为患者 IgA 肾病诊断明确，且中度贫血及血小板持续重度降低可能与重症感染相关，应继续对症控制感染；免疫抑制剂可能导致血小板减少，应暂时停用免疫抑制剂，待感染治愈后酌情调整免疫抑制剂的使用。呼吸内科会诊指出，患者间断发热，但炎症指标较前好转，可继续抗感染治疗。

在治疗上，给予患者利尿剂以减轻心脏负荷。患者入院前规律口服吗替麦考酚酯分散片及硫酸羟氯喹片，但血红蛋白及血小板计数极低，不排除是以上药物所致。因此停用原药，改用益肾化湿颗粒保肾，厄贝沙坦片降尿蛋白，以及安肽素升血小板。根据血培养药敏结果，加用万古霉素（500 mg，q12h，静脉泵入）。监测结果显示，万古霉素血药浓度（谷值）为 13.5 mg/L，但患者仍间断高热，故将美罗培南剂量由 0.5 g 上调至 1.0 g，每 8 小时静脉输液 1 次。针对患者中度贫血情况，根据会诊意见为患者输注悬浮红细胞（1 U）。治疗过程中，降钙素原（PCT）、血红蛋白（Hb）、血小板计数（PLT）、D- 二聚体（D-D）等变化趋势见图 39.1—图 39.4。

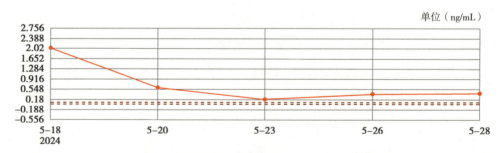

图 39.1　治疗过程中降钙素原（PCT）变化趋势

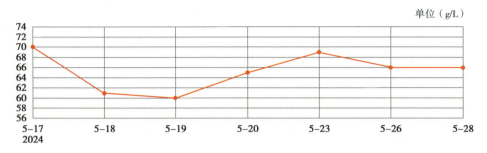

图 39.2　治疗过程中血红蛋白（Hb）变化趋势

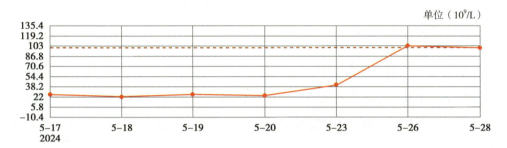

图 39.3　治疗过程中血小板计数（PLT）变化趋势

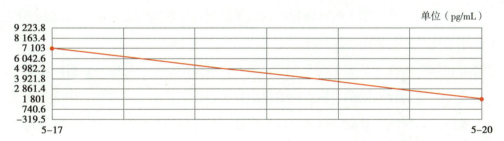

图 39.4　治疗过程中氨基末端脑钠肽前体（NT-proBNP）变化趋势

案例分析

1.检验案例分析

患者为青年女性，先心病十余年，IgA 肾病一年余，胸闷、气短 2 月余。经诊断，患者为充血性心力衰竭，心功能 Ⅲ 级，治疗过程中氨基末端脑钠肽前体（NT-proBNP）、高敏肌钙蛋白（hs-TnT）指标均有所下降。同时，患者 IgA 肾病诊断明确，鉴于免疫抑制剂的使用可导致血小板减少，故暂时停用，并需动态监测血、尿常规，肝、肾功能等指标。

随后，还需动态监测感染指标，酌情调整免疫抑制剂。血培养血液链球菌感染，予万古霉素加美罗培南进行抗感染治疗。

关于心肾综合征进展与预后的评估，主要包括以下几方面：心肌损伤与心肌纤维化方面，需动态监测 cTnT 或 cTnI 等心肌损伤标志物变化；肾功能进展方面，需动态监测或定期检测血肌酐、血胱抑素 C 及估算肾小球滤过率，定期检查尿常规、尿微量白蛋白、24小时尿蛋白定量；炎症状态方面，需动态监测或定期检测 C 反应蛋白以及降钙素原等炎症因子。

2. 临床案例分析

患者青年女性，先心病十余年，IgA 肾病一年余，胸闷、气短 2 月余，感染较重，合并肾脏、血液、呼吸等多系统疾病，对症输注白蛋白改善低蛋白血症、输注红细胞改善贫血。同时，进行了骨髓穿刺，以排除血液系统肿瘤，并给予患者抗感染治疗，请心外科、血液病科、肾脏病科专家共同会诊指导用药。

针对该患者主要诊治思路如下。

①患者血小板极低，使用抗凝药物后出血风险极高，明确贫血及血小板降低原因后，动态复查相关化验后酌情抗凝。

②患者血培养阳性，对症予美罗培南联合万古霉素抗感染，化验炎症指标较前好转。

③患者 IgA 肾病诊断明确。检查结果提示患者存在严重低蛋白血症，中度贫血及血小板持续重度降低，应继续对症控制感染，免疫抑制剂可导致血小板减少，暂时停用，待患者感染治愈后酌情调整免疫抑制剂的使用。

④患者骨髓穿刺结果不支持白血病等原发于骨髓的血液病。随时观察病情变化，必要时输注红细胞悬液。

知识拓展

1. 心肾综合征的分型

根据 2008 年急性透析质量倡议（ADQI）发布的共识，心肾综合征（cardiorenal syndrome，CRS）可以分为以下五种类型：1 型（急性心肾综合征）、2 型（慢性心肾综合征）、3 型（急性肾心综合征）、4 型（慢性肾心综合征）以及 5 型（继发性心肾综合征），具体见表 39.1。

表 39.1　心肾综合征的分型

分型	全称	描述	举例
1 型	急性心肾综合征	急性心力衰竭导致肾功能障碍	心源性休克或急性心力衰竭引起 AKI
2 型	慢性心肾综合征	慢性心力衰竭导致肾功能障碍	慢性心力衰竭引起慢性肾衰竭
3 型	急性肾心综合征	AKI 导致心功能障碍	AKI 引起急性心力衰竭
4 型	慢性肾心综合征	慢性肾衰竭导致心脏疾病	慢性肾衰竭引起的心肌病变和慢性心力衰竭
5 型	继发性心肾综合征	系统性疾病同时导致心脏和肾脏功能障碍	脓毒症、淀粉样变性等引起的 AKI、慢性心力衰竭和急、慢性肾衰竭

2. 充血性心力衰竭与慢性肾脏病的关系

大约四分之一的慢性肾病患者会出现充血性心力衰竭。充血性心力衰竭最常见的病因是缺血性心脏病。随着患者肾功能的恶化，充血性心力衰竭的患病率会大大增加，在终末期肾病中，患病率可达 65%~70%。越来越多的证据表明，慢性肾病本身是严重心脏损害的主要原因，相反，充血性心力衰竭是进行性慢性肾病的主要原因。未得到控制的充血性心力衰竭通常与肾功能的快速下降有关，充分控制充血性心力衰竭可以预防这种情况，反之亦然，治疗慢性肾病可以预防充血性心力衰竭。

案例总结

心脏病与肾病之间有很多重要的双向相互作用，可诱发彼此的急性或慢性功能障碍。建议根据纽约心脏协会（NYHA）心功能分级评估患者心功能状态。此外，心肾综合征（CRS）的评估还包括心功能状态与心肌损伤评估、肾功能状态与肾损伤程度评估、容量评估、炎症状态评估、并发症评估、病情进展及预后评估。实验室的辅助检查结果与其的动态变化，均对心肾综合征的诊疗与预后有重要的意义。

专家点评

心肾综合征是指当心脏和肾脏中某一器官发生了急、慢性功能异常，从而导致另一器官急、慢性功能异常的综合征，且患者发病率和病死率高，而炎症状态下的心肾综合征常表明疾病的快速进展，预后不良。本案例通过大量检验结果及其动态变化作为证据与依据，为临床诊疗提供了决策依据，各学科之间相互交叉渗透，各学科医师也应加强沟通交流，协同合作，共同提升疾病的诊断率，促进学科进步。

参考文献

［1］ Ronco C，McCullough P，Anker SD，et al. Cardio-renal syndromes：Report from the consensus conference of the acute dialysis quality initiative［J］. Eur Heart J，2010，31（6）：703-711.

［2］ Jentzer JC，Bihorac A，Brusca SB，et al. Contemporary management of severe acute kidney injury and refractory cardiorenal syndrome：JACC Council perspectives［J］. J Am Coll Cardiol，2020，76（9）：1084-1101.

［3］ Miñana G，Núñez J，Sanchis J，et al. CA125 and immunoinflammatory activity in acute heart failure［J］. Int J Cardiol，2010，145（3）：547-548.

［4］ Damman K，Valente MA，Voors AA，et al. Renal impairment，worsening renal function，and outcome in patients with heart failure：An updated meta-analysis［J］. Eur Heart J，2014，35（7）：455-469.

［5］ Minami Y，Kajimoto K，Sato N，et al. Effect of elevated C-reactive protein level at discharge on long-term outcome in patients hospitalized for acute heart failure［J］. Am J Cardiol，2018，121（8）：961-968.

带状疱疹后神经痛并发肺血栓栓塞

40

作　者：骆宁[1]，任成茵[2]（新疆医科大学第四附属医院，1 检验科；2 皮肤科）

点评专家：刘玉梅（新疆医科大学第四附属医院）

前　言

　　带状疱疹是一种感染性皮肤病，由长期潜伏在脊髓神经后根神经节或颅神经节内的水痘 - 带状疱疹病毒经再激活引发。带状疱疹后神经痛（postherpetic neuralgia，PHN）是指带状疱疹皮损已完全愈合后，在原疱疹累及的神经分布区持续 1 个月及以上的疼痛。肺血栓栓塞症（pulmonary thromboembolism，PTE）是一种临床上较常见的起病急、致死率高的疾病。目前国内外关于带状疱疹性神经痛并发肺栓塞的报道极少。因此，加深对该病的认识，并及时采取有效预防、救治措施，能有效减少不良后果的发生。

案例经过

　　患者，女，73 岁，汉族，以"左面颈部红斑水疱伴疼痛 1 月"就诊，门诊以"带状疱疹性神经痛"收治入院。患者自述 1 月前无明显诱因，左面颈部出现大致带状分布的水肿性红斑，其上可见针尖至米粒大小的簇集水疱，沿神经带分布，伴阵发性针扎样疼痛。曾就诊于社区医院，确诊为带状疱疹，经系统治疗，红斑、水疱消退，但疼痛仍严重影响生活，遂收治入皮肤科。既往有腔隙性脑梗死、动脉粥样硬化及高脂血症病史。

体格检查：体温 36.7 ℃，脉搏 67 次 / 分，呼吸 18 次 / 分，血压 118/71 mmHg。神志清，精神欠佳，饮食睡眠差。口唇爪甲无紫绀，咽部无充血，胸廓对称，触觉语颤对称，叩诊呈清音，双肺呼吸音低，未闻及明显干湿啰音。专科检查：左耳至下颌有暗褐色斑疹，沿单侧神经呈带状分布，未过躯干正中线。

入院治疗：口服普瑞巴林胶囊与盐酸曲马多进行止痛，口服甲钴胺片营养神经。此外，疼痛科实施神经阻滞治疗，口服右佐匹克隆片改善睡眠，营养科提供营养支持。同时辅以中药口服、针灸、光疗等综合治疗措施。

检验检查：入院时 D- 二聚体 11.48 μg/mL，隔日复查 16.55 μg/mL，第 4 日复查 28.52 μg/mL，呈进行性上升趋势。心电图提示：窦性心律，正常范围心电图。

影像学相关检查：心脏超声提示主动脉硬化、瓣钙化，EF 62%。肺部 CT 未见明显异常。双下肢血管超声提示双下肢股总动脉、股浅动脉、腘动脉、胫后动脉粥样硬化伴斑块形成，双下肢股总静脉、股浅静脉、腘静脉、胫后静脉血流通畅，未见明显阻塞。肺动脉 CTA（图 40.1）提示双肺动脉各段分支动脉内多发肺动脉栓塞。左肺动脉干、左肺下叶前内基底段、右肺上叶尖段、后段、中叶、下叶肺动脉各段分支动脉内多发条状低密度充盈缺损，部分分支完全栓塞。

明确诊断为肺血栓栓塞后，患者转入呼吸重症监护室，接受低分子肝素钙注射液治疗（0.4 mL，q12h），同时使用泮托拉唑抑制胃酸、保护胃黏膜，预防应激性胃黏膜反应，

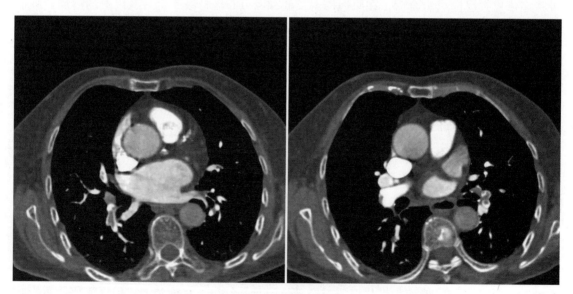

图 40.1　肺动脉 CTA 图像（左图为右侧栓塞，右图为左侧栓塞）

其余治疗与入院时保持一致。

在接受低分子肝素钙注射液治疗后，患者次日复查 D- 二聚体水平为 20.23 μg/mL，第三日复查时，该数值已降至 7.03 μg/mL。47 天后复查，D- 二聚体降至 0.29 μg/mL，其余各项指标均较前明显改善。据此，调整抗凝治疗方案为口服利伐沙班 15 mg，一天两次，并规律监测凝血功能、D- 二聚体等相关指标。

复查检验检查结果如下。

D- 二聚体 0.29 μg/mL，双下肢血管超声：双下肢股总静脉、股浅静脉、腘静脉、胫后静脉血流通畅，未见明显阻塞。肺动脉 CTA（图 40.2）：双肺动脉各段分支动脉内多发肺动脉栓塞较前已吸收，请结合临床。

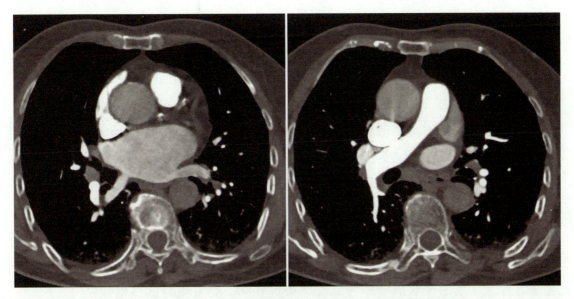

图 40.2 肺动脉 CTA 图像（左图展示右侧吸收，右图展示左侧吸收）

案例分析

1. 检验案例分析

对于老年患者，临床上通常会进行静脉血栓风险评估，对于中高危患者进一步完善 D- 二聚体检测是临床上的常规措施。D- 二聚体是纤维蛋白单体与激活因子Ⅷ结合，而后在纤溶酶催化作用下水解生成的降解产物，它是一种纤溶过程特异性的标志物。D- 二聚体主要体现了纤维蛋白的溶解作用。当体内继发性溶解功能亢进时，D- 二聚体数值往往会增高，这提示与血栓性疾病有关。虽然 D- 二聚体的特异性较差，感染、肿瘤、心肌梗死、肺栓塞、静脉血栓形成、外科手术等多种情况均可导致其水平升高，进而使得其阳性预测值较低，但 D- 二聚体对血栓有较高的敏感性，敏感度为 92.00%~100.00%，具有较高的阴性预测值。该患者入院时 D- 二聚体水平为 11.48 $\mu g/mL$，隔日复查升至 16.55 $\mu g/mL$，第四日复查已达到 28.52 $\mu g/mL$，呈进行性上升趋势。而动脉血气分析、血浆肌钙蛋白、氨基末端脑钠肽前体检测均未见异常，D- 二聚体的进行性升高为该患者临床上发现肺栓塞的唯一线索。在患者明确诊断肺栓塞并开始系统抗凝治疗后 D- 二聚体逐渐恢复到正常水平，这充分体现了 D- 二聚体在血栓风险监测中的重要作用。

2. 临床案例分析

带状疱疹（herpes zoster）是由长期潜伏在脊髓后根神经节或颅神经节内的水痘 - 带状疱疹病毒（varicella-zoster virus，VZV）经再激活引起的感染性皮肤病。带状疱疹是皮肤科常见病，除皮肤损害外，常伴有神经病理性疼痛，多见于年龄较大、免疫抑制或免疫缺陷等人群，严重影响患者生活质量。带状疱疹相关性疼痛（zoster-associated pain，ZAP）包括急性期疼痛和带状疱疹后神经痛（postherpeticneuralgia，PHN），是患者就诊的最主要原因。带状疱疹急性期疼痛是指带状疱疹发病后至皮损愈合期间的疼痛，而 PHN 通常是指皮损愈合后持续 1 个月及以上的疼痛，具有持续性，且疼痛性质多样，严重影响患者生活质量。

既往报道显示，合并发生肺部栓塞的带状疱疹病例患者常处于疾病的急性期，这可能与急性期的带状疱疹作为急性感染性疾病，是发生静脉血栓栓塞症（venous thromboembolism，VTE）的危险因素之一有关。此外，带状疱疹性疼痛可能在一定程度上限制了患者的活动，导致下肢血流减慢、血液瘀滞，易于形成血栓。同时，急性带状疱疹治疗期间使用的少量激素，也可能在一定程度上造成患者水、钠潴留，进一步加剧血液淤滞，促进血栓形成。值得注意的是，老年人群中的 VTE 发病率更高，约 60% 的 VTE 病例发生在 65 岁以上的人群中，随着年龄的增长，老年 VTE 患者的比例也在持续上升。老年 VTE 患者在 30 天内死亡率高达 30%，其中肺栓塞是主要死因。

本案例中患者为高龄老年女性，既往有腔隙性脑梗死、动脉粥样硬化、高脂血症病史。高龄和脑梗死病史均为静脉血栓形成的危险因素。在后续的进一步检查中，患者的抗 $\beta 2$ 糖蛋白 1 抗体水平为 40.20 RU/mL，呈阳性；抗核抗体谱结果显示均质性，1：320，且抗 U1RNP 抗体为强阳性（++），这些因素可能共同促进肺栓塞的发生。同时，该患者因带状疱疹后神经痛，严重影响生活，在很大程度上限制了患者的活动，诱使下肢血流减慢，血液淤滞，容易形成血栓。患者因带状疱疹疼痛进行了神经阻滞治疗，神经阻滞治疗过程中会使用激素（复方倍他米松），可能在一定程度上也造成了患者水、钠潴留，血液进一步淤滞，促进了血栓形成。综上所述，多种因素共同导致了该患者的肺栓塞。

此外，老年人急性肺栓塞的临床表现具有多样化的特点，常常不呈现肺栓塞的典型三联征：胸痛、咯血和呼吸困难，但多见晕厥、肺部啰音等体征，这可能与血栓的大小、阻塞的部位和患者的基础情况相关。该例患者带状疱疹后疼痛剧烈，严重影响其生活，需要依靠两种止痛药联合止痛，依靠药物改善睡眠，依靠营养液给予营养支持。不论是体征上，还是心理上，这些因素都可能使得肺栓塞相关的不典型临床症状未被及时关注。幸运的是，患者的肺栓塞病情能被及时发现得益于 D- 二聚体指标的持续上升。随后，通过进一步完善影像学相关检查，明确诊断为急性肺血栓栓塞症，并及时给予抗凝等系统治疗。经随访，患者的双肺动脉各段分支动脉内多发肺动脉栓塞较前已明显吸收，目前仍在接受规律抗凝治疗，并定期进行复查随访。

知识拓展

急性肺血栓栓塞症（PTE）是肺栓塞最常见的类型，在心血管死亡原因中位列第三，仅次于冠心病和卒中。高危急性 PTE 患者的 30 天病死率达 22%，及时的发现和救治能有效改善预后。

PTE 的诊断需综合临床表现、实验室检查及影像学检查结果进行评估。急性 PTE 临床表现多种多样，均缺乏特异性，容易被忽视或误诊，其严重程度亦有很大差别，从轻者无症状到重者出现血流动力学不稳定，甚至猝死。老年人的静脉血栓栓塞存在临床症状和体征敏感性低、D- 二聚体浓度随年龄增加而升高、有创检查不便等特点。对疑似急性 PTE 患者或者高危人群，建议采用 YEARS 临床决策规则进行评估（图 40.3）。

从图 40.3 我们可以看到 D- 二聚体在疑诊急性 PE 患者第一时间诊断中起到举足轻重的作用。当体内继发性溶解功能亢进时，往往出现 D- 二聚体数值升高，提示可能与血栓性疾病有关。虽然 D- 二聚体的特异性较差，在感染、肿瘤、心肌梗死、肺栓塞、静脉血栓形成、外科手术等情况下均会升高，使得其阳性预测值较低。但 D- 二聚体对血栓有较

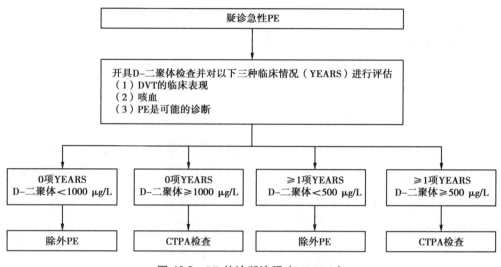

图 40.3　PE 的诊断流程（YEARS）

高的敏感性，敏感度为 92.00%~100.00%，具有较高的阴性预测值。老年人血液中 D- 二聚体浓度会随着年龄的增加而升高，故推荐采用根据年龄校正的 D- 二聚体浓度评估老年患者。证据显示，根据年龄调整的 D- 二聚体临界值可使特异度增加到 34%~46%，敏感度 >97%。

其他疑诊相关的实验室检查还包括：

①动脉血气分析：急性 PTE 常表现为低氧血症、低碳酸血症和肺泡 - 动脉血氧分压差增大。但部分患者的结果可能正常。

②血浆肌钙蛋白：急性 PTE 并发右心功能不全可引起肌钙蛋白升高，水平越高，提示心肌损伤程度越严重，其升高被认为提示急性 PTE 患者预后不良。

③脑钠肽（BNP）和氨基末端脑钠肽前体（NT-proBNP）：BNP 和 NT-proBNP 是心室肌细胞在心室扩张或压力负荷增加时合成和分泌的心源性激素，急性 PTE 患者右心室后负荷增加，室壁张力增高可导致二者的升高，其升高水平可反映右心功能不全和血流动力学紊乱的严重程度，无明显心脏基础疾病者若出现 BNP 和 NT-proBNP 升高，需考虑 PTE 的可能。

疑诊相关的影像学检查包括胸部 X 线片、超声心动图，但临床中对于疑诊 PE 的老年患者第一时间完成 CT 肺动脉造影明确诊断是最为必要的，明确诊断后还有进一步的影像学检查手段为病情的具体评估和诊疗提供更为全面、综合的评价，这将是专科医生需重视的。对于非专科医生，比如本案例中皮肤科医生和检验科医生共同的关注和警惕，及时发现预警信息——D- 二聚体的持续性升高，并作出及时的处理，为患者后期的救治提供了争分夺秒的机会。

因此，在实际的临床工作中，正确认识相关指标的临床意义，及时发现 PTE 发生的线索，关注 PTE 疑诊的相关指标，并在高度怀疑 PTE 时进一步完善 PTE 相关的影像学检查以确诊，至关重要，切勿忽视。

案例总结

本案例中的患者无肺栓塞相关典型临床表现，入院时进行的血常规、凝血、血气、肝肾功能、心肌酶、心电图、心脏超声及肺部 CT 均未能为我们的诊断提供明确依据。然而，D- 二聚体的进行性升高无疑为肺栓塞的及时诊断提供了重要线索，充分体现了其对血栓的预警价值。

在实际的临床工作中，面对 D- 二聚体的升高，我们切勿草率将其归因于感染、肿瘤、手术等影响的继发改变而忽视其价值，尤其是对于老年人等血栓栓塞高危人群，动态复查及进一步完善相关影像学检查以明确血栓相关病情都是十分必要的。

专家点评

该病例无论从病例特点的描述，还是总结引申的论述，都各有亮点，既有对疾病诊治的真知灼见，又有对医患关系的审慎思考，字里行间流露着浓浓的医者情怀。精心挑选的案例，既有山重水复的困惑，也有峰回路转的逆袭，既有抽丝剥茧的分析，也有势如破竹的顿悟，逐层递进的辅助诊断证据，展现了严谨的专业精神、务实的治学态度和对患者深厚的人文关怀。该病例中，患者仅表现出 D- 二聚体升高这一孤立性异常指标，临床团队通过精准识别该线索并及时启动规范化抗凝治疗，成功控制肺血栓栓塞症进展，有效避免了猝死事件的发生。这一诊疗过程充分体现了检验指标与临床疾病之间的密切关联。在此，也希望年轻的临床工作者在工作中一定要守好底线，打好基本功，不断提高医疗工作能力，逐步磨砺医学思维。

参考文献

［1］ 中国医师协会皮肤科医师分会带状疱疹专家共识工作组，国家皮肤与免疫疾病临床医学研究中心 . 中国带状疱疹诊疗专家共识（2022 版）［J］. 中华皮肤科杂志，2022，55（12）：1033-1040.

［2］《中华医学杂志》社皮肤科慢病能力提升项目专家组，中国医师协会疼痛科医师分会，国家远程医疗与互联网医学中心皮肤科专委会 . 带状疱疹相关性疼痛全程管理专家共识［J］. 中华皮肤科杂志，2021，54（10）：841-846.

［3］ 侯顺欣，姜海明 . 肺栓塞的诊断与治疗研究进展［J］. 中国医药指南，2023，21（1）：62-65.

［4］ 李琳，崔朝勃，高谦，等 . 急性带状疱疹神经痛并发肺血栓栓塞 3 例［J］. 中国疼痛医学杂志，2022，28（4）：317-318，320.

［5］ 中国老年医学学会周围血管疾病管理分会，赵纪春，黄建华，等 . 老年人静脉血栓栓塞症防治中国专家共识［J］. 中国普外基础与临床杂志，2023，30（10）：1173-1187.

［6］ 中华医学会呼吸病学分会肺栓塞与肺血管病学组，中国医师协会呼吸医师分会肺栓塞与肺血管病工作委员会，全国肺栓塞与肺血管病防治协作组 . 肺血栓栓塞症诊治与预防指南［J］. 中华医学杂志，2018，98（14）：1060-1087.

［7］ 中华医学会心血管病学分会，中国医师协会心血管内科医师分会肺血管疾病学组，中国肺栓塞救治团队（PERT）联盟 . 急性肺栓塞多学科团队救治中国专家共识［J］. 中华心血管病杂志，2022，50（1）：25-35.

Alagille 综合征

41

作　　者：玉萧鹏[1]，黄一芳[1]，李杏[2]，黄子瑜[2]（广西医科大学第一附属医院，1 检验科；2 儿科）
点评专家：宁乐（广西壮族自治区人民医院）

前　言

黄色瘤是发生在皮肤或肌腱部位的黄色或橙黄色斑丘疹或结节。在黄色瘤组织中常含有脂肪细胞和巨噬细胞浸润，并可伴有全身的脂代谢异常。多见于遗传性或后天性高胆固醇血症。根据本案例患儿年龄及临床表现，首先怀疑其患有家族性高胆固醇血症，应查看血脂指标是否异常，完善检查对疾病进行诊断。然而，引起患儿血脂成倍上升的可能因素除家族性高胆固醇血症外，也可能是其他干扰因素导致的检测"错误"，对于一线的临床与检验人，应充分进行分析与辨别，才能帮助患者找出背后的"真相"。

案例经过

患儿，男，7 月龄时首次发病，因"无明显诱因下出现颈后部黄色丘疹伴瘙痒，并逐渐累及双侧腋窝、躯干、四肢及发际，伴明显瘙痒"就诊于当地医院皮肤科。当地医院诊断为黄色瘤、Alagille 综合征 Ⅰ 型。三年来，患儿多次就诊，均未得到明确诊断和治疗，为进一步诊治遂来我院。门诊查肝功能十六项：总胆红素 55.6 μmol/L，直接胆红素 44.6

μmol/L，白蛋白 38.8 g/L，γ - 谷氨酰转移酶 705 U/L，总胆汁酸 513.1 μmol/L，天门冬氨酸转氨酶 134 U/L，丙氨酸转氨酶 133 U/L，碱性磷酸酶 542 U/L，前白蛋白 738.4 mg/L；血脂八项：总胆固醇 23.73 mmol/L，甘油三酯 2.84 mmol/L，低密度脂蛋白胆固醇 52.71 mmol/L，载脂蛋白 A1 0.49 g/L；血常规、肾功能三项、心肌酶六项、免疫球蛋白 E、心脏超声、彩色超声（腹部系统）未见明显异常。门诊拟"① Alagille 综合征？②黄色瘤；③高胆固醇血症；④肝功能异常"收住我科。

进一步完善血脂指标、肝功能指标等检查进行疾病诊断。三年以来，该患儿的诊断始终未明确，2022 年至 2024 年的历次血脂检测结果见表 41.1。本次入院后的肝功能检测结果见表 41.2。

表 41.1　患儿血脂七项检测结果

检测项目	2022 年 9 月	2023 年 4 月	2024 年 3 月	参考范围
TC［总胆固醇］	1.5	1.46	23.73	<5.2 mmol/L
TG［甘油三酯］	5.21	5.13	2.84	<1.7 mmol/L
HDL-C［高密度脂蛋白胆固醇］	1.79	1.64	1.4	≥ 1.0 mmol/L
LDL-C［低密度脂蛋白胆固醇］	1.04	1.01	52.71	<3.4 mmol/L
ApoA1［载脂蛋白 A1］	0.48	0.40	0.89	1~1.60 g/L
ApoB［载脂蛋白 B］	1.96	1.89	1.05	0.6~1.10 mg/L
Lp（a）［脂蛋白（a）］	1.046	1.051	1.076	0~0.3 g/L

表 41.2　患儿肝功能检测结果

项目	检测值	参考值
TBil［总胆红素］	320.9	1.71~17.1 μmol/L
DBil［直接胆素］	163.7	1.71~7 μmol/L
IBil［间接胆红素］	157.2	1.7~13.7 μmol/L
DB/TB［直 / 总胆比值］	1.04	<0.2
TP［总蛋白］	53.8	60~80 g/L
ALB［白蛋白］	26.8	35~55 g/L
GLO［球蛋白］	27	20~30 g/L
A/G［白蛋白 / 球蛋白］	0.99	1.5~2.5
GGT［γ - 谷氨酰转移酶］	3185.7	7~32 U/L

续表

项目	检测值	参考值
TBA［总胆汁酸］	84.7	0.1~10.0 μmol/L
AST［天冬氨酸转氨酶］	212.9	0~37 U/L
ALT［丙氨酸转氨酶］	190.4	0~40 U/L
AST/ALT［谷草/谷丙比值］	1.1	0.85~1.5 U/L
ALP［碱性磷酸酶］	2188.5	53~128 U/L
PA［前白蛋白］	12.3	280~360 mg/L

案例分析

1. 检验案例分析

一般检查中，生化常规检查结果显示：总胆固醇（TC）23.73 mmol/L↑，甘油三酯（TG）2.84 mmol/L↑，高密度脂蛋白胆固醇（HDL-C）1.40 mmol/L，低密度脂蛋白胆固醇（LDL-C）52.71 mmol/L↑，载脂蛋白 A1（ApoA1）0.89 g/L，载脂蛋白 B（ApoB）1.05 g/L，脂蛋白（a）［Lp（a）］1.076 g/L。患儿父母血脂检查未见异常。

结合患儿的临床表现和实验室检查结果分析如下。

①患儿既往血脂波动不大，仅近期出现大幅度改变，且父母血脂指标未见异常，可初步排除患者为家族性高胆固醇血症。

②理论上，患儿的 LDL-C 指标升高时，其 ApoB 指标通常会随之升高。但患儿 LDL-C 升高，ApoB 指标正常，同时 γ-谷氨酰转移酶（GGT）、碱性磷酸酶（ALP）指标升高，这与理论预期不符。

③患儿家系全外显子检测结果报告 *JAG1* 基因存在未见相关报道变异（NM_000214.3；intron3 c.439+4_439+7de1，变异来源于父亲），该变异与 Alagille 综合征相关。为了明确诊断，对患者血脂血清进行区带电泳检测（图 41.1 和图 41.2）。

患儿经基因检测确诊为 Alagille 综合征，该病会导致胆汁淤积并导致胆汁反流，进而产生一种新的脂蛋白 X（Lp-X）。患儿的电泳显示 VLDL 异常超标，低密度脂蛋白胆固醇分型未能分出，可明确存在与 LDL 密度相同的脂蛋白——脂蛋白 X（Lp-X）。

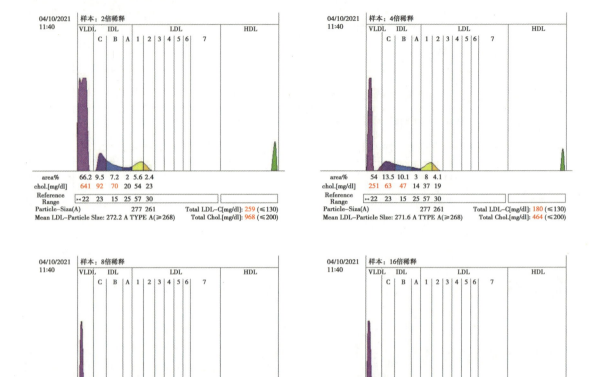

图 41.1　患儿血液血清倍比稀释结果

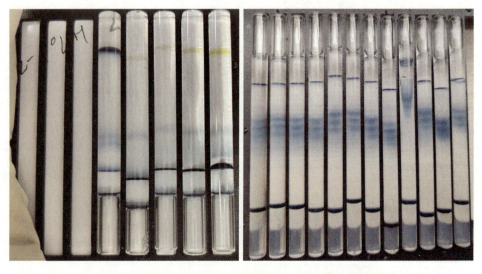

图 41.2　血清电泳图（左为患儿血脂，右为正常人血脂）

在明确诊断后，我们考虑检测结果可能与检测试剂的特异性有关，进一步对患儿血脂用不同品牌试剂进行检测。罗氏原装试剂检测结果见表41.3，某国产试剂检测结果见表41.4。

表 41.3　罗氏原装试剂检测结果

检测项目	检测值	参考范围
TC［总胆固醇］	46.95	5.2 mmol/L
TG［甘油三酯］	3.39	<1.7 mmol/L
HDL-C［高密度脂蛋白胆固醇］	0.19	≥1.0 mmol/L
LDL-C［低密度脂蛋白胆固醇］	6.78	<3.4 mmol/L
ApoA1［载脂蛋白 A1］	0.40	1~1.60 g/L
ApoB［载脂蛋白 B］	0.95	0.6~1.10 mg/L
Lp（a）［脂蛋白（a）］	51.1	0~300 mg/L

表 41.4　某国产试剂检测结果

检测项目	检测值	参考范围
TC［总胆固醇］	23.73	<5.2 mmol/L
TG［甘油三酯］	2.84	<1.7 mmol/L
HDL-C［高密度脂蛋白胆固醇］	1.40	≥1.0 mmol/L
LDL-C［低密度脂蛋白胆固醇］	52.71	<3.4 mmol/L
ApoA1［载脂蛋白 A1］	0.89	1~1.60 g/L
ApoB［载脂蛋白 B］	1.05	0.6~1.10 mg/L
Lp（a）［脂蛋白（a）］	1.076	0~0.3 g/L

从两个试剂的对比来看，罗氏原装试剂针对 LDL-C 进行检测，不会错误地将 Lp-X 识别为 LDL-C，且患儿的 ApoB 低于预期值。相比之下，某国产试剂则可能将 Lp-X 误认为 LDL-C，从而对患儿的 LDL-C 结果进行误判。此外，Lp-X 也含胆固醇成分，罗氏原装试剂会把 Lp-X 检测出来，这可能会使患者总胆固醇检测值偏高。

2. 临床案例分析

患儿为 3 岁男性幼儿，既往于我院小儿外科行腹腔胆道造瘘术手术史 2 年，有输血史，否认高血压病史、心脏病史，否认糖尿病、精神病史，无药物、食物过敏史。患儿首发主因"无明显诱因下出现颈后部黄色丘疹伴瘙痒，并逐渐播撒至双侧腋窝、躯干、四肢及发际，伴明显瘙痒"前往当地医院皮肤科就诊，当地医院诊断为黄色瘤、Alagille 综合征 Ⅰ 型，为进一步诊治遂来我院。血脂七项显示总胆固醇（TC）、甘油三酯（TG）、低密度脂蛋白胆固醇（LDL-C）指标升高，其中低密度脂蛋白胆固醇（LDL-C）高达52.71 mmol/L，结合既往两年血脂七项结果患儿皆为轻度升高，时隔两年结果却增高 50倍，查其父母血脂检查也未见异常。入院后进一步检查患儿血脂指标。结合患儿的病史、症状、体征及生化检测、全外显子组基因检测等实验室检查结果，可排除家族性高胆固醇血症。

在排除家族性高胆固醇血症（FH）前提下，患儿胆固醇水平偏高，其中以低密度脂蛋白胆固醇异常增高最为明显，然而患儿 ApoB 结果却处于正常水平，两者结果互相矛盾。患者基因检测为 Alagille 综合征。Alagille 综合征是婴儿期慢性胆汁淤积性肝病的重要原因之一，早期诊断困难，极易误诊为胆道闭锁，在临床工作中必须提高警惕。该疾病会导致胆汁淤积，引起胆汁反流，产生脂蛋白 X（Lp-X），该蛋白与 LDL-C 密度相同，因检测试剂局限性而对结果发生了误判。通过使用原装特异性试剂进行复核，最终明确诊断。

由于诊断方向明确，患儿血脂异常升高原因很快得以明确，但 Alagille 综合征无特殊疗法，只能通过治疗胆汁淤积，并补充脂溶性维生素来达到诊疗效果，且该患儿虽然检测结果为胆固醇水平很高，但为假性升高结果，发生动脉粥样硬化的风险并未增加，因此治疗的首选方式为熊去氧胆酸，以治疗胆汁淤积。

知识拓展

1. Lp-X 和 LDL-C 区别

Lp-X 和 LDL-C 的区分是很重要的，因为两者在风险评估及治疗方案上存在显著差异。Lp-X 是一种与 LDL 密度相似但不含有 ApoB 的脂蛋白（图 41.3），因此 LDL-C 计算值与直接测定结果不一致。例如，Lp-X 存在可能导致超速离心法测定的 LDL-C 结果假性升高，而匀相法直接测定的 LDL-C 结果假性降低，从而出现直接测定的 LDL-C 与计算的 LDL-C 结果不一致的情况。因 Lp-X 不含 ApoB，如同一样品发现 LDL-C 异常升高，但与 ApoB 升高不一致时，应高度怀疑存在 Lp-X。因此，ApoB 的含量是一种较好的鉴别方法。

2. Alagille 综合征概述

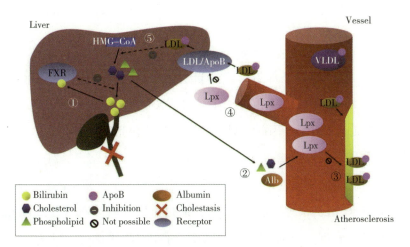

图 41.3　Lp-X 产生并导致 LDL-C 水平升高的过程

　　Alagille 综合征是导致具有表型特征的慢性胆汁淤积最常见的原因，它是一种累及多系统的显性遗传性疾病。该综合征在 1969 年由 Alagille 等人首次报道。Alagille 综合征涉及的脏器包括肝脏、心脏、骨骼、眼睛和颜面等，国外报道该病的发病率约为 1/70000，近年来国内开始关注这一疾病。

　　（1）Alagille 综合征临床表现

　　男女均可发病，在出生后 3 个月内发生轻度黄疸，肝内胆汁淤积为本病的主要特征。此外，患者还可能出现严重瘙痒，前额突出，眼与鼻的距离大，下颌小而尖等症状；肺动脉瓣可闻及收缩期杂音。脊椎方面，前弓裂开不融合，但无脊柱侧凸表现。患者还伴有程度不等的智力发育迟缓，部分男性患者可存在睾丸发育不良的情况。

　　（2）诊断与治疗

　　确诊需依据典型症状并结合肝活检。当具有下列三项或三项以上者，方可诊断为 Alagille 综合征：①肝内胆管发育不全；②周围肺动脉狭窄；③典型的面部特征；④脊柱前弓分裂；⑤直系亲属中有一人以上患 Alagille 综合征。在临床生化检测中，不少试剂会把 Lp-X 错误地识别成 LDL-C，得出假性升高的 LDL-C 结果，容易引起临床误导。通过电泳及其他方法及早把 Lp-X 识别出来，可以避免患者接受错误的治疗。

　　Alagille 综合征尚无特殊疗法，可给予患者消胆胺或中药，以治疗胆汁淤积，并补充脂溶性维生素。这类患者虽然就诊时存在高胆固醇血症，但其发生动脉粥样硬化的风险并未增加，因此治疗的首选方式为熊去氧胆酸，而非他汀降胆固醇。

案例总结

　　Lp-X 是一种在胆汁淤积条件下形成的脂蛋白，经常被误认为 LDL-C 而导致 LDL-C 水平的假性升高。低水平的 ApoB 可能是区分 Lp-X 的关键：当 ApoB 水平低于预期时，可以推断可能存在 Lp-X 影响。因此，对于胆汁淤积症血脂水平升高的患者，考虑将 Lp-X 作为引起胆固醇升高的一个可能的重要原因。本案例患儿以"全身散在丘疹 1 年余"前来就诊，通过一系列的实验室检查，结果显示患儿胆固醇水平异常偏高，结合基因检测，对其血脂结果的 LDL-C 值、TC 值进行了分析，通过基因检测诊断患者为 Alagille 综合征，通过从病因角度进行分析，明确了存在与 LDL-C 密度相同的脂蛋白 Lp-X，因不同试剂的局限性，未能检测出 Lp-X，导致胆固醇检测结果为假性升高。最终，通过电泳方法得以确认，并使用特异性更高的试剂进行检测，得出了更准确的结果。

专家点评

　　高胆固醇血症（FH）的主要临床表现为血清 LDL-C 水平显著升高，部分患者还可能伴有皮肤或肌腱的黄色瘤和角膜弓，甚至可能出现早发冠心病。但 LDL-C 水平的成倍升高并不意味着高胆固醇血症，也不必然指向 FH。因此，在进行血脂分析时要综合分析家族性遗传、干扰血脂升高等其他因素。本案例中患儿的血脂异常，结合基因诊断手段，我们在基本排除家族性高胆固醇血症的情况下，同时追踪患儿的情况，将患儿的症状与 Alagille 综合征病因进行结合分析，明确了患儿 LDL-C 异常升高是使用试剂以及仪器的局限性，导致未能检测出脂蛋白 X 的存在而引起的错误的检验结果。

　　此案例也提醒我们，作为检验人员，在审单过程中切勿片面看待问题，要结合临床实际情况，充分了解本实验室仪器的性能、试剂的检测限和检测操作等，以便更准确地报告实验结果。这样才能确保患者得到正确的诊断与治疗，从而真正受益。

参考文献

［1］ 王建设. Alagille 综合征［J］. 中国实用儿科杂志，2008，23（1）：3-6.

［2］ Huygen LPM，Westerink J，Mol GC，et al. When LDL cholesterol is not LDL cholesterol：LpX，a clinical lesson［J］. JACC Case Rep，2022，4（11）：690-693.

［3］ 中华医学会心血管病学分会动脉粥样硬化及冠心病学组，中华心血管病杂志编辑委员会. 家族性高胆固醇血症筛查与诊治中国专家共识［J］. 中华心血管病杂志，2018，46（2）：99-103.

肺栓塞伴多发部位血栓

42

作　　者：乔莹利 [1]，王琼 [2]（阜外华中心血管病医院，1 检验科；2 血管外科）

点评专家：邓予晖（阜外华中心血管病医院）

前　言

　　本病例为一例诱因不明的肺栓塞伴多发部位血栓的年轻男性，外院求诊疗效不佳，病情逐渐加重，为求进一步诊断转诊我院。经我院临床团队与凝血检验专家沟通后，对该患者进行了易栓症相关的系列实验室检查，并对可能引起多发血栓的其他原因如肿瘤、自身免疫性疾病等进行了实验室筛查，结果提示狼疮抗凝物筛选试验 / 确诊试验比率为 1.3（参考值：小于 1.2），蛋白 C 活性明显降低，为 40.7%（参考值：70%~140%）。综合患者的病史、用药史、家族史及其他实验室检查，考虑抗凝蛋白 C 缺陷可能是患者多部位血栓发生的主要原因。

　　针对患者的具体病情，临床对该患者进行了手术及抗凝治疗，患者康复出院，三个月后随访各指标正常。该病例警示我们，检验科要加强与临床之间的沟通。未来，检验科可针对患者的情况建议临床进行相关实验室检查，并辅助临床解读报告，为临床早期快速准确地诊疗提供实验室依据。

案例经过

患者，男，24 岁，主诉"突发胸痛半月，左下肢疼痛 4 天伴水肿 1 天"，半个月前无明显诱因下突发胸痛，伴胸闷、气短，于外院就诊，诊断为"肺部感染"，应用"美罗培南针（具体剂量不详）"给予抗感染治疗。治疗期间胸痛症状逐渐消退，但患者自感活动能力下降，正常步行 100 米即感到胸闷不适。4 天前，患者出现左下肢疼痛，在外院接受了治疗（具体不详）。1 天前，患者出现左下肢水肿，外院行下肢静脉彩超提示"下肢静脉血栓"，急诊行手术治疗，术中发现下腔静脉血栓，遂中止手术。

为求进一步治疗，患者遂急诊就诊于本院。于 2021 年 10 月 28 日门诊以"肺栓塞、下腔静脉血栓、左髂静脉血栓、左深静脉血栓"将患者收治入血管外科病区。自发病以来，患者神志清，精神偏差，饮食及睡眠一般。

入院前检查，患者既往无传染病史，无外科手术史，有左氧氟沙星、头孢类皮试过敏史，无输血史，无其他基础疾病史。患者久居河南郑州，无吸烟史，无饮酒史，无疫区疫水接触史，生活习惯适中，无放射线及毒物接触史，无地方病地区居住史。

体格检查：体温 36.4 ℃，脉搏 74 次 / 分，呼吸 19 次 / 分，血压 118/69 mmHg，双肺呼吸音粗，未闻及干湿性啰音，心率 74 次 / 分，律齐，腹部无压痛及反跳痛，肠鸣音正常，双侧股动脉、腘动脉、足背动脉及胫后动脉搏动可触及，双下肢运动、感觉正常，左下肢肿胀。

实验室及影像学检查：超声心动图（外院）：提示下肢深静脉血栓形成；下腔静脉造影（外院）：提示下腔静脉血栓形成。

入院诊断：①下肢深静脉血栓形成（可能性大）；②下腔静脉血栓形成（可能性大）；③肺栓塞（待查）；④肺部感染；⑤左侧髂静脉血栓形成（可能性大）。

入院后完善相关检查，检查结果如下。

实验室检查：

2021 年 10 月 28 日，血常规：白细胞 11.75×10^9/L↑，红细胞 4.25×10^{12}/L↓，C 反应蛋白 151.58 mg/L↑。降钙素原：0.227 ng/mL↑。凝血六项：纤维蛋白原 4.85 g/L↑，D- 二聚体 5.03 mg/L FEU↑，纤维蛋白原降解产物 14.47 mg/L↑。肾功能：尿酸 436 μmol/L↑；心肌酶：α- 羟丁酸脱氢酶 186 U/L↑；肿瘤标志物：糖类抗原 125（CA125）56.860 U/mL↑。华法林用药基因检测：*CYP2C9**1/*1、*VKORC1*-1639AA，指导初始剂量为 3~4 mg/d。

2021 年 11 月 3 日，易栓三项及狼疮抗凝物检测：蛋白 C 活性 40.7%↓，狼疮抗凝物筛选试验 LA1 47.0 s↑，狼疮抗凝物确诊试验 LA2 36.2 s，LA1/LA2 比率：1.3↑；其余实验室检查如自身免疫谱、免疫全套、肝功能等均正常。

影像学检查：

2021 年 10 月 28 日，下腔静脉造影可见充盈缺损；肝胆胰脾超声（空腹）：脂肪肝，余未见明显异常；心脏彩超：心脏大体结构及功能未见明显异常。

2021 年 10 月 29 日，肺动脉 CT 血管成像（图 42.1）：左肺动脉主干末端及分叉处、双肺部分分支肺动脉栓塞；左肺上叶上、下舌段肺梗死可能；双肺炎症，双侧胸膜局部增厚。

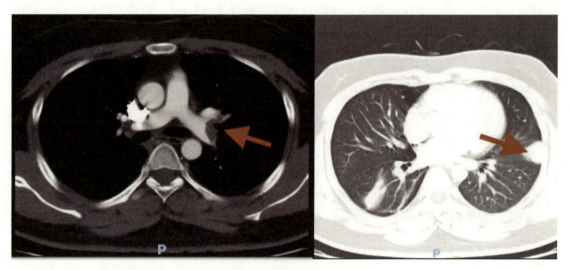

注：箭头标记部位分别为左肺动脉主干末端肺动脉栓塞、左肺上叶上、下舌段肺梗死
图 42.1　肺动脉 CT 血管成像

2021 年 11 月 2 日，术中下肢深静脉、髂静脉、下腔静脉造影发现：左腘静脉上段、左股浅静脉、左髂静脉血栓形成、下腔静脉远端血栓形成。

2021 年 11 月 3 日，双侧下腔静脉床旁超声（图 42.2）：左侧股浅、股深静脉血栓形成。

治疗方案及具体措施如下：患者入院后，即给予低分子肝素（6000 U，q12h）进行抗凝治疗，并注射哌拉西林他唑巴坦（4.5 g，q8h）进行抗感染治疗。完善术前相关检查后，于 2021 年 10 月 28 日急诊实施了下降静脉滤器（IVC）植入术；术后完善相关检查后于 2021 年 11 月 2 日全麻下进行了"下肢深静脉、髂静脉、下腔静脉、肺动脉造影，并伴血超声所见：
【下腔静脉】
下腔静脉内径 17 mm，CDFI：管腔内血流通畅。

【下肢静脉血管】
因术后敷料遮挡，双侧股总静脉无法探查，左侧股浅、股深静脉内可见低回声充填，探头加压不能闭合，CDFI：内未见明显血流信号，余管腔内径正常，管腔内未见明显异常回声，探头加压管腔可闭合，CDFI：余管腔内血流通畅。

超声提示：
左侧股浅、股深静脉血栓形成
————床旁检查，仅供临床参考，必要时复查。

图 42.2　双侧下腔静脉床旁超声结果

栓抽吸，以及髂静脉、下肢静脉球囊扩张术"。术后患者恢复顺利，病情稳定。于 2021 年 11 月 11 日在局麻下进行了"下肢静脉造影、髂静脉造影、下腔静脉滤器取出术"，术后患者恢复顺利。手术治疗后，患者的症状好转，影像学和感染指标也有显著改变。最终，患者于 2021 年 11 月 15 日康复出院。出院后，医嘱要求患者长期口服利伐沙班（20 mg，qd），并定期接受血栓影像学复查。

术后，患者的影像学变化如下。2021 年 11 月 8 日，患者胸部 CT 平扫（图 42.3A）：双肺多发楔形高密度影，结合前片，考虑肺梗死可能，其中左肺上叶病灶范围较 2021 年 10 月 30 日前片稍减小，左肺中叶病灶较前稍增大；左肺上叶少许炎症，较前新发；肝右前叶下段钙化灶；2021 年 11 月 11 日，术中下腔静脉造影、髂静脉造影发现：下腔静脉造影良好；2022 年 2 月 16 日，肺动脉 CT 血管成像（图 42.3B）：肺动脉栓塞复查，肺动脉 CTA 检查未见明显栓塞征象；左肺片状高密度影，结合病史，考虑肺梗死陈旧性病变可能，较 2021 年 11 月 8 日前片减轻；左侧胸膜局部增厚；2022 年 2 月 16 日，复查双侧下肢静脉、下腔静脉超声（图 42.4）：左侧股总、股浅静脉血栓形成并再通。

术后，患者感染指标的变化如下。2021 年 10 月 28 日，患者入院时血常规白细胞计数为 $11.75 \times 10^9/L$，中性粒细胞百分比为 87.4%；C 反应蛋白为 151.58 mg/L，降钙素原为 0.227 ng/mL；经过手术治疗及抗感染治疗，感染指标均明显下降，至 2021 年 11 月 10 日，血常规白细胞计数为 $6.48 \times 10^9/L$，中性粒细胞百分比为 69.2%；C 反应蛋白为 9.97 mg/L，降钙素原为 0.062 ng/mL；2021 年 11 月 15 日患者出院时，已无感染症状，感染指标均恢复正常。

患者的最终诊断：①左侧下肢深静脉血栓形成；②左侧下腔静脉血栓形成；③肺栓塞；④易栓症（可能性大）；⑤肺部感染。

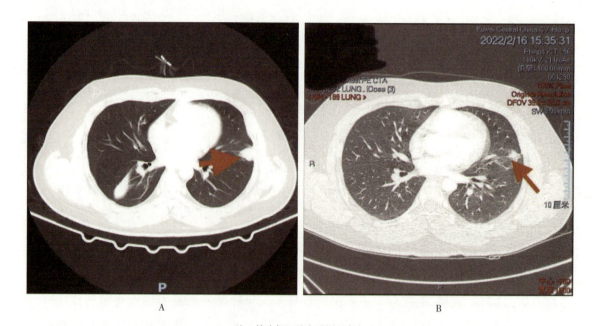

注：箭头标记处为肺梗死病变

图 42.3　治疗后肺部 CT 平扫（A：2021 年 11 月 8 日）和肺动脉 CT 血管成像（B：2022 年 2 月 16 日）

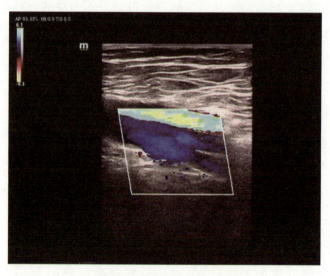

注：标记处为再通的左侧股总、股浅静脉

图 42.4　双侧下肢静脉、下腔静脉超声（2022 年 2 月 16 日）

案例分析

1. 检验案例分析

患者为年轻男性，无明显诱因下发生多部位静脉血栓栓塞（VTE），提示可能存在遗传性或获得性易栓症。实验室建议临床科室进行易栓症相关检测，以期积极寻找根本原因。但患者行狼疮抗凝物和易栓三项检测时，已使用低分子肝素抗凝，这可能导致狼疮抗凝物检测出现假阳性结果。且患者具有感染指征，感染也可能造成狼疮抗凝物的一过性阳性。因此，不可凭单次狼疮抗凝物阳性结果就草率作出诊断。建议于 12 周后，至少停止口服利伐沙班 48 小时后复查。尽管如此，临床仍需要高度重视，给予患者足量足疗程的抗凝治疗。

本实验室采用发色底物法检测蛋白 C 活性，该方法不受低分子肝素的影响。鉴于患者肝脏合成功能正常，无维生素 K 缺乏，且非血栓急性期，结果显示蛋白 C 活性低（40.7%↓），可信度较高。因此，建议患者进行基因检测，或请直系亲属查蛋白 C 活性，遗憾的是未得到结果反馈。但结合患者病史及其他实验室检查，提示该患者为遗传性蛋白 C 缺陷可能性大。遗传性蛋白 C 缺陷可使 VTE 的风险增加 5~10 倍，可能是该年轻患者不明诱因出现肺栓塞和多发下肢深静脉血栓的主要原因。

因此，实验室建议，对于年轻无明显诱因的动静脉血栓患者，临床要重视查找血栓背后的病因，建议进行遗传性或获得性易栓症的筛查，必要时进行基因检测或家系调查，从而为临床诊疗决策提供重要依据。

2. 临床案例分析

肺栓塞是一种由内源性或外源性栓子阻塞肺动脉，进而引起肺循环功能障碍的临床病理生理综合征。深静脉血栓形成是肺栓塞栓子的主要来源，本例年轻患者很可能是下肢深静脉血栓脱落，并随血流进入肺动脉，从而导致肺栓塞。初期，该患者表现为"胸痛、胸闷、气短"，与典型的肺栓塞"胸痛、咯血、呼吸困难"三联征有所不同。此外，肺栓塞引起的应激反应会导致白细胞、C 反应蛋白等明显升高，易误诊为"肺部感染"。结合患者 CT，患者肺部存在少许轻微炎症，但炎症位置与肺栓塞、肺梗死的位置不同，没有明显的相关性。经超声检查也确诊了该患者有下肢深静脉血栓形成，患者行"IVC 滤器植入术""下肢深静脉、髂静脉、下腔静脉、肺动脉造影，并伴血栓抽吸，以及髂静脉、下肢静脉球囊扩张术"等手术治疗后，白细胞、C反应蛋白也显著下降，患者顺利恢复出院。

那么，究竟是什么原因导致了如此年轻的患者出现多部位静脉血栓栓塞呢？对于此类患者，我们建议在对症治疗的同时，积极查找病因。与检验科老师沟通讨论后，我们申请了易栓三项、狼疮抗凝物等相关实验室检查，并进行了肿瘤标志物及自身免疫谱的筛查，最终发现患者的狼疮抗凝物阳性、蛋白C活性下降。结合实验结果及病史，我们高度怀疑患者遗传性易栓症可能性大，我们也与患者沟通做家系基因的检测，但因患者原因尚未得到结果反馈。

易栓症是导致血栓事件反复发作的主要原因，显著增加了患者的致残率和致死率。针对此类患者，我们一般要求患者终身抗凝，防止不良事件的反复发生。在这个病例中，检验科出凝血老师及时提示临床开具申请单，并主动帮助临床解读报告，为患者的病因明确提供了很大帮助。

知识拓展

易栓症是指因各种遗传性或获得性因素导致容易发生血栓形成和血栓栓塞的病理状态。易栓症的主要临床表现为静脉血栓栓塞症（venous thromboembolism，VTE），如深静脉血栓形成、肺栓塞、颅内静脉血栓形成、门静脉血栓形成、肠系膜静脉血栓形成等。遗传性易栓症常见于生理性抗凝蛋白如抗凝血酶（AT）、蛋白C（PC）、蛋白S（PS）等基因突变导致蛋白抗凝血功能缺失，或促凝蛋白如凝血因子V Leiden突变、凝血酶原 G20210A 基因突变等导致蛋白促凝功能增强，最终引起血栓栓塞。获得性易栓症主要发生于各种获得性疾病或具有获得性危险因素的患者，因促凝蛋白水平升高、抗凝蛋白水平下降、改变了炎症/自身免疫机制等，均会加剧血栓栓塞倾向。常见的易栓症相关获得性疾病/获得性危险因素包括抗磷脂综合征、自身免疫性疾病、恶性肿瘤、急性卒中、慢性心肺疾病、慢性肾病、高龄、肥胖、手术、肢体制动或长期卧床、多发性外伤、骨折等。

对于遗传性易栓症，目前尚无根治手段。治疗重点在于针对血栓栓塞症进行抗凝、抗栓治疗。而获得性易栓症应积极治疗原发疾病，祛除和纠正诱发因素。蛋白C和蛋白S缺陷患者因可引起血栓倾向加重、皮肤坏死，不能使用华法林等香豆类抗凝剂作为初始抗凝治疗。对于血栓反复发作且无明显出血风险的易栓症患者，应进行长期乃至终身抗凝治疗。如需延长抗凝时间，或进行长期 / 终身抗凝，应定期、规律地监测血常规、肝肾功能、凝血功能、D- 二聚体以及血栓影像学指标，以评估预防效果和出血风险。

案例总结

本例患者为以肺栓塞为首发表现的青年男性，同时伴有多发部位血栓形成，患者病情危急。所幸在临床医生与检验科医生携手合作下，最终明确诊断患者有遗传性易栓症，给临床正确诊疗提供了强有力的依据。

该病例提示我们作为一线检验人员，一方面要扎实自己的基本功，了解实验室的项目及其临床意义。另一方面，应高度关注药物或其他分析前因素对检验结果的影响，尽可能辅助临床获得合格标本，从而保证实验室出具的检验结果，真正做到对临床有诊疗价值。对于特殊病例，检验人员应主动与临床团队沟通，能够建议临床进行更加具有针对性的实验室检查，并辅助临床解读结果，从而为临床更早更准确地诊疗提供依据。

专家点评

该案例为本院真实的临床案例，涉及一例诱因不明的肺栓塞伴多发部位血栓的年轻患者。患者最初在外院诊断为"肺部感染"，抗感染治疗后效果不佳，病情逐渐加重，遂来我院就诊。经我院临床团队与凝血检验专家沟通后，对该患者进行了易栓症相关的实验室检查，并对可能引起多发血栓的其他原发因素如肿瘤、自身免疫性疾病等进行了排除性实验室检查，结合患者临床表现，最终明确了易栓症的诊断，成功揭示了多发血栓的根本原因，为临床诊疗提供了实验室依据。本案例真实可信，充分展现了检验与临床的有效沟通，是检验科为临床疑难病例的诊断提供良好服务的典型病例，极具分享价值。

参考文献

［1］ 何美燕，孙丹雄 . 容易误诊为肺部感染的青年急性肺栓塞（附 15 例报告）［J］. 临床误诊误治，2014，27（1）：48-49.

［2］ 中华医学会风湿病学分会 . 抗磷脂综合征诊断和治疗指南［J］. 中华风湿病学杂志，2011，15（6）：407-410.

［3］ 中华医学会血液学分会血栓与止血学组 . 易栓症诊断与防治中国指南（2021 年版）［J］. 中华血液学杂志，2021，42（11）：881-888.

［4］ 张云聪，乔蕊 . 遗传性易栓症实验室检测报告应个体化解释［J］. 临床检验杂志，2020，38（6）：454-457.

EDTA 依赖型假性血小板减少症

43

作　　者：闫荔[1]，闫正[2]，家俊青[1]（山西省心血管病医院，1 检验科；2 心外科）
点评专家：家俊青（山西省心血管病医院）

前　言

　　乙二胺四乙酸（EDTA）依赖性假性血小板减少症（pseudothrombocytopenia，EDTA-PTCP）是一种发生于体外的、EDTA 诱导的血小板非稳固性聚集，临床表现为无出血症状的重型假性血小板减少症。若 EDTA-PTCP 未能被及时发现，可能会给患者的临床诊断和治疗造成误诊、误治，甚至会引起医疗纠纷。本文就本院诊治的一例冠脉支架术后规律服用抗血小板药物两月余引起 EDTA 依赖性假性血小板减少症的病例进行阐述。

案例经过

　　患者，女，56 岁。患者于 2024 年 3 月 29 日 8 时无明显诱因出现背痛，伴出汗，无头晕、恶心，反酸、烧心，胸痛及颈部紧缩感，持续半小时后自行缓解。患者随即就诊于当地医院，经检查考虑为冠心病，为进一步诊治就诊于我科。否认高血压、糖尿病。体格检查：体温 36.0 ℃，脉搏 83 次 / 分，呼吸 20 次 / 分，血压 163/100 mmHg。双侧颈静脉未见充盈及怒张，双侧颈动脉未见异常搏动。双肺叩诊呈清音，双肺呼吸音清，未闻及干湿性啰音及胸膜摩擦音。心界叩诊不大，心率 83 次 / 分，心律齐，各瓣膜听诊区未闻及病理性杂音。腹部平坦，全腹无压痛、反跳痛及肌紧张，肝、脾肋下未触及肿大。双下肢无水肿。辅助检查结果显示：心电图提示窦性心律，I、aVL、V2-V9 导联 T 波倒置。

结合临床表现及检查结果，诊断为急性冠脉综合征。患者随即进行急诊冠脉造影，结果显示前降支严重狭窄，并植入 1 枚支架。术后于 2024 年 3 月 29 日 13：00 转入 CCU，术后给予抗栓、抗心肌缺血、调脂稳定斑块、控制心率、降低心肌耗氧量、抑制左室重塑、利尿、改善心功能、对症等治疗。待患者呼吸循环平稳后，转入普通病房，并逐渐优化冠心病二级预防药物治疗，减少并发症，改善预后。最终，患者生命体征平稳后出院。

入院后血小板计数如表 43.1 所示。4 月 22 日，患者出院后复查血小板计数（PCT）为 370×10^9/L。5 月 22 日，复查血小板为计数 60×10^9/L。

表 43.1　入院后血小板计数记录（$\times 10^9$/L）

日期	3 月 29 日	3 月 30 日	3 月 31 日	4 月 1 日	4 月 7 日
血小板计数	403	424	420	385	475

床旁紧急上机检测枸橼酸钠抗凝血 PLT 值为 296×10^9/L，EDTA-K_2 抗凝血 PLT 值为 326×10^9/L，30 分钟后 EDTA-K_2 抗凝血 PLT 值为 193×10^9/L，120 分钟后 EDTA-K_2 抗凝血 PLT 值为 120×10^9/L。

案例分析

1. 临床案例分析

抗血小板药物在冠心病的治疗中发挥着极其重要的作用，但患者同时合并血小板减少，尤其 PLT<50×10^9/L 时，一般不建议继续使用抗血小板药物，以免增加出血风险；对于 PLT 短期内下降幅度超过 30×10^9/L，亦不建议继续抗血小板治疗，应积极纠正原发疾病后再评估抗血小板治疗的安全性。本案例中，患者在一个半月后复查的血常规中血小板计数急剧降低，实验室人员通过推片镜检，发现大量血小板聚集现象，遂及时为患者复检枸橼酸钠抗凝血的血常规和纠正后血小板值正常。最终，患者被确诊为 EDTA 依赖性假性血小板减少症。

考虑到患者在住院期间及出院后半个月的血小板计数指标正常，出院后一直服用阿司匹林、替格瑞洛等抗血小板药物，怀疑患者可能是使用抗血小板药物引起的 EDTA 依赖性假性血小板减少症。患者血小板假性降低，因此可以继续服用抗血小板药物治疗，为临床医生找到原因，避免误判影响疾病的诊治。

2. 检验案例分析

该患者在 5 月 22 日的血常规检查中，血小板计数为 60×10^9/L，实验室人员推片镜检可见大量血小板聚集，遂及时嘱患者采集枸橼酸钠抗凝血（蓝管）进行血常规检查，PLT 值为 296×10^9/L，EDTA-K_2 抗凝血（紫管）PLT 值为 326×10^9/L，30 分钟后紫管 PLT 值为 193×10^9/L，120 分钟后紫管 PLT 值为 120×10^9/L，蓝管 PLT 值随着时间的值不变，可见患者是 EDTA 依赖性假性血小板减少症，EDTA 抗凝血发生时间依赖的血小板计数呈现进行性降低。检验工作者应该高度重视 EDTA-PTCP 发生的可能，对于血小板计数异常的检验结果，要主动及时与临床医师互相沟通，采取必要的复核、复检以及纠正措施，认真做好临床医学检验的全程质量控制。

知识拓展

EDTA 依赖性血小板聚集的原因如下：

（1）EDTA 依赖性血小板聚集的原因与血小板表面存在某种隐匿性抗原有关。EDTA 可导致血小板活化，产生糖蛋白构象改变，即血小板形态发生变化，由正常的圆盘状变为圆球状，改变了血小板膜表面的某种隐匿性抗原构象，与血浆中存在的自身抗体结合，激活细胞膜上的磷酸酯酶 A2（PLA2）和磷酸酶 C（PLC），使血小板膜上的磷酸水解并释放花生四烯酸（AA）、二磷酸腺苷（ADP）、5- 羟色胺（5-HT）、胶原、凝血酶原、内源性钙离子等活性物质。这些物质进一步活化血小板纤维蛋白原受体（FIB-R），从而促使血小板与纤维蛋白原聚集成团。

（2）EDTA 依赖性血小板聚集与血小板卫星现象有关的假性血小板减少。血小板卫星现象是存在于 EDTA 抗凝血中的一种体外现象，这种现象是由于血小板在成熟的中性多核细胞周围或者偶尔黏附在其他细胞周围而得名。当出现血小板卫星现象时，血小板会出现假性减少。

（3）EDTA 依赖性血小板聚集可能出现于一些疾病的开始或治疗过程中，随着疾病的好转而消失。这种现象多发生于肿瘤、自身免疫性疾病、肺心病，晚期妊娠、肝病、毒血症及一些不明原因的患者。此外，也见于使用抗血小板药物的介入治疗、使用抗生素和抗凝药物等情况。

（4）某些血小板聚集现象与温度依赖性抗体有关。在一般室温条件下出现血小板聚集现象，而在 37℃时则无此现象，这可能与冷抗体的存在有关。

案例总结

本案例是一个冠脉支架术后疑似使用抗血小板药物引起 EDTA 依赖性假性血小板减少症的病例。患者入院诊断为冠状动脉性心脏病，急性冠脉综合征。在住院期间，患者接受了急诊冠脉造影，结果显示前降支严重狭窄，植入支架一枚。随后，患者接受了抗栓、抗心肌缺血、控制心率、降低心肌耗氧量等对症治疗，且住院期间多次检测血小板计数均在正常值范围内。出院后，患者遵医嘱使用阿司匹林肠溶片、替格瑞洛、尼可地尔等药物。然而，半个月后复查血小板计数为 $370 \times 10^9/L$，一个半月复查血小板计数为 $60 \times 10^9/L$，枸橼酸钠抗凝血进行血常规检查，血小板计数为 $296 \times 10^9/L$。此患者疑为继发性药物引起 EDTA 依赖性假性血小板减少症。

在心血管科，抗血小板药物、低分子肝素及肝素的普遍应用使得分析血小板计数减少的原因对临床治疗有非常重要的指导意义。若抗血小板药物的使用导致血小板计数降低，临床医师应改用其他抗凝药物进行治疗；若为低分子肝素或肝素诱导的血小板计数减少，应停用上述两种药物。在排除药物因素，特别是无临床出血迹象的情况下，患者出现血小板计数降低，应考虑 EDTA 依赖性假性血小板减少的可能性。此时，应进行手工血小板计数和血涂片镜检复查，或换用枸橼酸钠、肝素等抗凝剂复查血小板计数，以避免引起误诊、误治，减少不必要的辅助检查和治疗，从而减轻患者的额外负担。

专家点评

血小板检测对临床医生使用抗凝药物治疗有至关重要的指导意义，血小板检测的干扰因素是每一个检验者应熟知的专业知识。近年来新抗凝药物的使用，可能会导致血小板膜抗原改变的几率增加，临床上观察到 EDTA 依赖性假性血小板减少症有可能因抗凝药物的改变而发生率有所提高。尽管目前因新药使用时间有限和使用患者数量尚少，还没有确定性结论，但检验者对检验结果的认真和严谨、总结和思考，对临床医生和日常检验工作都有非常积极的作用。

参考文献

［1］ 中国医师协会心血管内科医师分会血栓防治专业委员会，中华医学会心血管病学分会介入心脏病学组，中华心血管病杂志编辑委员会 . 急性冠状动脉综合征特殊人群抗血小板治疗中国专家建议［J］. 中华心血管病杂志，2018，46（4）：255-266.

［2］ 兰小英，赖小华，苏秋妮 . 乙二胺四乙酸依赖性假性血小板减少症的处理措施［J］. 医疗装备，2021，34（23）：64-65.

［3］ 钟小婷，马祥波，胡志愿，等 . EDTA 依赖性假性血小板减少症的临床相关因素分析［J］. 临床检验杂志（电子版），2020，9（3）：360-361.

胡桃夹综合征

44

作　　者：蒋清清[1,2]，李世宝[1,2]，徐银海[2]（1 徐州医科大学医学技术学院；2 徐州医科大学附属
　　　　　医院检验科）

点评专家：李世宝（徐州医科大学附属医院）

前　言

　　胡桃夹综合征，又称"左肾静脉受压综合征"或"胡桃夹现象"，是一种左肾静脉在回流入下腔静脉的过程中，受到腹主动脉和肠系膜上动脉之间夹角或腹主动脉与脊柱之间间隙的挤压，导致左肾静脉血流速度下降、受压处远端静脉扩张的临床症状。本案例介绍了一位青春期少女因反复腰痛而就诊我院，并最终被确诊为胡桃夹综合征的诊疗过程。

案例经过

　　患者，女，20 岁，身高 175 cm，体重 48 kg，因反复腰疼于我院就诊。外院的血液检查结果显示，白细胞计数为 4.5×10^9/L，红细胞计数为 4×10^{12}/L，血红蛋白水平为 123 g/L，血小板计数为 243×10^9/L。尿液常规分析显示，尿蛋白为 1+，尿红细胞为 1+，红细胞形态提示为均一性红细胞。结合已有的信息，基本可以排除肾源性疾病的可能性，但是很难对患者做出明确的诊断，需进一步完善检查后诊断。

深入了解患者情况后得知，患者高考前体重为 64 kg，高考后体重减轻了 5 kg，随后为追求苗条身材，通过节食又减轻了超过 10 kg。今年开始，患者开始反复出现间歇性腰疼。患者否认高血压、高血糖、结核和乙肝等病史。体格检查显示，患者神志清楚；浅表淋巴结未及明显肿大，胸骨无压痛；双肺呼吸音清，未闻及啰音；心律齐，未闻及杂音；腹软，无压痛，肝脾肋下未触及，下肢不肿。随后，患者进一步完善血液常规、尿液常规、生化等检查。

检查结果显示，血液常规和生化无异常，肾功能相关指标无异常。奇怪的是，上次尿液常规中尿红细胞和尿蛋白均异常，但这一次检查结果却正常了，而且患者还特意在网上学习后留取的晨尿进行检测。为进一步确证，患者在当日下午又进行了一次尿液常规检测，奇怪的是尿蛋白又变成 +/-，尿红细胞变成 1+。为了进一步确证，和患者沟通后，决定进行尿常规、尿红细胞形态和尿蛋白组合复检（次日早上和下午各一次）和肾脏彩超检查。

实验室检查结果报告显示，晨尿结果依然是正常的，下午尿液检查显示尿蛋白为 1+，尿红细胞为 1+，并提示为均一性红细胞。红细胞形态检查发现锯齿及影形红细胞占 11%。彩超结果显示，平卧位时，患者的腹主动脉前方左肾静脉宽约 0.14 cm，腹主动脉左侧段左肾静脉宽约 0.70 cm。站立位 15 分钟后，腹主动脉前方左肾静脉宽约 0.12 cm，腹主动脉左侧段左肾静脉宽约 1.05 cm，提示左肾静脉受压。综合考虑，诊断该患者为胡桃夹综合征（左肾静脉受压综合征）。

案例分析

1. 检验案例分析

该患者的血液常规检查结果如表 44.1 所示，尿液常规检查结果如表 44.2 所示，生化检查结果如表 44.3 所示。令人奇怪的是，患者下午尿液分析结果均异常，尿蛋白为 +/-，尿红细胞 1+，红细胞形态提示疑似为均一性红细胞。

表 44.1　血常规结果

检验项目		结果	提示	参考范围	单位
白细胞计数	WBC	7.5		3.5~9.5	10^9/L
中性粒细胞百分比	NEUT%	77.7	↑	40.0~75.0	%

续表

检验项目		结果	提示	参考范围	单位
淋巴细胞百分比	LYM%	17.0	↓	20.0~40.0	%
单核细胞百分比	MONO%	4.4		3.0~10.0	%
嗜酸性粒细胞百分比	EOS%	0.8		0.4~8.0	%
嗜碱粒细胞百分比	BASO%	0.1		0.0~1.0	%
中性粒细胞计数	NEUT#	5.80		1.80~6.30	10^9/L
淋巴细胞计数	LYM#	1.3		1.1~3.2	10^9/L
单核细胞计数	MONO#	0.33		0.10~0.60	10^9/L
嗜酸性粒细胞计数	EOS#	0.06		0.02~0.52	10^9/L
嗜碱性粒细胞计数	BASO#	0.01		0.00~0.06	10^9/L
红细胞计数	RBC	4.99		3.80~5.10	10^{12}/L
血红蛋白	Hb	140		115~150	g/L
红细胞比容	HCT	42.1		35.0~45.0	%
平均红细胞体积	MCV	84.4		82.0~100.0	fL
平均血红蛋白含量	MCH	28.1		27.0~34.0	pg
平均血红蛋白浓度	MCHC	333		316~354	g/L
红细胞分布宽度	RDW-SD	39.8		37.0~54.0	fL
红细胞分布宽度	RDW	13.2		10.6~15.0	%
血小板分布宽度	PDW	15.9		9.0~17.0	%
血小板计数	PLT	265		125~350	10^9/L
血小板压积	PCT	0.22		0.07~0.33	%
平均血小板体积	MPV	8.6		6.0~14.0	fL
大型血小板比率	P-LCR	16.5		13.0~43.0	%

表 44.2 尿液常规结果

检验项目		结果	提示	参考范围	单位
尿胆原	URO	阴性（-）		阴性（-）	
尿糖	GLU	阴性（-）		阴性（-）	
尿比重	SG	1.015		1.015~1.025	

续表

检验项目		结果	提示	参考范围	单位
亚硝酸盐	NIT	阴性（-）		阴性（-）	
尿白细胞酯酶	LEU	阴性（-）		阴性（-）	
尿胆红素	BIL	阴性（-）		阴性（-）	
尿蛋白	PRO	阴性（-）		阴性（-）	
尿酮体	KET	阴性（-）		阴性（-）	
尿酸碱度	pH	6.5		4.5~8.0	
尿隐血	BLD	阴性（-）		阴性（-）	
白细胞计数	WBC	0.01		0.00~34.00	个/μL
红细胞计数	RBC	14.99		0.00~33.00	个/μL
上皮细胞计数	EPI	10		0.00~40.00	个/μL
细菌	BACT	42.1			个/μL
管型	CAST	0		0.00~3.00	个/μL
病理管型	PATH-CAST	阴性（-）			
电导率	EC	23.2		5.0~38.0	5.0~38.0 OmS/cm
小圆上皮细胞	SREC	阴性（-）			
类酵母菌		阴性（-）			
红细胞形态			未提示		

表 44.3　生化报告

检验项目		结果	提示	参考范围	单位
天冬氨酸转氨酶	AST	22		15~40	U/L
丙氨酸转氨酶	ALT	14		9~50	U/L
γ-谷氨酰转移酶	GGT	14		10~60	U/L
碱性磷酸酶	ALP	108		42~128	U/L
前白蛋白	PA	0.214		0.200~0.400	g/L
总蛋白	TP	74.1		65.0~85.0	g/L
白蛋白	ALB	41.2		40.0~55.0	g/L
球蛋白	GLO	32.9		20.0~40.0	g/L

续表

检验项目		结果	提示	参考范围	单位
白球比	A/G	1.25		1.20~2.40	
总胆红素	TBil	12.3		0.0~21.0	μmol/L
直接胆红素	DBil	5.6		0.0~8.0	μmol/L
间接胆红素	IBil	6.7		0.0~20.0	μmol/L
总胆汁酸	TBA	9.0		0.0~12.0	μmol/L
胆碱酯酶	ChE	5669		5000~12000	U/L
尿素	UREA	7.53		1.78~8.30	mmol/L
肌酐	Cr	41		40~97	μmol/L
尿酸	UA	182		90~420	μmol/L
胱抑素 C	Cys-C	0.77		0.56~1.15	mg/L
估算肾小球滤过率	eGFR	>120		>90.0	mL/min
钾	K	4.20		3.50~5.30	mmol/L
钠	Na	137.3		137.0~147.0	mmol/L
氯	Cl	104.0		99.0~110.0	mmol/L
镁	Mg	1.01		0.62~1.20	mmol/L
钙	Ca	2.16		2.10~2.70	mmol/L
磷	P	0.86		0.82~1.60	mmol/L
碳酸氢根	HCO_3^-	23.2		20.1~29.0	mmol/L
葡萄糖	GLU	4.20		3.80~6.20	mmol/L

该患者早晨的尿液常规检查结果均正常，但是患者因之前在外院尿液常规分析结果异常，因此认为此次检查结果存疑。于是当日下午重做尿液常规分析（表 44.4）。

表 44.4　尿液常规结果

检验项目		结果	提示	参考范围	单位
尿胆原	URO	阴性（-）		阴性（-）	
葡萄糖	GLU	阴性（-）		阴性（-）	
尿比重	SG	1.018		1.015~1.025	
亚硝酸盐	NIT	阴性（-）		阴性（-）	

续表

检验项目		结果	提示	参考范围	单位
尿白细胞酯酶	LEU	阴性（-）		阴性（-）	
尿胆红素	BIL	阴性（-）		阴性（-）	
尿蛋白	PRO	+/-	↑	阴性（-）	
尿酮体	KET	阴性（-）		阴性（-）	
尿酸碱度	pH	6.8		4.5~8.0	
尿隐血	BLD	1+	↑	阴性（-）	
白细胞计数	WBC	1.01		0.00~34.00	个 / μL
红细胞计数	RBC	44.99	↑	0.00~33.00	个 / μL
上皮细胞计数	EC	10		0.00~40.00	个 / μL
细菌	BACT	62.1			个 / μL
管型	CAST	0		0.00~3.00	个 / μL
病理管型	PATH-CAST	阴性（-）			
电导率	EC	25.2		5.0~38.0	5.0~38.0 OmS/cm
小圆上皮细胞	SREC	阴性（-）			
类酵母菌		阴性（-）			
红细胞形态		均一性红细胞?			

为明确诊断，继续完善检查。次日早晨尿常规检查结果见表 44.5，早晨尿液相关检查结果均正常。尿红细胞形态见表 44.6，尿蛋白组合见表 44.7。

表 44.5　尿液常规结果

检验项目		结果	提示	参考范围	单位
尿胆原	URO	阴性（-）		阴性（-）	
葡萄糖	GLU	阴性（-）		阴性（-）	
尿比重	SG	1.017		1.015~1.025	
亚硝酸盐	NIT	阴性（-）		阴性（-）	
尿白细胞酯酶	LEU	阴性（-）		阴性（-）	
尿胆红素	BIL	阴性（-）		阴性（-）	
尿蛋白	PRO	阴性（-）		阴性（-）	

续表

检验项目		结果	提示	参考范围	单位
尿酮体	KET	阴性（-）		阴性（-）	
尿酸碱度	pH	6.8		4.5~8.0	
尿隐血	BLD	阴性（-）		阴性（-）	
白细胞计数	WBC	5.01		0.00~34.00	个 / μL
红细胞计数	RBC	12.92		0.00~33.00	个 / μL
上皮细胞计数	EC	30		0.00~40.00	个 / μL
细菌计数	BACT	2.1			个 / μL
管型	CAST	0		0.00~3.00	个 / μL
病理管型	PATH-CAST	阴性（-）			
电导率	EC	13.2		5.0~38.0	5.0~38.0 OmS/cm
小圆上皮细胞	SREC	阴性（-）			
类酵母菌		阴性（-）			
红细胞形态		未提示			

表 44.6　尿红细胞形态

检验项目	结果	提示	参考范围	单位
红细胞计数	0.70		阴性（-）	10^4/mL
红细胞呈锯齿状及影形	5.00		阴性（-）	%

表 44.7　尿蛋白组合

检验项目		结果	提示	参考范围	单位
尿肌酐	UCr	4.91		3.45~22.90	mmol/L
尿免疫球蛋白 G	IgG	3.44		0.00~9.6	mg/L
尿微量白蛋白	mALB	14.11		0.0~30.0	mg/L
α 1- 微球蛋白	α 1-MG	8.34		0.00~12.0	mg/L
尿微量白蛋白 / 尿肌酐	UACR	2.87		<3.00	mg/mmol

次日下午尿常规检查结果见表 44.8，尿红细胞形态见表 44.9，尿蛋白组合见表 44.10。

表 44.8 尿液常规结果

检验项目		结果	提示	参考范围	单位
尿胆原	URO	阴性（-）		阴性（-）	
葡萄糖	GLU	阴性（-）		阴性（-）	
尿比重	SG	1.021		1.015~1.025	
亚硝酸盐	NIT	阴性（-）		阴性（-）	
尿白细胞酯酶	LEU	阴性（-）		阴性（-）	
尿胆红素	BIL	阴性（-）		阴性（-）	
尿蛋白	PRO	1+	↑	阴性（-）	
尿酮体	KET	阴性（-）		阴性（-）	
尿酸碱度	pH	6.9		4.5~8.0	
尿隐血	BLD	1+	↑	阴性（-）	
白细胞计数	WBC	11.31		0.00~34.00	个/μL
红细胞计数	RBC	49.89	↑	0.00~33.00	个/μL
上皮细胞技术	EC	13		0.00~40.00	个/μL
细菌	BACT	32.1			个/μL
管型	CAST	0		0.00~3.00	个/μL
病理管型	PATH-CAST	阴性（-）			
电导率	EC	23.2		5.0~38.0	5.0~38.0 OmS/cm
小圆上皮细胞	SREC	阴性（-）			
类酵母菌		阴性（-）			
红细胞形态		均一性红细胞			

表 44.9 尿红细胞形态

检验项目	结果	提示	参考范围	单位
红细胞计数	1.80		阴性（-）	10^4/mL
红细胞呈锯齿状及影形	11.00		阴性（-）	%

表 44.10 尿蛋白组合

检验项目		结果	提示	参考范围	单位
尿肌酐	UCr	5.86		3.45~22.90	mmol/L
尿免疫球蛋白 G	IgG	3.87		0.0~9.6	mg/L
尿微量白蛋白	mALB	34.71	↑	0.00~30.0	mg/L
α1-微球蛋白	α1-MG	9.22		0.00~12.0	mg/L
尿微量白蛋白/尿肌酐	UACR	5.923	↑	<3.00	mg/mmol

　　然而，下午尿液分析结果依然与上午结果不同，其中尿蛋白为 1+，尿红细胞为 1+，红细胞形态提示为均一性红细胞为主，镜下复检结果见图 44.1，尿蛋白检测结果也显示下午尿液中存在微量白蛋白。

　　该患者最初也是最主要的问题就是反复性间歇性的血尿和蛋白尿。引起血尿的常见原因见图 44.2，引起蛋白尿的常见原因见图 44.3。通过上述的检验报告，我们首先可以分析

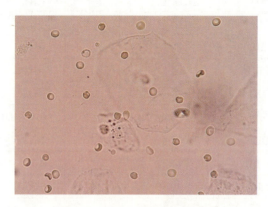

图 44.1　尿液分析镜下复检结果

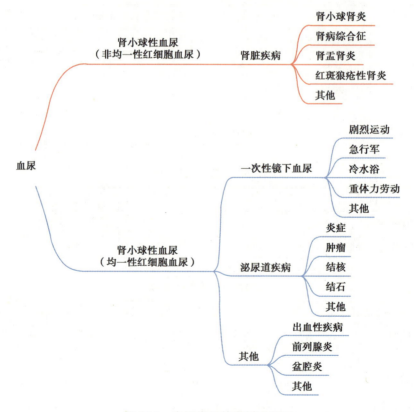

图 44.2　血尿常见的类型及原因

出该患者是一个非肾小球性的血尿，且呈一过性。该患者的蛋白尿也不是持续性的，所以考虑是生理性蛋白尿，结合患者的基本信息及病史，我们基本可以判定为其蛋白尿是功能性或体位性的蛋白尿。

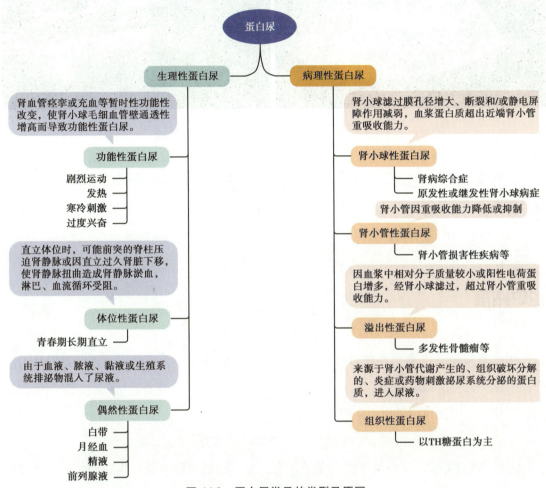

图 44.3　蛋白尿常见的类型及原因

2. 临床案例分析

　　彩超结果显示：平卧位时，腹主动脉前方左肾静脉宽约 0.14 cm，腹主动脉左侧段左肾静脉宽约 0.70 cm。站立位 15 分钟后，腹主动脉前方左肾静脉宽约 0.12 cm，腹主动脉左侧段左肾静脉宽约 1.05 cm。提示存在左肾静脉受压（图 44.4）。

　　结合患者的病史、症状、体征及实验室检查结果，患者存在肾静脉压迫的相关症状，如反复腰疼，肾静脉压迫后的血尿、蛋白尿，特别是血尿为均一性血尿，再辅以彩超影像

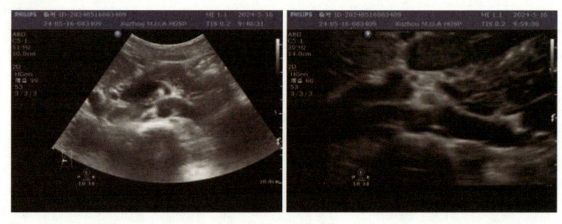

图 44.4　彩超结果

学检查确诊，可以明确为左肾静脉压迫综合征，即胡桃夹综合征。胡桃夹综合征临床上最重要的特征就是患者一般多呈高瘦样，且青春期女性多见，出现反复性的腰疼，在长期站立或运动后症状明显加重。

知识拓展

　　胡桃夹现象，也称"左肾静脉受压综合征"，是指左肾静脉回流入下腔静脉的过程中，在穿经由腹主动脉和肠系膜上动脉形成的夹角或腹主动脉与脊柱之间的间隙内受到挤压，引起血流变化和一系列临床症状。

　　胡桃夹综合征引起血尿的整个过程可以分为两个部分：

　　（1）胡桃夹综合征多见于青春期的少女，这一时期她们的身高迅速增长、椎体过度伸展、体型趋向瘦长。在直立活动中，由于重力的作用，腹腔脏器下垂牵拉肠系膜上动脉（SMA）。SMA 起始部脂肪组织减少、淋巴结肿大以及肿瘤压迫等因素，都可使腹主动脉（AA）与 SMA 间夹角变窄。

　　（2）当 AA 与 SMA 间夹角变窄，左肾静脉（LRV）在夹角间受挤压，回流受阻所致，进而引起 LRV 扩张和压力增高。LRV 及其引流的生殖静脉均呈瘀血状态。瘀血的静脉系统与尿收集系统之间发生异常交通或因肾盏穹部静脉窦壁破裂，可能引起非肾小球性血尿。

　　胡桃夹综合征引起蛋白尿主要是直立位时内脏下垂，可使 AA 与 SMA 之间的夹角变小，尤其在脊柱前凸时更明显，导致 LRV 受压，LRV 受压引起肾瘀血、缺氧，使肾小球基底膜通透性增加，蛋白的滤过增加，超过肾小球重吸收的能力，最终导致蛋白尿的发生。

案例总结

该患者因反复腰疼就诊，初步常规检查显示其上午尿液分析是正常的，下午会出现血尿、蛋白尿。同一天同一患者同一检测项目结果不一致，引起了患者的疑虑。为了进一步确认并排除偶然因素的干扰，患者第二天再次进行了尿液分析等相关检查，尿液分析依然是早晨正常，下午蛋白尿，均一性血尿。由上述分析得知该患者为非肾小球性的血尿，且呈一过性，且该患者的蛋白尿也不是持续性的，考虑是生理性蛋白尿。影像学彩超检查提示左肾静脉受压。综合考虑为左肾静脉受压综合征，即胡桃夹综合征。

该案例提示我们，当遇到不常见或者是有矛盾的临床事件时，首先要确保质量控制，在确保我们的检测结果没有问题后，再通过复查等方式排除偶然因素的干扰，然后完善相关检查逐一排查，同时结合其他科室相关检查，特别是一些像影像学或者病理学等诊断性检查，最后完成诊断。

另外，该患者及其家属对此情况感到紧张，最初对我们的检查结果持怀疑态度。因此，在检测的过程中，我们也要注意与患者之间的沟通。一方面可以减轻患者的负担，另一方面还能增进患者对我们工作的了解，从而获得更好的就医体验。

最后，胡桃夹综合征最常见于身体高瘦的女性，特别是处于青春期时。当青春期身高速增、椎体过度伸展、体型急剧变化时，可使夹角变窄，左肾静脉受压，淤积的静脉血在静脉窦与肾盏之间形成异常交通或因肾盏穹隆部静脉窦壁变薄破裂而引起相应的临床表现而成为出血的原因，可以引起一系列临床症状。该患者曾有高考后暴瘦及节食减肥的经历，这与其胡桃夹综合征的形成也有一定的关系，所以爱美也要谨慎，不能过度，身体的健康才是最主要的。

专家点评

面对同一患者在同日进行相同检测项目却得出不同结果时，患者可能会感到困惑甚至情绪波动，这种情况也容易引发医疗纠纷。因此，在处理这类事件时，我们必须保持耐心，注意与患者及其家属进行深入沟通，确保他们理解情况，这样才能更顺利地开展我们的工作。

其次，该患者因反复腰疼就诊，检查发现晨尿正常，而下午出现蛋白尿、血尿，且为均一性血尿。结合患者的病史、尿常规和生化、血常规等检查，我们基本可以排除肾源性问题。有经验的医生和检验人员此时应高度怀疑是否为左肾静脉受压综合征。

随后，通过影像学彩超确认了左肾静脉受压，从而基本可以确诊为左肾静脉受压综合征。当对疾病的判断不明确时，我们应多借助其他科室的检查，加强跨学科交流，特别是影像学科及病理学科等能够提供确诊证据的学科。

最后，患者一开始对我们的检测结果是怀疑的，而事实上临床也是在第二天进行了复测，可能有时候我们自己也会怀疑检测结果是否有问题，那么如何做到对我们自己的结果有信心，做到心中无愧，是一件值得深思的问题。在这种情况下，质量控制尤为重要，尤其是检验前的质量控制对于确保检测结果的准确性和可靠性至关重要。

参考文献

[1] 秦诗沅，胡海峰，张汉超，等.胡桃夹综合征治疗进展 [J].四川医学，2023，44（10）：1104-1107.

[2] 张波，何大立，焦勇.胡桃夹综合征的诊断和治疗策略[J].现代泌尿外科杂志，2022，27（12）：993-998.

[3] 王烨婷，亓恒涛.血管压迫综合征的超声诊断[J].中国中西医结合影像学杂志，2024，22（2）：241-244.

[4] 管娜.胡桃夹综合征诊断治疗进展——基于英国胡桃夹综合征指南 [J].中华实用儿科临床杂志，2017，32（23）：1773-1776.

[5] 张凯，邱玲，李雪梅，等.胡桃夹综合征患者不同体位尿蛋白定量检测的日内变异分析 [J].临床检验杂志，2019，37（7）：525-527.

[6] 高逸冰.胡桃夹综合征的诊断和治疗 [J].医学研究生学报，2013，26（8）：868-870.

心肌肌钙蛋白假性升高

45

作　者：陈婉君[1]，崔同涛[2]（广州医科大学附属第一医院，1 检验科；2 心血管内科）

点评专家：高月亭（广州医科大学附属第一医院）

前　言

心肌肌钙蛋白（cTn）是心肌损伤敏感且特异性高的生物标志物。近年来，cTn 检测敏感性不断提高，高敏心肌肌钙蛋白（hs-cTn）已逐渐取代传统 cTn 检测，能更早发现既往易被漏诊的微小心肌损伤，被认为是心肌损伤的"金标准"。

然而，随着检测灵敏度和精密度的大幅提升，检测结果呈"阳性"的患者数量也随之增加。从临床角度来看，cTn 增高通常被解读为心肌损伤的迹象，但心肌损伤的病因是多种多样的。从检验的角度出发，由于 cTn 在临床的重要诊断价值，因此，保证 cTn 检测结果的准确性至关重要。当检测结果与临床不符合时，双方应积极沟通，共同协作寻找原因。这种跨学科的合作有助于确保诊断的准确性，避免误诊和漏诊，从而为患者提供更精确的治疗。

案例经过

患儿，女，11 岁，因"张口呼吸、睡眠打鼾 1 年余"收入耳鼻喉科，诊断为"扁桃体肥大伴有腺样体肥大"。此次住院为患儿于 3 个月内的第 2 次住院，住院的目的均为行扁桃体切除手术。但术前多次检查均提示 hs-cTnI 升高达危急值（我院危急值 hs-TnI ≥ 350 pg/mL），因此迟迟未能行手术治疗。换言之，患者 hs-TnI 高达危急值已经持续 3 个多月（图 45.1），但临床表现、影像学检查一直没有找到心肌损伤的证据，而且实验室检查只有 hs-TnI 升高，其他心肌酶谱正常，心功能指标氨基末端脑钠肽前体（NT-proBNP）、可溶性致癌抑制因子 2（sST2）正常，三大常规、肝肾功、自身免疫、炎症指标等均未见异常。

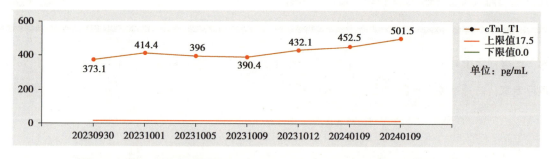

图 45.1　患儿于我院住院期间 hs-TnI 的结果（2023 年 9 月至 2024 年 1 月）

第一次入院时，患儿从耳鼻喉科转至儿科以进一步查找 hs-cTnI 明显升高的原因。儿科医生结合心血管科医生会诊意见，从常规临床思路查找"肌钙蛋白升高"的病因。在进行了一系列实验室检查后，唯一的阳性发现是九项呼吸道感染病原体检测中，嗜肺军团菌 IgM 抗体血清 1 型阳性（+）。然而，患儿并没有表现出任何感染的临床表现，胸部 CT 也未发现任何肺部感染证据。因此，仅凭血清学诊断嗜肺军团菌感染显然证据不足。无奈之下，儿科医生只好建议患儿出院，并转至某家以诊治心血管病著称的医院接受专科治疗。

第二次入院时，患儿诉上次出院后遵医嘱就诊于某医院，规律口服营养心肌药物治疗。2023 年 12 月 11 日，外院复查心肌肌钙蛋白 <5.0 pg/mL，再次入我院耳鼻喉科拟行扁桃体伴腺样体切除术。然而，历史似乎重演，患儿的 hs-cTnI 再次报告危急值，耳鼻喉科医生不得不再次请儿科、心血管科医生进行会诊。这一次，心血管科医生作出了不一样的选择，他直接致电检验科，并写下如下会诊意见：结合患儿病史、体征和症状，家属诉外院心脏彩超和心电图无异常，考虑原发病导致心肌损伤或自身免疫性抗体导致假阳性结果或检验流程及标本影响。已嘱托管床医生完善甲状腺相关抗体检查；已电话联系检验科查找检验流程问题和使用更精确方法检测，后续电话回复，待排除干扰因素后，可使用辅酶 Q10 和果糖二磷酸钠口服液（瑞安吉）营养心肌。

　　此时，检验因素导致的患儿 hs-cTnI "假阳性"成了问题的关键。在接到心血管科电话并详细了解患儿的病史资料后，检验人员心中已经大概有了方向。为了首先确定是否存在"假阳性"，检验人员请厂家应用工程师把患儿的血清送至外院分别用同一检测平台及另外两种不同检测平台进行检测（其中在外院 C 平台测的是 hs-cTnT），结果如表 45.1 所示。

表 45.1　不同检测平台肌钙蛋白结果对比

检测平台	我院 B 平台 hs-cTnI	外院 B 平台 hs-cTnI	外院 A 平台 hs-cTnI	外院 C 平台 hs-cTnT
检测结果（pg/mL）	655.8	504.6	0.000	3.48
参考区间（pg/mL）	0.0~17.5	0.0~17.5	0.0~16	0.0~14
结果解释	明显升高	明显升高	正常	正常

　　我院及外院（B 平台）使用同一检测系统对患儿血清样本进行 hs-cTnI 检测时，结果均触发危急值。然而，外院 A、C 平台均为阴性。由此可见，患儿血清中存在干扰 B 系统检测的物质。为了进一步探究并确定这一干扰物质的来源，检验人员随后进行了阻断实验，结果见表 45.2。

表 45.2　添加不同阻断剂后的心肌肌钙蛋白结果

	Sample ID	Raw Result	CHU Result*	Units	Percent Difference （CHU result/Neat sample result-1）
		CHU Support Lab Results			
原样组	Neat Sample	487.30	487.30		N/A
基质组	Neat Control （Neat+PBS）	434.10	482.33		-1.0%
阻断剂组	HBR-1	0.00	0.00		-100%
	Poly	30.70	34.11		-93%
	Goat-lgG	409.50	455.00		-7%
	Mouse lgG	455.40	506.00	pg/mL	5%
	Rabbit lgG	452.50	502.78		4%
	Bovine lgG	437.20	485.78		1%
	Sheep lgG	453.10	503.44		4%
	AP	452.10	502.33		4%
QC	QC-1	834.80	834.80		N/A
	QC-2	0.00	0.00		N/A

注：对于添加阻断剂的样品，结果进行了稀释校正，CHU results=Raw Result/0.9（0.9 为相关系数）。对于纯净样品（neat sample）和质控样品（QC sample），CHU Result=Raw Result。

从阻断实验结果得知，加入 HBR-1（一种含有小鼠来源免疫球蛋白的阻断剂）后，hs-cTnI 检测结果变为阴性。HBR-1 能与嗜异性抗体特异性结合，中和其活性，从而消除嗜异性抗体的干扰。通过追问病史得知，患儿经常接触动物（仓鼠、猫、狗），这一信息进一步证实了本例中 hs-cTnI 假阳性结果是由嗜异性抗体引起的。基于这些发现，检验医师给出了会诊意见：患儿近期有接触鼠类动物，且长期有接触猫狗等动物，考虑肌钙蛋白异常增高与检验试剂有关，送外院予其他类型试剂检验后，肌钙蛋白未见异常。并发出了加入阻断剂后的 hs-cTnI 结果报告（hs-cTnI<2 pg/mL）。这一结果为临床医生提供了准确信息，从而确保了患儿能够顺利接受手术。

患儿最后顺利手术，术后恢复良好出院。

案例分析

1. 临床案例分析

在此案例中，患儿第一次入院时，我们并未怀疑检测结果的"准确性"，而是从临床视角查找患儿心肌损伤的"证据"（图 45.2）。实验室检查九项呼吸道感染病原体中的嗜肺军团菌 IgM 抗体血清 1 型阳性（+），我们一度怀疑是呼吸道感染导致心肌一过性损伤可能。但值得注意的是，患儿的肌钙蛋白虽然一直处于高位波动，但变化幅度均 <20%，并不符合急性心肌损伤的定义，考虑是慢性心肌损伤。然而，经过逐一排查，几乎否定了所有能引起慢性持续性心肌损伤的病因。第二次入院时，患儿家属提到在外院复查的肌钙蛋白水平正常。正是这一细节提示我们，可能存在"检测"因素导致的肌钙蛋白"假阳性"可能，于是联系检验科协作排查原因。这一决策最终帮助我们揭示了嗜异性抗体干扰检测结果的问题，并确保了患儿接受正确的治疗。

2. 检验案例分析

面对临床医生的"质疑"，我们从检验的视角查找肌钙蛋白升高的原因（图 45.3）。经检查，我们确认标本状态无异常，且当月 cTnI 的质控图良好，因此操作者因素与标本因素可排除。这使我们高度怀疑患者体内存在某种干扰物。查阅试剂盒说明书，我院 hs-cTnI 测定（化学发光法）采用的是一种连续两步酶免疫测定法（"夹心法"）。这种方法将与碱性磷酸酶（ALP）结合的单克隆抗 cTnI 抗体与样本一起加入到反应杯中。经过短

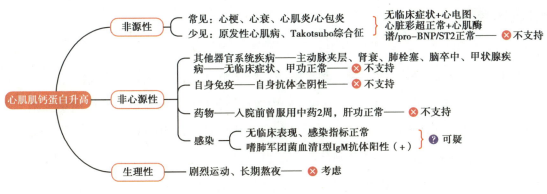

图 45.2 临床视角查找肌钙蛋白升高的原因

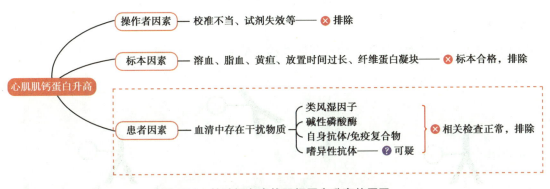

图 45.3 检验视角查找肌钙蛋白升高的原因

暂孵育后，再加入包被有单克隆抗 cTnI 抗体的顺磁性微粒。人 cTnI 与固相上的抗 cTnI 抗体结合，而抗 cTnI 抗体 -ALP 结合物与 cTnI 分子上的不同抗原位点反应。在反应杯中孵育后，与固相结合的材料被保留在磁性区域内，而未结合的材料则被清洗掉。然后，向反应杯中加入化学发光底物，产生的光与样本内的 cTnI 浓度成正比。因此，任何可与试剂中抗 cTnI 抗体交叉反应的"干扰物"均可导致检测结果"假阳性"。

为了验证"干扰"的存在，我们首先把同一血清标本送至外院 A、B、C 平台进行检测，结果显示 A、C 平台为阴性，而我院及外院 B 平台结果均触发危急值。接下来，我们要明确"干扰"的来源。根据相关检验结果，常见的干扰物如类风湿因子、ALP、自身抗体 / 免疫复合物，均可一一排除。因此，我们高度怀疑是嗜异性抗体的干扰，随后的阻断实验也证实了这一点。然而，一个 11 岁的患儿，体内为何会存在如此高滴度的嗜异性抗体？通过追问病史得知，患儿长期接触动物（仓鼠、猫、狗），可能产生人抗动物抗体，这些抗体可与试剂中的小鼠抗人 hs-TnI 抗体结合导致"假阳性"。

知识拓展

异嗜性抗体是指缺乏明确的动物血清或动物免疫球蛋白的刺激，由人体免疫系统分泌的与动物免疫球蛋白具有低亲和力的一种内源性干扰抗体。常见的为人抗动物抗体（如人抗鼠抗体）等。异嗜性抗体产生的途径包括动物接触、食用奶酪等动物蛋白、动物细胞辅助治疗、注射疫苗、免疫抑制药物、输血、自身免疫疾病、特殊感染、使用免疫球蛋白等。异嗜性抗体在体内相对稳定存在，具备一定的浓度，通常无病理生理作用。但当通过免疫法对患者标本进行检测时，异嗜性抗体可与试剂中抗体 Fc 或者 F（ab）段的决定簇结合，从而干扰免疫反应（图 45.4）。除了可能影响 cTnI 检测，也可能对肿瘤标志物（CA125、CEA 等）、促甲状腺素激素（TSH）、黄体生成素（LH）、促卵泡激素（FSH）、HCG 等多种采用酶联免疫吸附法检测的蛋白产生影响。

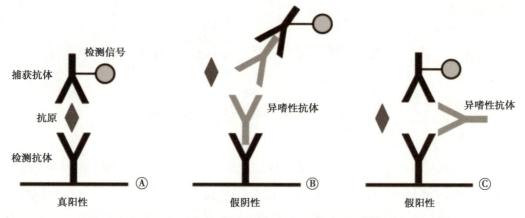

注：A.真阳性，抗原与检测抗体及捕获抗体结合，无异嗜性抗体干扰；B.假阴性，异嗜性抗体分别与检测抗体与捕获抗体结合，干扰后两者与目标抗原结合；C.假阳性，异嗜性抗体同时与检测抗体及捕获抗体结合，检测信号表达为阳性

图 45.4　异嗜性抗体干扰免疫分析示意图

案例总结

在本案例中，患儿第一次入院发现心肌肌钙蛋白达危急值时，临床医生按照常规临床思路进行排查，并未找到确切原因。而对于患儿第一次的心肌酶谱检测结果（仅 hs-TnI 升高，其他心肌酶谱正常），审核报告的检验医生也并未引起警惕，而是复查后把结果发

出。后续的结果审核因为存在前次结果的误导，因此检验人员并未怀疑"假阳性"的可能。经了解，患儿第一次出院至外院就诊，外院的肌钙蛋白检测系统有 B、C 两种系统，B 系统同样提示肌钙蛋白明显升高，而最后一次复查"阴差阳错"采用了 C 系统，结果为阴性，让临床医师及患儿家属误以为是"治疗有效"。患儿第二次入我院，历史却再一次重演。此时，临床医生不再执着于从临床角度排查心肌肌钙蛋白升高原因，而是考虑到了检验方面的干扰因素，于是就有了案例开头的那通电话。回顾整个案例的时间线，从患儿第一次发现心肌肌钙蛋白升高到最后明确是异嗜性抗体干扰导致的假阳性结果，时间已经过去了 3 个多月，这给患儿带来了额外的医疗负担和潜在的医疗隐患。当然，异嗜性抗体的影响是不可预测的，可以影响任何厂家的 cTnI 和 cTnT 检测系统。因此，我们也与患儿家属进行了深入的沟通和解释，并嘱咐家长由于患儿体内异嗜性抗体的存在，某些其他检测项目也可能受到干扰，请患儿及家属在日后的就诊中务必提醒医生注意，出院小结上也特别注明了这一点。患儿及家属对此表示感激。

专家点评

尽管过程历经波折，好在结果圆满。此案例给我们临床医生和检验医生都敲响了警钟。临床医生应该对检验方法的局限性有所了解，一旦出现临床表现和检验结果不符时，应及时联系检验医生，共同协作排查原因。从我们检验医生的角度看，审核报告时也一定要紧密结合临床，尤其是首次结果就明显异常时，务必要关注患者的临床表现及其他实验室检查。当检验结果与临床表现明显不符时，检验人员应考虑到"假阳性 / 假阴性"的可能，可通过换用其他检测系统，或者稀释、阻断抗体等方法确定是否存在干扰并设法消除干扰，以确保发出准确的报告。在日常工作中，临床与检验需要保持密切沟通与协作，方能为患者提供更好的诊疗服务！

参考文献

［1］李阳，莫合塔伯尔·莫敏，龚艳君，等.嗜异性抗体所致化学发光法检测心肌肌钙蛋白 I 假

阳性 1 例［J］. 中国介入心脏病学杂志，2019，27（12）：718-720.

［2］ 鲁军，程歆琦，禹松林，等. 异嗜性抗体干扰化学发光方法检测 cTnI 的处理和分析［J］. 现代检验医学杂志，2018，33（2）：101-104.

［3］ Apple FS，Saenger AK. The state of cardiac troponin assays：Looking bright and moving in the right direction［J］. Clin Chem，2013，59（7）：1014-1016.

［4］ 中国医师协会检验医师分会心血管专家委员会. 心肌肌钙蛋白实验室检测与临床应用中国专家共识［J］. 中华医学杂志，2021，101（37）：2947-2961.